U0122069

悬壶杂记②

唐伟华 著

内科病医案集

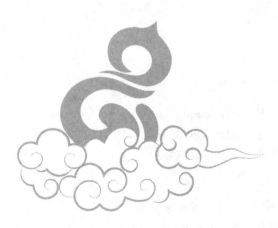

全国百佳图书出版单位
中国中医药出版社
·北 京·

图书在版编目（CIP）数据

悬壶杂记 . 2，内科病医案集 / 唐伟华著 . —北京：中国中医药
出版社，2022.4

ISBN 978 – 7 – 5132 – 7402 – 9

Ⅰ . ①悬… Ⅱ . ①唐… Ⅲ . ①中医内科学—医案—汇编

Ⅳ . ① R249.1 ② R25

中国版本图书馆 CIP 数据核字（2022）第 022481 号

中国中医药出版社出版

北京经济技术开发区科创十三街 31 号院二区 8 号楼
邮政编码　100176
传真　010-64405721
保定市中画美凯印刷有限公司印刷
各地新华书店经销

开本 710×1000　1/16　印张 14.25　字数 219 千字
2022 年 4 月第 1 版　2022 年 4 月第 1 次印刷
书号　ISBN 978 – 7 – 5132 – 7402 – 9

定价　59.00 元
网址　www.cptcm.com

服 务 热 线　010-64405510
购 书 热 线　010-89535836
维 权 打 假　010-64405753

微信服务号　zgzyycbs
微商城网址　https://kdt.im/LIdUGr
官 方 微 博　http://e.weibo.com/cptcm
天猫旗舰店网址　https://zgzyycbs.tmall.com

如有印装质量问题请与本社出版部联系（010-64405510）

前言

　　《悬壶杂记》出版之后，陆续有读者来电来信，或亲临赐教，佥望早读续集。有感于此，遂勉力为之。幸临证以来，每病悉有记录。迄今五十余载，所记病历，满架盈箱。后辈若欲查阅，漫无目的，既费时日，又难获益。乃将常见病、多发病，疗效彰著者，治法有别者，奇异罕见者，以及临证有悟者，陆续另册录出，作为经验。对久治无效，甚或失误者，亦录而查找原因。之后或从书中、师友处寻得答案，附之于后，以匡前误，免蹈覆辙。事虽繁琐，然可增识长智，亦可裨益后学，避走弯路。诚然所摘所录，仍散乱无类，常病偏多，病种不全；叙案虽详，未曾剖释，后学阅之，亦难究其底蕴。

　　今得诸君勉励，遂与次子一桓，将前之所录，重新整理，按科归类，续写《杂记》，并由一桓录入电脑。之后，每例病案，加入按语，阐析辨证之要、立法之据、用药之意，所用草药、单方、外治各法，或针刺穴位，一并解析。俾读之者，能有所获，或能学以致用。续集稿成，再由子侄校读，方定书稿。

　　医案为临证之纪实，然病情变化，错综复杂，隐微曲折。余非上工，医术平平，临证虽悉心深究，曲体病情，辨治偏差，亦难避免。故有部分病例，初服方药，病情不减，再审脉症，细究病因，乃得症结，而获治愈者。为展病案全貌，不避纰漏，过程实录，俾后学阅之，庶免重蹈余误。

　　乡村行医，病不分科，内外妇儿，五官疾病，靡不常见。习医之初，先严在中公即嘱：中医各科，悉心研习，重点掌握，全面了解；并谓：内科为主，触类旁通。故内科宜深入学习，牢固掌握，之后研习妇儿，领略五官，兼及外科。虽非门门精通，然宜了解，基本技能，亦应知晓。昔日乡村，经济困难，患病企望速愈，费用希冀低廉，故凡重急顽症，多方并举，务使收效迅速。遂又兼学针灸、草药，以应急需。因而《杂记》所录，涉病繁多，科别不一。个别病案，除正方外，兼用草药单方、外治敷洗、针刺艾灸，治疗看似杂乱，实求效速费廉。

此次选录医案医话，凡一百九十余则，选案三百七十余例，按科分篇，便于归类查阅，计内科篇、外科篇、妇儿篇、五官篇、奇病篇，五个部分。针灸附在相关案中，不单列篇。此次出版，分辑两册：《悬壶杂记2》为内科病医案集；《悬壶杂记3》为外妇儿科杂病医案集。两集所录，悉以常见病、多发病为主。一病之中，选录不同证型，详析辨证要领，治法方药。奇难顽症，较为少见，选录数例，以广见闻，并供后学借鉴。

《杂记》之作，系将数十年临证得失，总结出来，提供后辈临证参考。阅后或有启示，有所获益。所选医案，虽以理论绳之，然愧学识蔺陋，文笔钝拙，尚多言不尽意之处。杂沓成篇，错讹难免。一孔之见，刍荛之言，企盼同仁不吝赐教。

唐伟华　于四川岳池

2021 年 8 月　时年八十

目　录

一、感冒三例

例一：阳虚内湿感冒

易君兴元，年五十四，中和人。1991 年 10 月 1 日来诊。

素易感冒，每难获愈。近又感冒旬日，连服中西方药，病仍不退。观其面色无华，形体消瘦。涕清如注，咳吐稀痰。询知头昏脑涨，项背强痛，周身酸楚，畏寒喜暖，倦怠嗜睡，动则汗出，纳食呆滞，大便偏稀。舌淡苔白厚腻，脉浮缓无力。此阳虚内湿之感冒，治当温阳解表，祛风燥湿。用桂枝加附子汤合神术汤加减。

处方：桂枝 15g，白芍 15g，附片 15g（先煎），葛根 30g，防风 15g，苍术 15g，茯苓 15g，滑石 18g，甘草 6g，生姜 4 片。2 剂，水煎温服。并嘱取微汗，避风寒，忌生冷油腻。

二诊（10 月 15 日）：药后未汗，小便增多，诸症减轻。纳食稍增，仍项强、动辄汗出，畏风肢冷，舌淡苔薄白，脉浮缓。前方加减再进。

处方：桂枝 15g，白芍 15g，附片 12g（先煎），薏苡仁 30g，白术 15g，茯苓 15g，葛根 30g，防风 15g，砂仁 10g，甘草 6g，大枣 10g，生姜 4 片。水煎温服。

三诊（10 月 9 日）：得微汗出，诸症均除。惟下肢酸软，纳谷未复，咳痰仍多，舌淡苔转薄白，脉浮缓。当健脾益气，除湿化痰。改用六君子汤加味。

处方：党参 15g，白术 15g，茯苓 15g，半夏 15g，陈皮 15g，砂仁 10g，木瓜 30g，薏苡仁 30g，甘草 6g。水煎温服。

四诊（10 月 14 日）：上方 2 剂，下肢酸软消除。昨又感冒，动辄汗出，身倦乏力，舌苔薄白，脉浮缓。治当益气固表。用补中益气汤合玉屏风散加附子。

处方：黄芪 15g，党参 15g，白术 15g，柴胡 15g，升麻 10g，当归 10g，苏红 15g，防风 10g，附片 10g（先煎），甘草 6g。水煎温服。

守方 5 剂，身体渐健，体重增加，能御风寒，感冒少矣。

按：《素问·生气通天论》曰："阳气者，若天与日，失其所，则折寿而不彰，故天运当以日光明。是故阳因而上，卫外者也。"故阳气有护身、御外功能。阳虚之体，肌体不温而畏寒冷，卫外不固而感冒。易君之病，缘由此也。唯其阳虚，湿易内蓄，而致脾虚，故纳食呆滞，大便偏稀。治宜温阳解表，祛风燥湿。唯其表虚，腠理不固，动辄汗出，故用桂枝汤调和营卫，加附片扶阳固表；葛根解肌舒筋，而除项强；防风祛风止痛，且能胜湿；苍术、茯苓，健脾燥湿，兼化痰涎。三诊表解，纳谷未复，痰涎仍多，故改用六君子加味，益气健脾，燥湿化痰。然卫阳未复，旋又感冒，故以补中益气合玉屏风加附子，益气温阳，固表收功。

例二：暑湿感冒

陈翁学清，年六十有二，居邻我校。

1998 年 6 月初，感受暑湿，见头痛、发热等症。迭经中西医治，服药输液，历 12 日，发热不减。6 月 17 日本已诊治，午后身热又起。陈翁两子，心情焦虑，商议决定，求余诊治。兄弟轮番背负陈翁，来求余诊。

下午 7:20，陈翁父子到达。见翁精神不振，坐而头垂，无力抬举。扪其额胸，高热灼手，量得体温 39.3℃。切脉浮弦而数，舌红苔水黄而腻。询之，则曰：头痛昏晕，周身酸楚，咳喘胸痛，痰稀夹有泡沫，心烦口苦，不欲饮食，胸中懊侬。近日午后，寒热即起，交替往复，直至鸡鸣，汗出热退。肠鸣腹泻，日三四次。此伤暑湿，治不得法，致邪踞少阳，湿郁化痰，壅滞于肺。治当和解少阳，祛暑化湿，止咳化痰，方能热退咳止。用小柴胡汤合香薷饮加味。

处方：柴胡 15g，前胡 15g，黄芩 15g，半夏 15g，香薷 15g，白扁豆 15g，厚朴 16g，瓜蒌皮 15g，栀子 15g，豆豉 15g，桔梗 15g，枳壳 15g，茯苓 15g，杏仁 15g，马兜铃 12g，款冬花 15g，滑石 20g，甘草 5g。水煎温服。并嘱忌油腻、蛋类、甜食。

二诊（6 月 19 日）：上方 1 剂，次日午后，未再寒热，咳嗽亦缓，纳食稍进，仍觉乏味，而右胸犹觉隐痛，腹泻未减，四肢乏力，舌淡苔薄黄腻，脉浮缓。邪热虽减，湿邪未尽。改用葛根芩连汤合五物香薷饮加味。祛暑化湿，清热止泻。

处方：葛根 20g，川连 15g，黄芩 15g，香薷 15g，厚朴 15g，白扁豆 15g，白术 15g，薏苡仁 30g，桔梗 10g，茯苓 15g，款冬花 10g，紫菀 10g，

半夏15g，瓜蒌仁12g，白豆蔻10g，楂曲各20g，甘草6g。水煎温服。

三诊（6月21日）：咳止，腹泻日仅2次，纳谷增多，口舌知味，头微昏胀，右胸隐痛，下肢乏力，口苦，脉沉细，舌淡红，苔薄黄腻。再和解化湿，清除余邪。

处方：柴胡15g，半夏15g，黄芩15g，党参12g，苍术15g，白术15g，广藿香15g，白豆蔻10g，薏苡仁30g，杭菊15g，香附15g，郁金15g，滑石18g，甘草5g。水煎温服。

6月23日，其子来述，诸症均除，惟纳谷未复，食后脘胀，周身乏力，乃疏香砂六君子汤加黄芪、当归，扶正善后。

按： 此暑湿之证也。邪初入表，治不得法，邪入少阳，痰湿壅肺。治不对证，因而难愈。其定时寒热，不欲饮食，心烦口苦，少阳证也。咳引胸痛，痰稀夹沫，又系痰湿壅肺见症，故用小柴胡汤合香薷饮，引少阳暑湿外出；且香薷"辛散温通，能解寒郁之暑邪气"（《本草汇言》）；加入栀子、豆豉，宣泄郁热而除烦；瓜蒌皮、半夏、黄芩相伍，清热化痰而止胸痛；桔梗、枳壳，一升一降，宣利肺气；马兜铃、款冬花、茯苓，止咳化痰；杏仁、厚朴，降气平喘；滑石清热解暑，利湿外出。故一服热退咳缓，纳食稍进。二诊热解咳稀，腹泻未止，用葛根芩连汤合香薷饮加减，祛暑化湿，清热止泻。三诊泻减，湿邪未尽，再以小柴胡汤加化湿健脾之品，清除余邪。末以香砂六君子汤加归、芪，扶正收功。

例三：夏季伤寒

严翁祯甫，年六十五，余乡居邻人也。

1987年夏，久旱无雨，室热如蒸。严翁一家，连日夜卧院坝。8月5日夜半，严翁醒后，头晕身痛。次日求医，连服数剂，病不稍瘥。11日闻余回乡，其子贤国，来延往诊。是日赛龙逢场，贤国到时，余已上街坐堂，遂又转道赛龙。见候诊人多，乃谓余曰："家父病重，不能赴诊，烦老师中午移步寒舍，家母备有午餐，专候老师。"余诺之。逢场病人甚多，午后两点，门诊方毕，匆忙食午餐，赶到严家，时近四点矣。而严家以为爽约，另请某医。贤国见余赶到，急忙解释："目睹太阳西斜，以为老师遗忘，因请某医来诊。"余亦言明迟到之因，转与某医寒暄。某医展示已开处方，让余"指正"。余观之，乃桑菊饮加减，转谓贤国；"既已开方，便去捡药，何须再诊。"贤国曰："老师既到，定要诊视。"严翁卧病里屋，闻余不肯诊病，忙令身边妻子，出来坚请。某医亦随声附和，从旁相劝，遂随严妪进入内室。贤国扶起严翁，见翁面黄肌瘦，精神萎靡。虽天气甚热，犹不离被子。切脉浮紧。询之，头痛项强，顾盼不利，腰背酸楚，发热无汗恶风，倦怠乏力；不饥不食，已达三日，偶饮米汤数口；时有咳嗽，咳甚干哕，痰稀易咳；大便三日未行，尿少微黄。舌淡红，苔白腻。并询得服药三剂，均未汗出。诊毕谓某医曰："严翁之病，当属太阳葛根汤证，老兄之方，恐不对证。"某医面有腼色，曰："但凭老师做主。"遂疏葛根汤合二陈汤，苔腻去大枣。

处方：葛根 30g，麻黄 12g，桂枝 10g，白芍 10g，半夏 12g，茯苓 12g，陈皮 10g，甘草 4g，生姜 3 片。

嘱即去街上配方，水煎温服，温覆取汗。并谓贤国曰："尊甫若得汗出，病即松解，便索饮食矣。"

次日贤国来告："果如老师所言，药后得汗，周身轻松。晚上九点，腹饥欲食，家母即煮素面一碗，食之不剩。"

后以六君子汤加减善后。

按：《伤寒论》曰："太阳病，项背强几几，无汗恶风，葛根汤主之。"严翁症状，与经文吻合，惟多咳嗽干哕，舌苔白腻。其发热无汗恶风，脉象浮紧，为太阳表实证。乃夜卧院坝，感受风冷所致。盖太阳经脉，上额交颠，下项夹脊，邪客太阳经输，经气不利，气血运行不畅，故令头痛项强，腰背酸楚。暑中夹湿，湿邪内阻，故不饥不食，咳嗽痰稀，舌苔白腻。治宜葛根汤，解肌发汗，生津舒筋；合二陈汤，燥湿化痰，和中理气。一服得汗，外邪随解，内湿亦除，诸恙遂解。

二、咳嗽八例

例一：风寒咳嗽

熊妪兴玉，年七十五，中和人。1991 年 4 月 17 日来诊。

素有痰饮，复加感冒，咳嗽频剧，胸紧气促，动辄喘甚，痰稀量多，夹有泡沫，恶寒无汗，头昏身楚，倦怠乏力，纳差无味，口渴心烦，小便灼黄，大便干结，舌红苔黄，脉浮滑。此表有寒邪，内有水饮，且兼化热。治当解表化饮，辅以清热。方用小青龙加石膏汤合小陷胸汤加减。

处方：麻黄10g，桂枝10g，细辛6g，干姜10g，北五味子10g，半夏15g，白芍10g，石膏20g，茯苓15g，瓜蒌皮15g，黄连15g，射干10g，杏仁15g，甘草6g。2剂，水煎温服。并嘱忌菜油、蛋类、烟熏食品。

二诊（4月21日）：上方2剂，咳喘缓解，渴烦并除，二便正常。惟晨见胸中懊侬，稍劳气喘，心累身倦，纳谷未复，舌苔薄黄，脉弦滑。继服张锡纯从龙汤合栀子豉汤。

处方：生龙牡各30g，白芍15g，半夏15g，牛蒡子10g，苏子12g，栀子10g，豆豉10g。2剂，水煎温服。

服后咳止喘平。

按： 表寒外束，卫阳被遏，故见恶寒无汗，头昏身楚，倦怠乏力；水饮内停，故见喘咳胸闷，痰多清稀，夹有泡沫；热与水结，水津不布，故口渴心烦，小便灼黄，大便干结。治当解表化饮，辅以清热。方中麻黄、桂枝，宣肺解表，合杏仁、射干，肃肺平喘；干姜、细辛、半夏，温肺化饮，燥湿祛痰；白芍、北味，和营护阴，以防辛散太过；石膏、黄连，清热除烦止渴；瓜蒌皮宽胸散结，清热化痰。服后咳喘缓解，渴烦并除，二便正常，惟胸中懊侬，劳则气喘。改用从龙汤合栀子豉汤，二剂后，咳止喘平，懊侬亦除。

例二：风寒夹湿闭肺

冯君孝林，年逾不惑，临溪人也。1990年8月6日来诊。

咳嗽月余，喉痒声嘶，痰多白稠，咳吐颇易，口苦不渴，晨起腰痛，小便短黄，大便偏薄，舌苔水黄，根部厚腻，脉弦缓。此风寒夹湿，闭阻于肺，肺失宣肃，以致咳而声嘶。治当宣肺止咳，化湿祛痰。方用三拗汤合三仁汤加减。

处方：麻黄12g，杏仁12g，桔梗12g，薏苡仁30g，白豆蔻10g，僵蚕12g，半夏12g，厚朴12g，木蝴蝶10g，滑石18g，苏叶10g，甘草6g。水煎温服取微汗。

二诊（8月8日）：昨方服后，咳嗽反剧，痰黏难出，喉痒咽干，声哑如故，胸紧如压，气息微喘，苔转薄白，脉浮而缓。乃询："得无犯油荤乎?"对曰:"上方服后,咳嗽已缓。昨日来客,未忌荤腥,并食鸡蛋,今又咳剧。"乃晓之曰:"但凡咳嗽,须忌油腻,尤以腊肉、鸡肉、菜油、蛋类等物,滞邪为最,苟不忌之,病邪被滞,难获速愈。"彼闻而诺之。上方加减续进。

处方:麻黄12g,杏仁12g,桔梗12g,蝉蜕10g,僵蚕12g,胖大海10g,青果12g,茯苓15g,半夏15g,黄芩12g,桑白皮12g,牛蒡子12g,白芥子12g,枳壳12g,南星10g,甘草6g。水煎温服。

三诊(8月9日):上方服后,并忌荤腥,吐痰甚多,胸廓顿宽,声音亦出,清晰响亮,仅晨咳咽干,口苦乏味,舌苔薄白,脉浮而弦。上方加减再进1剂。

处方:麻黄10g,杏仁10g,桔梗10g,瓜蒌皮12g,海浮石20g,白芥子12g,胖大海10g,僵蚕10g,陈皮10g,半夏10g,茯苓12g,南星10g,枳壳10g,甘草6g。水煎温服。

按:咳嗽声嘶,属外感风寒者,金实不鸣也。系风寒束表,内遏肺脏,寒凝气滞,肺失宣肃,开阖不利,以致声嘶。故当解表宣肺,利咽开音。其病虽久,表邪仍在,故不避解表散寒之品。然痰多白稠,易于咳吐,大便稀薄,舌苔厚腻,是病又兼湿,故当兼用燥湿之品。方中麻黄、苏叶,解表宣肺,发散风寒;杏仁,宣肺利气,气行则湿行;白豆蔻,芳香化湿,行中焦之气;薏苡仁、滑石,健脾渗湿;厚朴、半夏,燥湿化痰,行气和胃;桔梗、木蝴蝶、僵蚕,消痰利咽,祛风止痒。服后病本应解,然犯忌口,咳反加剧。二诊加入蝉蜕、胖大海、牛蒡子、白芥子、南星等品,以增宣肺利咽、燥湿祛痰之力,促其诸症松解,咳止音出。

例三:脾虚咳嗽

黄歌,男孩,年甫五岁,住临溪乡。1991年1月12日,孩母带其来诊。咳嗽月余,服药难愈。每届黎明,咳嗽即作,连声不断,头身汗出。兼闻痰鸣,呼吸急促,必待呕出痰涎,方可暂歇片刻。旋咳如初,直至辰后,咳嗽方息。伴频频感冒,连声喷嚏,鼻塞流涕,低热自汗,面色萎黄,纳差厌食,舌苔薄白,脉浮弦缓。此风寒外袭太少之地,稽留不去,致营卫不和,枢机不利,肺失宣肃,胃失和降。故当调和营卫,和解少阳。表解里和,诸症自退。方用柴胡桂枝汤加减。

处方：柴前胡各10g，半夏10g，黄芩10g，南沙参10g，桂枝10g，白芍10g，干姜6g，五味子6g，杏仁10g，茯苓10g，陈皮10g，百部10g，紫菀10g，甘草3g，大枣2枚，生姜3片。2剂，水煎温服。并嘱忌菜油、蛋类、腊肉、生冷。

二诊（1月18日）：上方服后，3日未咳。昨日艳阳丽空，天气暖和，院坝玩耍，咳嗽又作，喉痒痰少，咳急反呕。昨夜肠鸣腹泻。今晨纳呆食少。舌苔薄白，脉象浮缓。此因病久，肺脾已虚，卫外不固，运化不健，虽冒微风，咳嗽复作。改用益气固表，培土建中，既能生金，复可助运。遂用玉屏风散合六君子汤加味。

处方：黄芪10g，防风10g，党参10g，白术10g，茯苓10g，半夏10g，陈皮10g，山药12g，百部10g，紫菀10g，杏仁10g，苏叶10g，甘草3g。水煎温服。

三诊（1月20日）：咳嗽大减，仅午前微咳，短暂即止。昨又泻下3次，粪夹泡沫，泻前腹痛。舌苔薄白，脉象浮缓。上方加白芍10g，即含痛泻要方，可止痛泻。

四诊（1月22日）：咳嗽已止，大便仍溏，但不腹痛，纳谷未复。舌苔薄白，脉象浮缓。当益气健脾，开胃进食。用香砂六君子汤加味善后。

处方：党参10g，白术10g，茯苓10g，半夏10g，陈皮10g，山药12g，楂曲各10g，薏苡仁12g，炒扁豆10g，炙甘草3g。水煎温服。

3剂后，诸症除，饮食倍增。

按：患儿咳嗽定时，久咳不已，又频繁感冒，喷嚏，鼻塞流涕，低热自汗，纳差厌食，乃正气已虚，邪恋太少之地。故用柴胡桂枝汤，和解少阳，调和营卫，遵仲景"若咳者，去人参、大枣、生姜，加五味子、干姜"之训。故于方中改用南沙参，顾正而不碍邪；加入干姜温散肺寒；五味子敛降上逆之气；陈皮、茯苓，合半夏为二陈，燥湿化痰，和中理气；百部、紫菀，止咳化痰。全方解表止咳，燥湿化痰，邪正兼顾，太少并调，故服后病除。二诊感受风邪，咳嗽复发，又见纳少便溏。结合初诊，其咳寅起而辰息，寅为肺脏当令，辰为胃腑主时，是乃金土皆虚，故改用玉屏风散合六君子汤，益气固表，培土生金；加苏叶合防风，疏风解表；并加入百部、紫菀、杏仁诸品，止咳化痰。表解咳止，不离益气健脾，和胃助运，俾中央健旺，四旁均得受益，非仅肺金耳。

例四：风寒咳嗽

戴君志祥，年逾而立，住临溪乡。

1999年腊月，邻人建房，义务帮工。汗出脱衣，感受风寒，瞬间咳作，并未在意。东家盛情款待，酒肉甚丰。戴君大快朵颐，尽兴而归。夜半病起，恶寒发热，头痛项强，周身酸痛，喉痒咳剧。次日就医，寒热渐罢，疼痛消除，咳嗽如故。辗转求医，年余不愈。后得他人之荐，乃于2001年2月15日来校求诊。

询之，晨起即咳，咳之将作，觉有气息上冲，咽喉奇痒，咳嗽作矣，连声不止，必待面红汗出，呕出痰涎，咳方暂缓，继而复咳，早餐之后，咳嗽始息。其他诸时，咳声稀少。每日如此，已达年余。切脉浮缓而弦，舌苔白润。此风寒伏肺，宣肃不利之故。宜温散寒邪，宣肺止咳。正欲疏方，戴君便谓："余自幼畏服中药，闻药即呕，平素生病，或自购西药，不愈再延西医。此番咳嗽，延时已久。今求老师，实属无奈。烦请避气味浓烈之药，不尔，难以下咽。"余诺之。并告："易呕者，药宜候凉，小口浅酌，稍停再饮，可免呕出。"遂拟三拗汤、苓甘五味姜辛汤、小柴胡汤加减。

处方：麻黄10g，杏仁12g，茯苓15g，五味子9g，干姜15g，细辛6g，柴胡12g，半夏12g，黄芩10g，南沙参12g，紫菀15g，百部15g，款冬花12g，甘草5g，生姜汁（兑服）。煎取药汁，兑入姜汁，每次少量服之。嘱避风寒，忌菜油、腊肉、蛋类，以及生冷之物。

此后未来复诊。4月16日，戴君再至，谓曰："药按所教饮服，果未呕出。老师方药，一剂咳缓，两剂而愈。早知中药如此神效，何久咳乃尔！前日感冒，咳嗽又作，类似前日，故烦老师重抄前日方药治疗。"遂查病历，抄方予之。后来相告，尽剂又愈。遂妥收药方，凡遇亲友病咳者，恒热情献方。不经辨证，便投其方，其有效乎？

按：此风寒感冒，治未彻底，余邪闭肺，故久咳不已。肺主皮毛而卫外，咳嗽日久，肺气必伤，卫外违和。夜卧被暖，安然无恙。清晨起床，寒气骤袭，引动伏寒，咳嗽即作。早餐之后，气温渐升，谷气渐旺，故咳嗽稀少。治当温散寒邪，宣肺止咳。本方由三拗汤、苓甘五味姜辛汤、小柴胡汤加减而成，方中麻黄、桔梗，宣发肺气，利咽祛痰；杏仁肃降肺气，以复清肃之令；干姜既温肺散寒，又温运脾阳；细辛助干姜温肺散寒，破痰利窍；五味子敛肺止咳，与干姜、细辛相伍，一温一散一敛，使散不伤正，敛不留邪，且能调节肺司宣肃之职，三药合用，为仲景治疗寒痰水饮咳嗽之常法；茯苓、半夏合用，为二陈汤主药，善燥湿化痰；且茯苓健脾渗湿，以杜绝生痰之源；百部、紫菀、冬花，主新久咳嗽，用于本病，亦颇对症。定时发病，多与出入之枢机不利有关。盖少阳主表里之出入，肺主气之宣发肃降，亦出入也，颇有相似之处，故借小柴胡汤，复其枢机功能。

例五：痰饮咳嗽

王妇英群，年三十七，临溪人。1990年6月4日初诊。

8年前感冒咳嗽，未予重视，咳甚购药暂服，如此迁延日久，种下咳喘宿根，止咳平喘西药，几不离口。迩来咳喘频发，昔日方药，已然乏效。伊夫陪同，搭车来诊。

刻下咳喘日轻夜重，咳剧汗出，痰稀量多，夹有泡沫，劳则喘促，胸闷如压，心悸不宁。伴头痛背冷，脘腹作胀，口苦纳差，渴欲热饮，少饮即止，大便频数，日夜数次。舌淡苔白，脉细缓，节律不齐。此必内宿水饮，复感外邪，引发宿疾所致。仲景云："喘家作，桂枝汤加厚朴杏子佳。"再伍苓桂术甘汤，温化水饮。

处方：桂枝15g，白芍15g，厚朴15g，杏仁15g，茯苓15g，白术15g，苏子15g，白芥子15g，南沙参15g，陈皮15g，清半夏15g，远志10g，甘草6g，大枣10g，生姜4片。2剂，水煎温服。

二诊（6月7日）：上方2剂，背寒腹胀，均得缓解，汗出亦少，而咳喘如故，咳引头胀，痰多夹沫，胸紧腹胀，舌淡苔白，脉沉细而结。改用射干麻黄汤合二陈三子养亲汤加减。

处方：射干10g，麻黄10g，紫菀10g，款冬花10g，北细辛6g，北五味子6g，陈皮12g，半夏15g，莱菔子10g，葶苈子12g，大枣10g，茯苓15g，苏子10g，白芥子10g，当归12g，甘草6g，生姜10g。2剂，水煎温服。

三诊（6月11日）：上方2剂，咳喘得缓，可行五里来诊。尚咳而不爽，胸闷心悸，夜间痰多，白昼痰少，稀稠相兼，仍夹泡沫。腹胀已除，纳谷知味，进食稍增，食后难化。脉沉而结，舌淡红，左侧无苔，右薄黄腻。上方加减再进。

处方：射干10g，麻黄10g，款冬花12g，紫菀15g，北细辛6g，北五味子6g，法半夏15g，陈皮12g，瓜蒌皮15g，苏子10g，白芥子10g，茯苓15g，桔梗10g，枳壳12g，楂曲各10g，莱菔子10g，甘草6g，大枣10g。2剂，水煎温服。

四诊（6月14日）：夜咳已缓，晨咳仍频，气喘胸紧，痰稀量多。黎明登圊，连续两次，大便稀薄，食后腹胀，晨畏凉风。舌转红活，苔薄白润，脉沉缓时结。此肺脾两虚，当培土生金，用六君子汤合玉屏风散加味。

处方：党参15g，白术15g，茯苓15g，法半夏15g，陈皮15g，黄芪15g，防风10g，桔梗10g，苏子10g，当归12g，葶苈子15g，甘草6g，大枣10g。2剂，水煎温服。

五诊（6月21日）：平时咳嗽已少，仅清晨稍频，咳时稍觉胸紧，痰仍稀白。畏风已除，纳谷量增，偶见脚麻。舌淡红，苔淡黄，脉沉细无力。仍当健脾温肺，用六君子汤加姜、辛等味。

处方：党参15g，白术15g，茯苓15g，法半夏15g，陈皮15g，瓜蒌皮15g，干姜10g，细辛6g，枳壳15g，紫苏子10g，白芥子10g，厚朴10g，甘草6g。2剂，水煎温服。

六诊（6月25日）：咳喘数日未发，劳仍心累心悸，气粗胸闷，舌淡苔薄白，脉沉细无力。仍当扶脾益肺，以杜复发。

处方：黄芪30g，党参15g，焦白术15g，茯苓20g，陈皮15g，法半夏15g，熟地黄15g，当归15g，干姜10g，北五味子10g，杏仁10g，炙甘草6g。2剂，水煎温服。

后又续进5剂，体渐康健。后偶感冒，咳喘亦轻。

按： 此妇咳喘，良由久咳肺虚，子盗母气，殃及脾土。脾虚则运化失健，水谷不能化为精微，输布周身，水液停蓄，化为痰饮，故咳喘日作，西药不离。一旦外邪袭入，引动痰饮，咳喘加重。饮为阴邪，旺于阴分，故咳喘日轻夜重，痰稀量多；饮邪内阻，阳不布达，则背部发冷；水津不布，虽渴饮少，且需热饮；脾运不健，则脘腹作胀、纳差、大便频数；兼感风邪，则头痛汗出。若乃口苦一症，绝非胆火上炎所致，实痰饮内阻，胆汁逆流之故。初诊用桂枝汤加厚朴杏仁合苓桂术甘汤，解表平喘，温化水饮；加苏子、白芥子，温化寒痰，降气平喘；陈皮、半夏与茯苓合为二陈汤，燥湿化痰，理气和中；南沙参，益气养肺，兼能化痰，补益之力偏弱，可随表走表，随里走里，故外感不忌；远志善治痰多难咳，加入方中，以利祛痰。全方服后，背寒腹胀，均得缓解，汗出亦少。二诊时咳喘如故，痰多夹沫，是痰饮郁结，气逆喘咳，故改用射干麻黄汤，宣肺祛痰，下气止咳。《素问·脏气法时论》曰："肺苦气上逆，急食酸以收之。"故加五味子，酸收逆气；合二陈、三子，温燥湿痰，理气和中。四诊晨咳仍频，气喘胸紧，痰稀量多，晨起接连登圊，大便稀薄，食后腹胀，夏畏凉风，是运化不健，卫外不固。遂用六君健脾益气，培土生金；合玉屏风益气固表；加苏子、葶苈子，平喘止咳；当归不但为补血活血、调经止痛、润肠通便之品，且为"主治咳逆上气"之良药，《神农本草经》早有记载，用于方中，以增疗效。后守扶脾益肺大法，随症加减，渐次向安。

例六：燥邪咳嗽

郑君守益，年四十五，住罗渡镇。1993 年 9 月 4 日来诊。

咳嗽经月不愈，闻余返校，来校求诊。自谓：咽干口燥，鼻塞流涕，喉痒干咳，痰少而黏，咳吐不易，咳急则喘，胸闷如压，头胀而痛，微恶风寒。舌淡苔薄白，脉浮细缓。此凉燥咳也。当温润理肺，疏风解表。用杏苏散加味。

处方：杏仁 10g，苏叶 10g，桔梗 10g，枳壳 10g，半夏 12g，茯苓 12g，前胡 12g，陈皮 12g，瓜蒌皮 12g，防风 10g，苍耳子 10g，辛夷 10g（包煎），甘草 6g，枇杷叶 3 张（刷去绒毛）。2 剂，水煎温服。嘱忌菜油、蛋类。

二诊（9 月 11 日）：上方服后，咳嗽渐止，诸症亦除。昨又感寒，头昏胀痛，往来寒热，汗出恶风，咳嗽胸紧，痰少而稀，口苦乏味，脉浮弦缓，舌苔薄白。此太少合病，宜双解太少，用柴胡桂枝汤加减。

处方：柴前胡各 15g，半夏 15g，黄芩 15g，桂枝 12g，白芍 12g，杏仁 15g，茯苓 15g，桔梗 15g，枳壳 15g，瓜蒌皮 15g，陈皮 10g，白芥子 10g，甘草 5g，大枣 3 枚，生姜 3 片。水煎温服。

9 月 17 日其妻生病，陪同来诊，告谓：感冒、咳嗽均愈。

按：凉燥本为深秋感受风、寒、燥邪所致。是年秋雨偏多，秋凉早到，故八月即患是病。清代医家沈目南认为："燥为次寒。"故治凉燥咳嗽，当解表理肺，化痰止咳。常用杏苏散加减，方中以苏叶、防风，疏风解表，苏叶并能宣发肺气；杏仁、枇杷叶，润降肺气，止咳化痰；桔梗、枳壳升降气机，助杏、苏理肺化痰；茯苓、半夏、陈皮，燥湿化痰，理气和胃；瓜蒌皮润肺化痰，宽胸散结；苍耳子、辛夷，透鼻止涕；甘草既调和诸药，又偕桔梗宣肺利咽。两剂服后，表邪疏解，肺燥得润，诸症渐解。二诊系寒邪中太少二经，故以柴胡桂枝汤加减愈之。

例七：痰湿咳嗽

唐君昌智，年五十七，住华蓥市铜堡乡。

春末农作，突淋暴雨，衣湿受凉，当晚卧病。恶寒发热，头身重痛，咳嗽胸闷，纳谷顿减。经治 2 日，他症消除，惟咳不已。忙于农活，未曾再治。农闲续医，咳已难愈。迁延三月，咳嗽日剧。后得友人之荐，乃于 1991 年 7 月 27 日来就余诊。

观其眼睑微浮，面色泛黄。询得咳嗽痰多，先稠后薄，色白易咳，微见气喘。伴头重昏胀，身体困倦，胸脘痞闷，纳减，小便短黄，大便溏薄，切脉濡缓，苔白厚腻，覆盖全舌。此痰湿咳嗽，故胸脘痞闷，咳嗽痰多；又感外湿，故头重昏胀，身体困倦。治宜祛湿健脾，化痰止咳。用神术汤、二陈汤、平胃散三方加减。

处方：苍术 15g，防风 15g，陈皮 12g，半夏 15g，茯苓 15g，厚朴 15g，杏仁 12g，薏苡仁 30g，白豆蔻 10g，滑石 20g，紫菀 15g，僵蚕 12g，桔梗 10g，通草 3g。2 剂，水煎温服。并嘱忌油腻、蛋类、甜食、生冷。

二诊（8 月 1 日）：初服汗出，继又泻下 2 次，先为水样便，后则稀溏。头昏、喉痒、身困渐除。2 剂后，大便呈条状，咳嗽渐缓，痰亦减少，稠白易出。唯咳嗽胸紧，口苦乏味，小便淡黄，苔转薄白，脉濡滑。此乃湿痰化热，结于胸中，故用小陷胸汤合三仁汤加减。

处方：瓜蒌皮 15g，半夏 15g，黄连 15g，桔梗 12g，厚朴 10g，杏仁 15g，白豆蔻 10g，薏苡仁 30g，枳壳 16g，茯苓 15g，制南星 12g，甘草 6g。2 剂，水煎温服。

三诊（8 月 4 日）：胸紧除，尚阵咳，痰稀易咳。脉转沉缓，舌苔薄白。拟六君子汤加味，健脾化痰止咳。

处方：党参 15g，白术 15g，半夏 15g，茯苓 15g，陈皮 12g，白豆蔻 10g，制南星 12g，炒薏苡仁 30g，炙甘草 6g。2 剂，水煎温服。

按： 野外劳作，淋雨受湿，忙于农活，失于治疗，湿邪内传，脾失健运，遂致纳谷减少；水湿不化，上蒸为痰，下注为泻，故见咳而痰多，大便溏薄。经曰"因于湿，首如裹"，故头重昏胀；湿性重浊，故身体困倦；湿阻气机，故胸脘痞闷。治当祛湿健脾，化痰止咳。方中苍术、防风，祛风胜湿，使表湿得解；半夏、茯苓，燥湿化痰；厚朴、陈皮，行气和中，气行则湿化；杏仁利上焦肺气；白豆蔻畅中焦之气，而芳香化湿；薏苡仁、滑石、通草，导湿下行；僵蚕、紫菀，祛风消痰止咳；桔梗宣利肺气。服后表通而汗出，里畅而湿渗，则湿可出矣。二诊湿减咳稀，唯咳嗽胸紧，故去苍术、防风，而加入小陷胸汤，宽胸除痰。末以六君子汤益气健脾，燥湿化痰善后。

例八：午夜作咳

刘妇典兰，年三十五，中和人。1997 年 3 月 11 日来诊。

咳逾三月，每届午夜，觉气上冲，喉痒咳醒，连声不已，每致头热汗出，呕出稀痰苦水，方得暂息。三点之后，咳嗽渐止，方能入睡。白昼偶咳数声，伴头侧胀痛，口苦纳差。脉弦细缓，舌苔薄白。此胆咳也，治当清泄胆热，化痰止咳，用柴陈汤加味治之。

处方：柴前胡各 15g，法半夏 15g，枯黄芩 15g，南沙参 12g，云茯苓 15g，陈橘皮 12g，光杏仁 12g，广百部 15g，光紫菀 15g，直僵蚕 15g，生甘草 6g。3 剂，水煎温服。

3 天后逢场来告：1 剂咳减，2 剂病愈，3 剂尚未煎服。余嘱服之。

1991 年 3 月 24 日，又治陈妪，年六旬。每届子时，咳嗽即作，已有半月。症见胸满气逆，痰稀量多，夹有泡沫。伴头侧胀痛，背冷酸痛，懊恼口苦，纳差乏味，四肢酸软，倦怠乏力。舌苔薄白腻，脉弦缓。此胆气上逆，引动伏饮作咳也。用小柴胡加姜、辛、味投之。

处方：二胡各 15g，法半夏 15g，黄芩 15g，南沙参 15g，干姜 10g，五味子 8g，细辛 15g，瓜蒌皮 15g，茯苓 15g，陈皮 15g，百部 15g，紫菀 15g，甘草 6g，栀子 10g，豆豉 10g。2 剂，水煎温服。

二诊（3 月 27 日）：上方服后，昨夜咳喘缓解，纳谷亦增，头痛身酸均除。原方去栀、豉，续进 1 剂，遂愈。

又，王姓男，年三十五。1997 年 3 月 11 日来诊。

咳嗽数月，前医曾用六安煎、止嗽散、麻杏石甘汤等方，咳未稍减。询之，每届午夜，咳无宁时，自觉气冲上咽，喉痒咳作，咳甚则喘，必待呕出痰涎苦水，咳方暂息。痰白稠易咳，白天偶咳，数声即止，发病时额痛连侧，口苦纳差。舌苔白腻，脉细缓。此胆咳也，用柴胡汤合陈平煎加味。

处方：柴胡 15g，法半夏 15g，黄芩 12g，南沙参 12g，茯苓 15g，陈皮 15g，苍术 15g，厚朴 15g，薏苡仁 30g，杏仁 12g，百部 15g，紫菀 15g，僵蚕 10g，甘草 6g。2 剂，水煎温服。

3 月 15 日复诊：咳嗽等症，大为缓解，舌苔亦化，饮食有增，唯痰黏难咳。上方去苍术、厚朴、僵蚕，加桔梗，又进 2 剂，遂愈。

又，周姓女婴，年方 5 月，伏龙人。

生后数日，感寒夜咳，历治乏效；或谓顿咳（百日咳），服药难愈，百日自愈。然逾 5 月，其咳不减。1992 年 4 月 20 日，周孩父母，背来求治。询其父母，得知患儿午夜咳作，连咳带哭，气息难续，握拳蹬足，呈痉挛之状；面红身热，汗泪涕出，呕出痰涎乳汁，停息片刻，复咳如初，直至鸡鸣，安然入睡。白天偶咳，数声即止，乳食尚可，二便正常。指纹淡紫，舌苔薄白。此亦胆咳也，仍以小柴胡汤加减治之。

处方：二胡各 6g，半夏 5g，黄芩 5g，南沙参 5g，干姜 4g，五味子 3g，木瓜 8g，枳壳 6g，桔梗 6g，甘草 3g，大枣 1 枚。2 剂，水煎温服。

1 剂咳嗽缓解，再剂遂愈。

按：《灵枢·痈疽》曰："经脉流行不止，与天同度，与地合纪。"气血运行，受天时影响。人体经脉十二，联络十二脏腑，每一时辰，气血流注一脏或一腑，周而复始，如环无端。自子至午，阳升阴降，自午至子，阴升阳降。午夜，子时也。气血流注胆经，胆气旺而升腾。朱丹溪云："气有余便是火。"胆气化火，上干于肺，肺失清肃，咳嗽即作，兼呕苦水。《素问·咳论》云："肝咳不已，则胆受之，胆咳之状，咳呕胆汁。"《诸病源候论·咳嗽病诸候》亦云："胆咳，咳而引头痛，口苦是也。"古人未限胆咳发病时辰。余以为，午夜咳嗽，亦属胆咳。余于斯病，喜用小柴胡汤加减治之，收效颇著。所录四例，皆以此方为主，随症加减。其中刘妇，喉痒痰稀，故合二陈并加僵蚕祛风止痒，燥湿化痰；咳逾三月，又加百部、紫菀，以增止咳之力。陈妪痰稀背冷，是内有水饮，故加二陈合姜、辛、味，燥湿化痰，温阳化饮；加瓜蒌皮除胸满；懊恼再加栀、豉。王姓男，痰白易咳，纳差，苔白腻，是夹有湿邪，故加苍、朴、薏仁，以增化湿之力。周姓女婴，咳已五月，气息难续，咳引痉挛，加木瓜舒筋缓急，且木瓜敛肺平肝，久咳不止者加之，可增止咳之效。定时发病，多因少阳枢机不利，而令枢转自如者，莫如小柴胡汤。如是辨析，用小柴胡汤治疗定时咳嗽，亦为对证。类案甚多，不及备载，选录四例，以备后学之隅反耳。

三、肺痈二例

例一

唐银匠，名三合，鳏而无子，原籍遂宁。幼随舅父，习制银器，及长，持此技艺，行走江湖。每至场镇，寻地摆摊，生火燃灯，修制银器。日入虽微，独享亦足。彼素性节俭，布衣蔬食，惟钟壶觞，日得微醺，便怡然无忧，若此者，垂三十春秋。临近解放，川东土匪猖獗，拦路抢劫，屡有发生。银匠独步天涯，居无定所，每闻匪事，惶然不安，乃在岳池县赛龙场学街，租一小铺，开店营生。虽客居他乡，然义气豪情，谦恭礼让，亦得街坊友待。未几，赛龙解放，以原籍无亲，便落业于此。革故鼎新，银币兑换入库，不作货币流通。权要豪绅，银器已被没收，市面银器，瞬间稀少，银匠生意，顿觉冷清，为求生计，改作铜匠，收入虽薄，尚可糊口。20世纪60年代中期，铜器亦少，逢场摆摊，门可罗雀，入不敷出，始觉艰辛，况年逾六旬，体弱多病。街村干部，怜其孤寒，为其申办五保，三餐自始无忧。

1968年夏，银匠患病甚笃。初，恶寒发热，头痛咳嗽。自采草药煎服，寒热罢，头痛除，咳反剧，且见胸部胀痛，痰夹脓血，动辄气喘，后竟卧床不起。邻人怜之，曾为请医，捡药一剂，煎服多日，不愿舍弃。邻人再请医来，却当面推辞，实因囊中羞涩。街邻无奈，惟为生火做饭，送茶倒水，或送饭菜予食。银匠感激涕零，曰："此生不能报答众邻恩情，来世衔环结草，必报大德。"

邻有吴某者，年逾四旬，为人直爽，乐于助人。银匠病后，常去关照，送茶送饭，每日数次。是年夏初，吴母生病，服药未瘳。端午节后，迎余往诊。诊毕，吴某谈及银匠病情，并谓余曰："先生与银匠，虽非同宗，却是同姓，可否移趾往诊，断其吉凶。"余悯而随往。

见彼移椅前厅，半卧凉椅，频频咳喘，痰多如涌，偶夹脓血，随地而吐，污斑秽迹，触目皆是，腥臭浓烈，扑鼻欲呕。切脉浮滑而数，问其症状，则曰：胸部胀痛，不能平卧，昼夜凉椅度日，身热汗出，渴喜冷饮。幸食纳尚可，舌红苔黄腻。诊毕谓银匠曰："老叔所患，肺痈而已，病虽重笃，胃气未衰，犹可治愈。"彼闻言欣喜，乃允开方。

遂疏方：薏苡仁一两（30g），桃仁五钱（15g），全瓜蒌五钱（15g），白芷五钱（15g），桔梗五钱（15g），生甘草二钱（6g），冬瓜子一两（30g）。

疏方毕，乃谓吴君曰："老叔孤苦贫困，吴君非亲非故，尚如此热心，余与老叔本系同根，理应相助，此后余定时来诊，所需药费，由余付清。吴君可代采草药：水芭茅（鲜苇根）、侧耳根（鱼腥草）、野荞兜（金荞麦）、银花藤各一把，与上药煎熬，供老叔按时服之。"彼欣然诺之。

当年药价低廉，此剂药费，值仅一角一分。服后咳喘渐平，脓痰减少。后按上方，稍作加减，连进4剂，遂愈。

银匠愈后，亲制银质探针一根相赠，余至今珍藏。

按：银匠嗜酒不节，已为湿热蓄积之体，加之外感风热，引动体内湿热，熏蒸于肺，肺受热灼，气失清肃，热壅血瘀，发为肺痈。《金匮要略》有云："风伤皮毛，热伤血脉，风舍于肺……热之所过，血为之凝滞，蓄结痈脓。"方中以大剂银花藤、金荞麦、鱼腥草、鲜苇根，清热解毒，消痈化瘀；全瓜蒌清热涤痰，宽胸散结；薏苡仁、冬瓜子、白芷，消肿排脓，芳香化浊。尤其冬瓜子，祛腐排毒之力甚强。试观农家，煮食冬瓜，剖去瓢籽，弃之猪槽，猪食瓜瓢，囫囵吞下。瓜瓢消化成粪，瓜子壳坚硬难化，周游胃肠，全身而出，扫入粪坑，浸泡数月，来春随粪施入土中，照样发芽生长。其生命顽强，排毒抗腐之力，于此可知。无论内痈外痈，排毒祛腐，诚有良效。桔梗为胸中之舟楫，引诸药入肺，且与甘草同用，为《金匮要略》排脓汤主药，具解毒排脓之效。诸药配合，共奏清热解毒、化痰排脓之功。

例二

王修弟者，年五十有四，临溪人。

半月前感冒，头痛身酸，发热恶寒，咳引胸胁胀痛。就近求医，寒罢热减，头痛亦除，然咳嗽胸痛如故，乃于1993年3月31日来诊。

刻下症见咳嗽胸痛，痰多如脓，夹有血丝，气味腥臭，喘不能卧，心烦不宁，时有汗出，渴欲饮冷，口苦乏味，纳差难化。切脉弦长而数，舌红苔黄。

综观脉症，乃谓王曰："君所患肺痈也。"

王闻而即问："何为肺痈？"

余告之曰："肺痈者，肺叶生疮也。君之肺痈，迁延日久，成脓已溃，故咳吐浊痰，且夹脓血。"

渠闻而惊骇："肺上生疮，如之奈何？"

余曰："王君勿恐，古有治此良方，苟能坚持服药，愈可期也。"

渠乃无言。遂拟《千金》苇茎汤合桔梗汤加减予服。

处方：薏苡仁30g，冬瓜子30g，桃仁15g，桔梗15g，浙贝母15g（打碎），白芷15g，金银花15g，瓜蒌皮15g，鱼腥草30g，甘草6g，鲜苇根30g，金荞麦30g。3剂，水煎温服。

4月7日，王君再至，喜谓余曰："上方连进3剂，咳减喘平，痰转白稠，脓血已无。"询及他症，惟胸部隐痛，短气乏力，动辄汗出，口咽干燥，纳食未复，食欲稀粥。舌淡红，苔粗白，脉细数无力。病历二十余日，已显消瘦神疲。刻下热毒虽折，气阴已虚。法当益气养阴，清解余热。

处方：黄芪15g，沙参15g，麦冬15g，玉竹15g，杏仁12g，半夏12g，桔梗15g，薏苡仁30g，冬瓜子30g，怀山药15g，白术15g，甘草6g。2剂，水煎温服。

2剂服后，诸症渐除。半月后赶集，顺道来校，已非瘦弱神乏之躯矣。

按：肺痈患者，多系素蕴痰热，若复感风寒，化热犯肺，熏灼肺脏，热壅血瘀，蕴酿成痈，血败肉腐，化成脓毒。故《诸病源候论·肺痈候》云："肺痈者……寒乘虚伤肺，寒搏于血，蕴结成痈，热又加之，积热不散，血败为脓。"上述两例肺痈，余接诊时，皆已脓成痈溃，于其治疗，均以清热解毒、祛痰排脓为法，组方悉以《千金》苇茎汤合桔梗汤作为主方，随症加减。方中苇茎清肺泄热，且能生津；薏苡仁、冬瓜仁，化浊祛痰，排脓祛腐；桃仁活血化瘀；桔梗、甘草，宣肺散结，祛痰排脓；金银花、鱼腥草、金荞麦，清热解毒，消痈化瘀；半夏、浙贝母、瓜蒌皮，止咳化痰，消痈散结。诸药配伍，共收清热解毒、消痈散结、祛痰排脓之效。3 剂后，咳稀脓少，气阴已伤，故改以益气养阴、清解余邪之剂，调补收功。

四、头痛八例

例一：肝火头痛

雷立，男，年二十四。华蓥市阳和镇人。

头痛宿疾，时剧时缓，屡治不愈。其妻段某，中和人氏，五月归宁，闻余医术，乃于 1990 年 6 月 4 日，陪夫来诊。

观其体修形瘦，面有病容。询其所苦，叹曰："头痛顽疾，服药难愈，已有年余。"其妻段某则谓："老公心急性暴，动辄与人口角，志不服输。每与争吵，头痛即发。前日与邻人斗嘴，当晚发病。"余询雷君："痛在何处？"对曰："左侧头角，胀痛连目。"后又询得：即使痛缓，头亦不舒。惟头痛粉可止痛爽脑，日服不辍。前日与邻人争吵，痛如锥刺，头胀欲裂，头痛粉倍量服之，痛亦未止，又服正天丸 3 次，头痛依旧，且觉眩晕，心烦不宁，睡眠欠佳，白睛微赤，胁胀口苦。切脉弦长而数，舌红苔黄欠润。此肝火头痛也，当平肝抑木、泻火止痛，用丹栀逍遥散合龙胆泻肝汤加减治之。

处方：柴胡 15g，酒炒黄芩 15g，牡丹皮 15g，栀子 15g，白芍 15g，生地黄 15g，菊花 15g，归尾 15g，龙胆 12g，谷精草 12g，赭石 30g，川牛膝 10g，夏枯草 15g，甘草 6g，首乌藤 30g。3 剂，水煎温服。

二诊（6 月 14 日）：上方 3 剂，头痛晕眩均除，其余诸恙，悉得缓解，睡眠转佳。唯头额昏胀，早餐乏味，中晚进食尚可，消化欠佳，脘腹时胀。舌红苔黄欠润，脉沉弦缓。上方加减续进。

处方：龙胆 10g，生地黄 12g，柴胡 12g，半夏 15g，黄芩 15g，栀子

15g，菊花 15g，槟榔片 15g，夏枯草 15g，广藿香 15g，甘草 6g。2 剂，水煎温服。

数月后，其孩生病，渠带来诊，告谓：未再头痛。

按： 素有头痛，此次病发，缘于口角。盖怒则气上，肝气随之，"气有余便是火"（朱丹溪《格致余论》），火扰清空，故头痛而目眩。肝气行于左，故痛在左侧；火扰心神，则心烦不宁、睡眠欠佳。胁为肝之分野，故兼见胁胀；肝胆郁热，故见口苦。弦为肝脉，数为内热，据此则知，此肝郁化火所致。故宜清肝泻火，柔肝止痛。方用龙胆、牡丹皮、栀子、酒芩、夏枯草，清肝泻火；当归、白芍、生地黄，养血柔肝；柴胡畅肝胆之气；菊花"能益金水二脏，补水所以制火，益金所以平木，木平则风息，火降则热除，用治诸风头目，其旨深微"（《本草纲目》）；菊花与谷精草配合，祛风散热，平抑肝阳；赭石平肝潜阳，下气降火；牛膝引血下行；首乌藤有安眠之效，能安眠者，即能引阳入阴，使上升之肝阳，下归肝脏。诸药协同，共收平肝抑木、泻火止痛之效。

例二：风寒头痛

李妇腾芬，年三十有六。居邻我校。

伊身材魁梧，勤而任劳。其夫外出打工，家中里外，独自支撑。除种粮外，广植蔬菜，拂晓割菜，塘中洗涤，天明上街销售。夏季犹可，冬令难免受寒。后果感冒，治未彻底，留下头痛宿恙。1990 年仲春，头痛转剧，痛实难忍，乃于 4 月 10 日来诊。

据述，头痛连项，不能顾盼，额颠为最，头皮触之亦痛，痛甚发热，汗出恶风。伴头晕目眩，心烦不宁，夜难成寐，胸胁胀痛，游走不定，纳呆口苦，二便正常。舌淡稍胖，苔白而润，脉沉细缓。此风踞太少二经，治当和解少阳、调和营卫。用柴胡桂枝汤加减。

处方：柴胡 18g，半夏 15g，黄芩 15g，粉葛根 30g，桂枝 15g，白芍 15g，藁本 15g，白芷 15g，川芎 15g，钩藤 15g，杭菊 15g，陈皮 15g，甘草 6g，大枣 10g，生姜 10g。水煎温服。并嘱忌油腻、避风寒。

二诊（4 月 11 日）：昨方服后，头痛大减，仍觉重胀，动辄发热汗出，汗后恶风，舌淡苔薄白，脉浮缓。前方加入玉屏风散，益气固表，扶正祛邪。

处方：柴胡 15g，半夏 15g，黄芩 15g，党参 15g，桂枝 15g，白芍 15g，防风 12g，白术 15g，黄芪 15g，粉葛 30g，川芎 15g，藁本 15g，甘草 6g，大枣 10g，生姜 4 片。水煎温服。

服后诸症渐减，嘱守方续进。至 5 月 1 日来告，计服本方 8 剂，头痛除，眠食转佳。

按：足太阳经脉起于目内眦，上额交颠下项。故邪客太阳，症见头项强痛，汗出恶风。足少阳经脉过胸胁，邪居少阳，则胸胁胀痛；胆气犯胃，故心烦口苦、纳谷呆滞。少阳居半表半里，为营卫气血阴阳出入之枢纽，今感外邪，经脉不畅，枢纽不利，致使阳不入阴，阴不交阳，故夜难成寐。方用柴胡桂枝汤，调和营卫，和解少阳；加葛根柔筋生津，善解项背强急；藁本为"太阳头痛必用之药……顶颠痛非此不除"（《医学启源·用药备旨》），故加入方中；白芷通阳明而止额痛；菊花、钩藤，祛风而除眩晕；陈皮开胃进食。服后诸症缓解，唯动辄发热、汗出恶风，乃气虚卫表不固，故二诊方加入玉屏风散，益气固表，扶正祛邪。守方 8 剂，终获痊愈，且未复发。

例三：痰饮头痛

李女国芬，年二十二。1989 年 9 月 11 日来诊。

头痛昏胀，数月不愈。来诊时尚未中秋，便头戴绒帽，身加外套。面黄睑浮，精神不振。切脉沉细而缓，舌淡黄根部厚腻。询之，则曰：头胀如裹，额颠疼痛，晨轻夜重；倦怠嗜卧，动辄心悸，食少乏味，时有干哕，或呕痰涎。半年间，经水渐少，上次经后，逾月未至。小便短少，大便溏薄，手指发胀，踝下微肿。此痰浊头痛，系痰湿水饮内阻，清气不能上达所致。治宜化痰除饮，理脾降浊。方用苓桂术甘汤合半夏白术天麻汤加减。

处方：桂枝 15g，茯苓 15g，白术 15g，泽泻 20g，半夏 15g，陈皮 15g，天麻 15g，川芎 15g，藁本 15g，炙甘草 6g，生姜 10g。2 剂，水煎温服。

二诊（9 月 15 日）：上方服后，小便增多，头痛渐止，睑浮、指胀、踝肿均除，余症亦缓。昨日经水适至，色暗量少，夹有血块，小腹及腰部胀痛。今晨冒风，头仅微痛，四肢乏力，微见干哕。舌淡红，苔转薄白。

改用当归芍药散合苓桂术甘汤治之。

处方：当归 15g，白芍 20g，川芎 12g，白术 15g，泽泻 15g，桂枝 15g，牡丹皮 12g，半夏 15g，天台乌药 15g，炙甘草 6g，生姜 10g。2 剂，水煎温服。

三诊（9 月 18 日）：腰腹胀痛均除，经水转为红色，经量渐增，精神有振，头尚微胀，胸闷不舒。苟见秽物，仍作干哕。舌淡红，苔淡黄根稍腻，脉沉缓。此痰气不利所致，当理气化痰，用柴陈汤加减。

处方：柴胡 15g，半夏 15g，黄芩 10g，南沙参 15g，茯苓 15g，陈皮 15g，砂仁 10g，苏叶 10g，甘草 6g，生姜 15g。水煎温服。

头痛止后，拟香砂六君子汤加减善后。

按：痰浊水饮，俱属阴邪，若其上扰，经络受阻，清阳弗能舒展，则头痛昏胀；白昼属阳，夜晚属阴，阴邪旺于阴分，故患者头痛晨轻夜重；痰饮中阻，脾阳受困，故倦怠嗜卧；胃失和降，则时时干哕，或呕痰涎；运化失常，故食少乏味、小便短少、大便溏薄；土不制水，水津四溢，故手指发胀、踝下微肿；化源受困，气血不足，故动辄心悸、经水渐少。治当化痰除饮，理脾降浊。方中半夏、茯苓、陈皮，理气化痰；天麻、藁本、川芎，祛风散寒，除昏止痛。仲景云："病痰饮者，当以温药和之。"故用苓桂术甘汤，温阳化饮，健脾利湿；加泽泻与白术，合为泽泻汤，健脾制水，消肿除胀，并治头昏。方药服后，尿增肿消，头痛亦除。二诊时经水适至，色暗量少，夹有血块，腰腹胀痛，乃瘀阻胞宫，故加入当归芍药散，活血化瘀，健脾利水。仍以苓桂术甘汤，温化痰饮。另加半夏降逆止呕；天台乌药疏散凝滞，顺气止痛。2 剂后，腰腹痛除，经色转红，经量渐增，精神较振。唯头晕胸闷，见秽干哕，且见腻苔，是痰湿未尽，微有外感，故三诊投以柴陈汤加减。待诸症消除后，疏香砂六君子汤加减，益气健脾，理气化痰善后。

例四：气虚头痛

文妪良秀，年逾六旬，赛龙人氏。

余乡居时，田舍毗邻，家人生病，辄邀余诊。伊素勤劳，做事敏捷，然生育过多，营养不济，体渐瘦弱。中年后疾病渐多，每病求余，一两诊辄愈。余奉调中和后，妪患头痛，久治不愈，遇风尤甚，常年白帕裹头。

一日痛剧求医，途中人谓："解热止痛散，治头痛最效。"乃弃医购药，一服痛止，且价廉效捷，遂日服不辍。1991年夏，余回乡休假。8月4日赛龙逢场，文妪上街购物，见余药店坐诊，乃来求治，并谓："老师终于回乡，我病合该得愈。"余问："汝患何病？"答曰："每日头痛，已逾半年。"

时虽夏日，头犹裹白帕，面色萎黄，精神不振。细询之，则曰：头痛绵绵，终日不休，遇风更甚，劳则痛增。伴汗出身倦，心悸耳鸣，纳差难化，阴天畏寒肢冷。舌淡苔白，脉缓无力。此气虚头痛，治当补气止痛，用补中益气汤加味。

处方：黄芪30g，党参15g，白术15g，当归15g，柴胡15g，升麻15g，陈皮15g，川芎10g，肉桂9g，苍耳子15g，细辛6g，白芍15g，炙甘草6g。2剂，水煎温服。

二诊（8月7日）：上方2剂，头痛大减，纳谷增多，消化亦良，但耳鸣未除，劳则心悸。舌淡红苔薄白，脉浮缓。药已中的，不必更方，稍作加减，续进2剂。

按：头为髓海，五脏六腑之精血阳气，皆会于此，温养脑髓。若气虚则清阳不升，浊阴不降，脑失所养，故头痛绵绵。劳则耗气，正气愈虚，故劳后痛增、汗出身倦；阳气不布，运化失司，则纳差难化；气虚不足以养心充窍，故心悸耳鸣。气虚者阳亦虚，虽夏日天阴亦畏寒肢冷。诸多见症，皆因气虚。故宜益气建中，升清止痛。方用补中益气汤，补气升阳，俾头得温养；少佐肉桂补火助阳；川芎活血行气，亦治头痛；细辛散寒止痛，去除阴邪；苍耳子，既达颠顶而治头痛，又通诸窍而息耳鸣；气虚者血亦虚，故加白芍配当归，养血补血。诸药协同，共收益气止痛之效。

例五：厥阴头痛

刘妇月碧，年近五旬，住临溪乡。

头痛宿恙，频发难愈。伊有族叔刘某，亦业中医。刘妇病发，辄诣求诊。服药痛止，却难根除。初则二三月一发，近则月发一二。1991年10月24日，刘妇旧病复发，刘某颇感束手，乃荐余诊。

询之，则曰：头痛昏胀，颠顶痛甚，延及两侧，不时干哕，甚则呕出涎沫；口苦不渴，胃脘嘈杂，四肢不温；兼咳而不爽，咳急反呕。舌苔白滑，脉沉细缓。此厥阴头痛而兼咳嗽。治当温肝散寒止痛，兼宣肺止咳。

用吴茱萸汤合柴陈煎加减。

处方：吴茱萸 6g，党参 15g，半夏 15g，柴胡 15g，藁本 15g，川芎 15g，茯苓 15g，陈皮 15g，杏仁 12g，桔梗 12g，甘草 6g，生姜 15g。水煎温服。忌风寒、生冷。

初服 1 剂，头痛大减，续进 1 剂，竟未复发。伊叔刘某，专来请教病之原委。

按：厥阴经脉会于颠，故头颠疼痛，病归厥阴。患者颠顶痛甚，延及两侧，不时干哕，甚则呕出涎沫，口苦不渴，胃脘嘈杂，四肢不温，实因肝寒胃虚，浊阴上逆所致。阴邪干胃，则呕哕嘈杂；上扰清窍，则头颠疼痛。厥阴与少阳互为表里，里病及表，故痛延头侧。脾胃虚寒，故四肢不温。若乃咳嗽，系肺失宣肃所致。方中吴茱萸辛苦性热，温胃暖肝祛寒，和胃降逆止呕；生姜辛温，既协吴茱萸下降浊阴，又助半夏止呕豁痰；党参、甘草、大枣，益气健脾；加藁本、柴胡，疏风散寒，引经止痛；合桔梗、二陈，宣肺止咳，燥湿化痰。方药颇为对证，故能一剂知，二剂愈。

例六：眉棱骨痛

胡妇定珍，年四十一，罗渡人氏。1990 年 3 月 17 日来诊。

自云：每至春季，右眉疼痛，已历四稔。伴咳嗽痰多。舌淡红，苔白薄腻，脉沉缓。余欲为其针灸，方取针，彼见而止曰："勿针，勿针。吾在罗渡扎过银针，非但无效，疼痛反剧，且致眼眶青乌多日。"余笑而对曰："或取穴不准，或手法不熟耳。"遂挥笔疏选奇汤加白芷予服。并谓此古人治眉痛验方，服之当效。

处方：羌活 12g，防风 12g，黄芩 12g，白芷 12g，甘草 5g。水煎温服。

二诊（3 月 18 日）：来诊即问："老师谓服之当效，连煎三剂，安无稍效？"余闻而自愧，乃细究其脉，沉缓而滑。患者又补述，眉痛午前为轻，午后为重，且头脑昏涨，目不欲睁。结合春月，木旺风盛，肝气升发，夹痰上犯，壅滞目窍脉道，遂致眉骨疼痛，头脑昏涨，目不欲睁。痰者，阴邪也，水湿所化，午后属阴，阴邪旺于阴分，同气相求也，故午后眉骨痛甚。遂改二陈汤加防风、白芷等品，成祛风逐痰之剂。

处方：防风 15g，白芷 15g，僵蚕 15g，川芎 12g，半夏 15g，南星 15g，茯苓 15g，陈皮 12g，甘草 6g，生姜 10g。水煎温服。

三诊（3月21日）：上方服后，眉痛大减，仅见头微昏闷。舌苔转为薄白，脉弦缓。上方加钩藤12g，以增祛风之力。

数日后，患者专来询余："眉痛已愈，可有断根方药？"余曰："可原方再进一剂。"

按： 风痰上犯，阻滞目窍脉道，清阳不能上升，目窍失于温运，发为本病。故宜燥湿化痰，祛风止痛。初诊未细辨病因，套用选奇汤而无效。二诊细究脉症，辨识病机，为风痰上犯所致，改用二陈燥湿祛痰，加南星、僵蚕，祛逐风痰；白芷、防风，祛风止痛，"治风先治血，血行风自灭"，故加入川芎，行血理气；甘草调和诸药。服后风痰消散，收效明显。可见治病当细辨脉症，切忌不经细辨，套用成方，录此以为后学之鉴。

例七：久视头痛

卿妇献玉，年四十一，渠河人氏。1993年3月27日来诊。

久视头痛，或看书报，或做针线，目不转睛，专注稍久，头即晕痛，视物旋转，耳中鸣响，卧床闭目，移时渐缓；若单眼独视，见有闪光星点游动，自远及近，须臾视侧头痛。已达半年，服药已多，病情如故，遂来就诊。

症如上述，伴见面色无华，动辄汗出，频繁感冒。舌苔薄白，脉弦细缓，重按无力。此肝血不足，肺气虚乏故也。宜养血止痛，益气止汗。用杞菊四物汤合玉屏风散加味。

处方：当归15g，白芍15g，川芎12g，熟地黄15g，枸杞子15g，柴胡12g，黄芪18g，白术15g，防风10g。水煎温服。并嘱眼病未愈，少看书报。

1剂病减；连进4剂，病愈。

按： 经曰："久视伤血。"盖肝开窍于目，眼之视力正常，需得肝血濡养；若用眼过度，必伤肝血，故久视伤血。血既受伤，脑失其养，故现头脑晕痛，目眩耳鸣。"人卧血归于肝"（《素问·五脏生成》），肝血得充，可滋头目，故卧床闭目，头痛目眩可缓。若夫动辄汗出，易于感冒，乃气虚卫表不固，故当益气养血、固汗止痛。方中四物汤合枸杞子，养血补血，滋补肝肾，则肝血充足；又得柴胡升肝气，并引血上行，虽久视亦勿虑头痛目眩矣；配玉屏风，益气实卫，固表止汗，感冒自应少耳。

例八：观书头痛

蒋媛媛，年十六。2001年5月17日，伊母带之来诊。

蒋母称："小女自幼好学，成绩向佳。进入初二，考分直降。父屡责骂，女感委屈，乃道缘由：'开卷头昏，继而头痛，心烦不宁，坐立不安，学后即忘。'闻其所述，乃知是病，遂来求治。"

询之，除上症外，伴项强，纳差难化，面色无华，心悸眠差。舌苔薄白，脉细缓。此心脾血虚，脑血不足。治当益气健脾，生血养心。用归脾汤加减。

处方：黄芪20g，党参15g，当归12g，白术15g，茯苓15g，酸枣仁12g，柏子仁12g，怀山药15g，远志8g，龙牡各24g，葛根24g，龙眼肉12g，川芎10g，枸杞子10g，熟地黄12g，甘草5g。石菖蒲10g。4剂，水煎温服。并嘱治疗期间，看书宜少。

服后项强消除，去葛根，又进4剂后，观书头痛，有所改善，纳食消化转佳。以其每日上学，服药不便，改服成药人参归脾丸。至当年下学期，看书头痛消除，记忆增强，学习成绩上升，次年顺利升入高中。

按：该生观书头痛，健忘心烦，纳差难化，面色无华，乃心脾气血亏虚之故。夫看书作业，思虑用心，而暗耗心血。心血素虚者，本不任耗，勉强为之，则阴血愈竭，心火即动，上扰清空，故见头痛脑胀；且"脾主意与思，心亦主思，思虑过度，意舍不精，神官不职，使人健忘"（《严氏济生方·惊悸怔忡健忘门》），故心脾血虚者，多兼健忘。治当心脾同调，气血双补。方中人参、黄芪、白术、甘草、山药，补脾益气，俾气旺而生血；当归、龙眼肉，补血养心；茯苓、酸枣仁、柏子仁、龙骨、牡蛎，宁心安神潜阳；远志与酸枣仁、柏子仁、石菖蒲同用，既交通心肾，又益智强记；熟地黄、枸杞子既可补血，又填补肾精；川芎为"治血虚头痛之圣药"（《医学启源·用药备旨》）。诸药协调，有健脾养心、益气补血之功。气血既旺，心脑得养，头痛自除，而健忘亦得愈矣。

观书头痛，亦有心脾血虚，并兼肾精不足者。

又，段姓童子，年甫十岁，入学三年。亦因观书头痛，2001年3月14日，随父来诊。

余询段孩："如何头痛？"答曰："读书数行，头即昏胀作痛，而以两侧痛甚。"又问："闲时玩耍头痛否？"曰："玩耍终日，不曾头痛。"段父谓曰："小儿本喜读书，却言寻忘笤，难记所学，不知能否医治？"观患儿面黄肌瘦，发稀而细。询其饮食，则口淡乏味，纳谷偏少。段父又告："吾儿夜多梦呓，自幼尿床，今虽稍减，亦有出现。"切脉沉细无力，舌淡苔薄白。诊毕细思，非仅气血不足，肾气亦亏。宜补益心肾，益智健脑。用读书丸加减。

处方：人参 10g（另炖），远志 6g，石菖蒲 8g，菟丝子 12g，二地各 10g，地骨皮 8g，五味子 8g，酸枣仁 10g，当归 10g，川芎 10g，益智 10g，怀山药 12g，天台乌药 10g，茯苓 10g。3 剂，水煎温服。

二诊（5 月 26 日）：3 剂后，看书头痛缓解，能静心看书 1 小时。嘱其原方配 10 剂量，研为细末，蜂蜜为丸，每丸约 10g，每次 1 丸，日 3 服，温开水送下。

半年后，路遇孩父，告谓：小儿已喜读书，作业亦不愁矣。

按：段孩自幼尿床，发稀而细，是先天不足，肾气亏乏之故。盖肾主骨而生髓，脑为髓海，肾亏脑失所养，则反应迟钝，智力下降，不耐用脑，故亦观书头痛；且纳谷偏少，面色无华，是气血亦虚。《严氏济生方》云："凡头痛者，血气俱虚"。夜多梦呓，"是以少气之厥，令人妄梦，其极至迷"（《素问·方盛衰论》）。说明夜间多梦，亦因于气虚。方中人参大补元气，"安精神，定魂魄……开心益智"（《神农本草经》）；当归、熟地黄，补血活血；熟地黄与菟丝子，又能滋补肾精；生地黄合地骨皮，清虚热，除心烦；五味子、酸枣仁，宁心安魂；远志、菖蒲，开心窍，宁心智；远志更能"久服聪明，令人多记"（《明医指掌·卷一·药性歌》）；山药、天台乌药、益智，为古方缩泉丸，温肾散寒，缩尿止遗。全方气血双补，肝肾同治，待气血健旺，肾精充足，头痛可除，记忆亦得增强。

五、眩晕四例

例一：肝胃虚寒，浊阴上逆

邹妇圣翠，年三十五，体修而瘦。

有眩晕宿疾，久治不愈，或数月一发，或月发二三，已有数年。1989

年3月初，旧病复发，天旋地转，站立不稳，泛恶干哕，甚或呕吐清涎，需静卧始缓。前医以风药发散，服之益剧。3月12日中午，伊夫付某，约车来诊。询之，除眩晕外，尚头顶重痛，不能抬举，大便稀溏。舌苔薄白，切脉沉细而缓，重按无力。此肝胃虚寒，浊阴上逆为患也。治当补中暖胃，温寒降逆。用吴茱萸汤加味投之。

处方：吴茱萸8g，党参15g，半夏15g，肉桂12g，大枣10g，生姜20g。水煎温服，并嘱避风寒。

服1剂，眩晕头痛大减。续进1剂，多年未再复发。

按：《伤寒论》378条云："干呕，吐涎沫，头痛者，吴茱萸汤主之。"患者三症具备，而兼眩晕，病属肝胃虚寒，浊阴上逆干胃，故见干呕、吐涎沫；盖厥阴经脉，上会颠顶，故阴寒之气，随经上逆，而致颠顶疼痛。方中吴茱萸辛苦性热，暖肝温胃，降逆止呕，并以半夏、生姜助之；党参益气健脾，而以大枣助之；加入肉桂，补火助阳，散寒止痛。服后胃虚得补，肝寒得温，浊阴即降，诸症除矣。

例二：胆气夹痰，上犯清空

孔妇祥梅，年甫四旬，住合川码头镇。

素有眩晕，不时而发，发则天旋地转，弗能站立，唯闭目平躺，眩晕可缓。当地医院诊为"梅尼埃病"。服药可止，停药复发。1988年7月下旬，眩晕又发，闻余回乡度假。8月2日，其夫周某，专来求余出诊，遂随往之。

伊侧卧于床，面黄肌瘦，切脉弦缓，两手欠温。询之，晕如上述，且兼头侧疼痛，两耳如塞，脘闷恶心，呕吐清水，夹有痰涎，口苦微渴，平素食少。舌苔白滑。此胆气夹痰，上犯清空所致。治当疏肝降逆，温化寒痰。用小柴胡汤合苓桂术甘汤加减治之。

处方：柴胡15g，半夏15g，黄芩12g，党参12g，桂枝15g，茯苓30g，白术15g，蔓荆子15g，川芎12g，泽泻20g，炙甘草6g，生姜15g。3剂，水煎温服。

嘱服3年后，暑假赛龙坐堂，伊带儿媳来诊。告谓：眩晕宿疾，未再发矣。

按：脾虚食少，中阳不健，内生痰饮，一旦胆气郁结，夹痰上犯，眩晕即作，并现头侧疼痛、两耳如塞、呕吐口苦等症。故用小柴胡汤合苓桂术甘汤，疏肝降逆，以安甲木；温化痰饮，以宁清空。方中重用茯苓，健脾利水，渗湿化痰；桂枝温阳化气，平冲降逆；白术与党参、茯苓、炙甘草，即为四君，益气健脾，培土制水；柴胡、川芎，疏肝胆而升清气，和少阳以除头痛；黄芩清胆热而止口苦；半夏、生姜，和胃降逆，止呕消痰；蔓荆子通窍止痛；泽泻与白术合用，为泽泻汤，利水除饮，健脾制水。诸药协作，脾阳得健，痰饮得除，少阳之邪得以和解，故一剂病减，三剂而愈。

例三：脾肾阳虚，浊阴上逆

王翁开回，年逾古稀，临溪人氏。

有眩晕宿疾，或数月一发，或月发数次，甚为苦恼。1997年9月中旬，旧病复发，晕不能立，唯闭目静卧方缓；或起小便，则天旋地转，需人扶持。前医曾予眩晕停等药未效。9月17日，其子雇车来诊。翁卧后座，不能起坐，遂车内诊之。舌淡苔白腻，切脉沉弦而缓。询之，眩晕头重，不能动弹，口苦乏味，两耳如塞，四肢欠温，背觉恶寒。平素小便频多，大便干结，终日肛胀欲便，虚蹲不出。综合脉症，属脾肾阳虚，浊阴上逆所致。当温补脾肾，升清降浊。方用近效术附汤加入益气之品。

处方：白术30g，附片12g（先煎），葛根15g，黄芪30g，党参15g，升麻6g，泽泻15g，远志10g，麻仁15g，大枣10g，炙甘草6g，生姜10g。水煎温服。

月余，感冒来诊，告谓：前次眩晕，一剂晕止，二剂诸症悉除。

按：张景岳《景岳全书·眩运》谓："眩运一证，虚者居其八九，兼火兼痰者，不过十中一二。"验之临床，诚如是也。王翁年逾古稀，脾肾素虚，清阳不展，上气不足，清窍失养，故头晕目眩、两耳失聪；脾气不升，胆气不降，而反上逆，故口苦乏味；脾肾阳虚，故四肢欠温、背部恶寒；脾不散津，水趋膀胱，则小便频多、大便反结；脾气下陷，故常有便意、如厕虚蹲。诸多见症，均责之脾肾阳虚，清阳不升，浊阴上逆。故当健脾温肾，益气升清。方用《金匮要略》近效术附汤，温脾肾，益精气；再加人参、黄芪，补中益气；葛根、升麻，升举清阳；泽泻降利浊阴；远志利窍聪耳。《金匮要略·痉湿暍病脉证》有桂枝附子汤加减法，"若大便坚，小便自利者，去桂加白术"治之。盖白术缓脾生津，能润肠燥。重用白术，并配麻仁，润肠通便。方药服后，脾肾阳复，清升浊降，清窍得养，眩晕除矣。

例四：气血不足，髓海空虚

张妪正秋，年六十有五，华蓥市高兴人。

着枕起床，或卧床翻动，均现头目眩晕，经约10秒，眩晕自止，已有数月。1998年6月4日，经华蓥山中段医院CT检查，诊为"脑萎缩"。曾服数种西药及中成药，眩晕如故。1999年9月19日，伊夫陪同来诊。

刻诊：行走做事，并无眩晕，唯头脑着枕，觉床榻晃动，房舍旋转。翻动身躯，或起床瞬间，亦短暂晕眩。眩晕时耳中轰鸣，闭目片刻，恢复正常。伴动辄汗出，心悸，腰膝酸软，流泪目督，纳差乏味。舌淡苔薄白，舌体右斜，脉沉细。

诊毕乃问："汝若摇晃头脑，晕否？"曰："未曾摇过。"余曰："试摇之。"伊遂摇头。仅数秒，便晕眩欲仆矣。乃知起卧晕眩，系头部晃动之故。盖动则风生，风胜则动，眩晕即起。气血充盈者，邪不可干，虽频频晃脑，而不觉眩晕。患者年事已高，髓海已亏，稍事晃脑，眩晕起矣。故当补中益气，以充上气；滋补肝肾，以填髓海。用补中益气汤合杞菊地黄丸加减治之。

处方：黄芪30g，党参15g，柴胡10g，升麻12g，白术15g，当归15g，熟地黄20g，山茱萸15g，山药15g，茯苓15g，枸杞子15g，菊花12g，香附10g，炙甘草6g，川芎12g。2剂，水煎温服。

二诊（9月24日）：服上方2剂，起卧眩晕有减，活动汗出亦少，仍见腰膝酸软且冷。上方去川芎，加杜仲、补骨脂各15g，续进2剂。

10月16日，其孙女患病，张妪带之来诊，语余曰：眩晕已愈，腰膝酸软亦缓。

按：年逾六旬，气血已虚，故动辄汗出、心悸；肝肾不足，故腰膝酸软、流泪目督；且致"脑萎缩"，出现起卧眩晕。正所谓"上气不足，脑为之不满，耳为之苦鸣，头为之苦倾，目为之眩"（《灵枢·口问》）。故当益气升阳，滋补肝肾。方中人参、黄芪，大补中气；白术、山药、炙甘草，健脾而助参芪补益中气；柴胡、升麻，引清气上行；当归、熟地黄、山茱萸、山药、枸杞子，补血养阴，滋补肝肾；而枸杞子配菊花，又可明目收泪；香附、川芎，配合柴胡，为通气散，善治耳鸣。服后眩晕有减，而腰膝酸软且冷，是肾阳亦虚，故二诊方中加入杜仲、补骨脂，以增温肾助阳之力。服后腰膝酸冷亦缓。

六、呃逆二例

例一：胃寒呃逆

邓君功万，年三十五，住中和镇。

月余前，出现呃逆。此后频频发作，体稍不适，其病即发，声闻于邻。未几，胃脘亦痛。当地治疗，月余未效。1995 年 3 月 10 日，赴南充地区医院诊治，经检查为"充血性胃炎（胃窦为主）"，开回一周药量，服后呃逆、胃痛，均未减轻。转求某医，仍未好转。其兄功友，为一木匠，中和场头，开一作坊，制作家具出售。一日生病来诊，言及弟病，并询可有医法。余答曰：来诊便知。遂于 1995 年 3 月 22 日，带弟来校。

来诊时，呃声不断，声音洪亮，不能自已。并谓：月余来，因呃食减，夜不成寐，胃脘胀痛，温熨噫出，胀痛可缓，频频泛酸，口淡乏味。舌苔白厚，脉沉细而缓。此为寒呃。治当温胃散寒，降气止呃。用丁香散、旋覆代赭汤合丹参饮三方加减。

处方：丁香 10g，吴茱萸 6g，柿蒂 15g，赭石 30g，旋覆花 12g（包煎），党参 10g，半夏 15g，厚朴 15g，砂仁 10g，檀香 10g，丹参 15g，郁金 15g，杏仁 15g，甘草 6g，生姜 10g。2 剂，水煎温服。

二诊（3 月 26 日）：上方服后，呃发转缓，胃痛得止，吞酸亦少，惟腹部作胀，舌苔白腻，脉细缓。上方加减续进。

处方：丁香 10g，柿蒂 15g，吴茱萸 6g，半夏 15g，赭石 30g，旋覆花 12g（包煎），砂仁 10g，白豆蔻 8g，茯苓 15g，陈皮 15g，厚朴 15g，杏仁 15g，甘草 6g，枇杷叶 10g，生姜 10g。水煎温服。

服后呃止，胃痛亦瘥。

11 月 6 日呃逆复发，专来查找 3 月 26 日方，按方连服 2 剂，未再复发。

例二：脾肾虚寒

刘妇建华，年三十三，氮肥厂工人。1999年3月7日来诊。

呃逆2年，时剧时缓。初发较稀，近年频仍，恒数日一发，逾日方已。春节进餐，凉盘味辣，食即呃作。打针服药，月余不止。厂友引荐，来就余诊。

询知呃之将作，觉有气息，自脘上冲，呃声即出。听其呃声，沉闷无力。自谓饮以热汤，呃声减缓；受寒饮冷，或加班劳累，呃声不断。脘痞腹凉，四肢不温，腰膝酸软，口苦纳呆。近月呃发，日夜不息，夜难入眠。舌淡胖苔白润，脉沉缓无力。此脾肾虚寒，胃失通降，虚气上逆，而作呃逆。治宜温补脾肾，降逆止呃。方用丁香散合附子理中汤、旋覆代赭汤治之。

处方：丁香10g，柿蒂15g，附片10g（先煎），党参15g，白术15g，干姜15g，赭石20g，旋覆花10g，半夏15g，陈皮10g，吴茱萸6g，甘草6g。水煎温服。忌食生冷。

次日来诊，呃发已稀，守方3剂，顽呃即除。

按： 呃，古称哕，如《素问·宣明五气》曰："胃为气逆，为哕为恐。"《灵枢·口问》再释其病因："黄帝曰：人之哕者，何气使然？岐伯曰：谷入于胃，胃气上注于肺，今有故寒气与新谷气，俱还入于胃，新故相乱，真邪相攻，气并相逆，复出于胃，故为哕。"元代以前，犹将咳逆、哕、呃并称，如《丹溪心法·咳逆》曰："咳逆为病，古谓之哕，近谓之呃，乃胃寒所生，寒气逆，逆而呃上，此症最危。"

近代研究，呃逆乃胃气上逆，动膈而成。以胃与膈经脉相连，胃失和降，气逆动膈，上冲咽喉，而生呃逆。

邓君之呃，系由寒邪遏阻，胃失和降，气逆作呃。胃气不和，升降失调，故胃脘胀痛。温熨之后，寒减气畅，故噫出而胀痛均缓。寒湿中阻，胆汁逆流，故频频泛酸。口淡乏味，亦为寒湿之象。治当温胃散寒，降气止呃。方用丁香散加吴茱萸，温中散寒，降逆止呃；旋覆代赭汤，降逆消痰，和胃止呃；丹参饮并郁金，行气活血，以止胃痛；加厚朴下气除满，以减脘胀；肺主气，故加杏仁肃降肺气，肺气降则胃气亦降，呃逆可止矣。方药颇切病机，故服之即效。数月后，旧病复发，原方亦效。

刘妇病呃，两年不愈，呃声沉闷无力，遇寒加重，脘痞腹凉，四肢不温，腰膝酸软，口苦纳呆，舌淡胖苔白润，脉沉缓无力。当系脾肾虚寒，虚气上逆所致。故当温补脾肾，降逆止呃。方以丁香、柿蒂、吴茱萸，温中散寒，理气降逆；党参、白术、甘草、干姜、附片，益气健脾，温肾壮阳；赭石、旋覆花，半夏、陈皮，降逆化痰，和胃止呃。诸药协调，共收温补脾肾，降气止呃之效。

七、噎膈二例

例一：气郁痰阻（食管中段左前壁憩室）

刘妇永英，年四十有四，住华蓥市明月镇。1997 年 10 月 4 日来诊。

去年七月初旬，现进食梗滞，咽喉作胀，胸脘痞闷。于七月下旬，住岳池县医院治疗 1 周，吞咽顺利而出院。今秋过劳，旧病复发。8 月 15 日，再去岳池县医院，经食管 X 线钡餐造影检查示：食管中段第七胸椎平面，左前方有一直径约 1.5cm 的囊袋状影，边缘光滑，钡剂可顺利通过，食管壁柔软，扩张良好，考虑为"食管中段左前壁憩室"。遂开药回家医治，月余症状未缓。一日，闻王某，病类于己，经治获愈，乃亲诣其家，询得为余所愈，遂于 1997 年 10 月 4 日，来校求诊。

刻下：吞咽并不梗阻，但食物移至胸中，逗留不下，终日感觉胸中痞塞如堵，时有胸痛。嗳气频发，甚或噎出食物，口苦口臭。舌红苔淡黄腻，脉弦数。此气血郁结，痰热中阻所致。治当理气活血，清热化痰，降逆和胃。用越鞠丸合导痰汤加减。

处方：香附 15g，郁金 15g，川芎 15g，苍术 15g，黄连 15g，瓜蒌皮 15g，半夏 15g，茯苓 15g，枳壳 15g，陈皮 15g，射干 15g，桔梗 15g，赭石 24g，丹参 15g，浙贝母 15g（打碎），白芥子 15g，蜈蚣 2 条，甘草 6g，厚朴 15g。先试服 1 剂，水煎温服。忌食辛辣。

二诊（10 月 7 日）：上方服后，自觉胸廓宽舒，疼痛消失，胸脘痞塞大减，嗳气减少，偶有食物噎出。舌苔薄白而腻，脉转弦缓。心情始觉舒畅，治疗信心亦增，遂于上方稍作加减续进。

处方：香附 15g，郁金 15g，丹参 15g，半夏 15g，黄连 15g，瓜蒌皮

15g，桔梗 10g，枳壳 15g，陈皮 15g，浙贝母 15g（打碎），白芥子 15g，大蜈蚣 2 条，僵蚕 15g，乌梅 15g，射干 15g，甘草 6g。水煎温服。

10 月 17 日中和逢场，患者夫妇均去赶场，顺道来问："二诊方服完 5 剂，已无明显症状，可否停药？"余曰："为防复发，可再服几剂。"

2000 年春，刘妇带儿媳来诊，询伊旧病可曾复发。对曰："老师二诊方药，连服 10 剂，停药至今，未曾复发。"

按：中医并无"食管憩室"病名，然可据其脉症，辨证治疗。患者吞咽虽畅，然食至胸中，逗留不下，且觉痞塞如堵，兼有胸痛嗳气，甚或噫出食物，则食管必有阻滞。故当按中医噎膈辨治。噎膈之致，或情志不遂，气滞血瘀；或酗酒嗜辣，肠胃积热，灼津成痰；气血痰瘀，阻滞食管，以致食物受阻，难下胃脘。治宜理气活血，清化热痰。方中香附、郁金、枳壳、陈皮、厚朴，疏肝解郁，理气和胃；川芎、丹参活血祛瘀；半夏、茯苓、苍术，燥湿化痰；浙贝母、白芥子，化痰散结；黄连、瓜蒌皮、射干，清热解毒消痰，而黄连、瓜蒌皮合半夏又为小陷胸汤，清化热痰、宽胸散结；赭石降逆除嗳，下气消痰；蜈蚣性善走散，通经疏瘀，解痉散结；桔梗利咽祛痰，且引药直达胸中。二诊去苍术，加入僵蚕化痰散结，乌梅酸收化痰，二药同用，以促憩室消散。守方慢进，终获治愈。

例二：肝郁气滞

萧妇盛玉，年近三旬，住华蓥市阳和镇。

1 个月前现吞食梗滞，仅能小口进食，且需细嚼慢咽，方可顺利下咽，未甚介意。渐次病情加重，稀粥面糊，犹可咽下，干饭馒头，梗滞食管。若梗稍久，则胸背窜痛，需呕出食物，胸背方舒。遂致饮食渐减，日忧罹癌，自忖必死。1993 年 3 月下旬，娘家母亲陪同，去华蓥山矿务局医院，X 线钡餐造影检查示：食管未发现明显异常。伊心稍舒，然进食仍梗，每临餐桌，愁绪顿生。后经人介绍，乃于 4 月 1 日，母女来校。母述女病后，求余细心诊之。

余觇萧妇，形体消瘦，满脸忧色。询知：粥糊流质，吞咽顺利；干饭炒菜，梗阻难下。苟逢心情舒畅，吞咽顺畅；心情抑郁，粥羹亦梗。病重输液（抗生素类药物），可缓病情。食梗咽喉，他人拍背，或小啜汤水，皆能缓慢下咽；食若久梗咽中，则胸背窜痛，涕泪俱出，或噫或呃，或呕出食物，梗塞方解。舌淡红苔水黄，切脉弦缓。诊罢又问："近来可有烦心事否？"其母插言："两人动辄反目，争吵已属常事，前月暴吵后，即生此病。"乃知伊病，因夫妻不睦，起于肝郁。虽属噎膈，然噎膈古分五噎，即气噎、忧噎、食噎、劳噎、思噎（《诸病源候论·噎候》）。据其脉症，当属气噎、忧噎之列。实系肝郁不舒，气滞胸中，致津不化气而成痰，痰气互结，气上不下，食难下咽。治当疏肝理气，祛痰通噎。

处方：香附15g，郁金15g，檀香10g，陈皮15g，瓜蒌皮15g，半夏15g，黄连15g，吴茱萸6g，威灵仙15g，桔梗15g，射干15g，赭石24g，甘草6g，生姜10g。2剂，水煎温服。

并谓伊母："令爱之病，乃肝郁气滞所致，陪伴开导，解其心结，亦是良药。"伊母曰："余已将女接回家中。其父亦去婿家调和。"

二诊（4月7日）：吞咽仍梗，食停咽中，常致呃逆、噫气，并引胁胁胀痛，饮热即止。伴头昏心悸，夜卧多梦，倦怠易疲，心中焦虑，纳少乏味。舌淡苔薄白，脉弦缓。是胃脘有寒，酌加温降之品。

处方：丁香10g，柿蒂12g，赭石30g，旋覆花12g（包煎），吴茱萸6g，丹参15g，砂仁10g，郁金15g，半夏15g，厚朴15g，茯苓15g，苏梗15g，射干15g，南星15g，瓜蒌皮15g，黄连15g，枳壳15g，甘草6g，生姜10g。2剂，水煎温服。

三诊（4月21日）：2剂后，自觉疗效尚佳，又续4剂。刻下进食已畅，干稀食物，均可下咽，纳谷恢复，心情舒畅，呃逆、噫气均除。仅胃脘偶现隐痛，痛引背胁，头偶昏痛，时见心悸。患者意欲停药，伊母恐其复发，促伊来诊，并陪同至。舌苔淡黄中根稍厚，切脉浮缓。乃以二诊方加减再进。

处方：丹参15g，砂仁10g，檀香10g（后下），香附15g，郁金15g，厚朴15g，半夏15g，茯苓15g，苏梗15g，白豆蔻10g，瓜蒌皮15g，黄连15g，赭石30g，旋覆花12g（包煎），党参15g，甘草6g，大枣10g，苍术15g。3剂，水煎温服。

其后，萧母患病来诊，谓其女儿夫妇，已琴瑟调和，共挽鹿车矣。

按：患者素体虚弱，复因夫妻不睦，忧思悲患，气郁胸中。盖气郁则津滞，津滞则痰生，痰气相搏，阻塞胸中，食物难下。故当疏肝理气，祛痰通噎。方中香附、郁金、陈皮、檀香疏肝理气，开胃消痰；而檀香犹利胸膈，疗噎膈，"调上焦滞气在胸膈之间，大有奇功"（《罗氏会约医镜·卷十七·本草中》）；瓜蒌皮、半夏、黄连，三药同用，为小陷胸汤，清热化痰，宽胸散结；赭石、吴茱萸，降逆止噎，温中下气；威灵仙可消胸中痰涎之癖，"开胃气，治噎膈"（《滇南本草》）；桔梗为胸中之舟楫，载药上升，宣发肺气，与射干同用，消痰利咽；生姜辛窜，豁痰利窍；甘草调和诸药。二诊噎膈未减，且呃逆、嗳气频多，饮热汤即止，故于方中加入丁香、柿蒂、厚朴、砂仁，温胃降逆，开胃理气。服后寒消气畅，噎膈渐除。萧之父母，两边教谕，促使夫妻和睦，亦是良药。

八、大便艰难四例

例一：脾阳虚乏

周翁怀柱，年七十有三，住赛龙乡二村。

1988 年 8 月 4 日，赛龙逢场，余坐诊药店。临午，有周姓者进店，谓余曰："家父周怀柱，历年大便艰难，遍尝泻下汤药，苦无良效，欲请老师诊治，无奈家父双目失明，不能外出，烦请老师移趾寒舍，不知肯赏光否？"既知老翁失明，岂能托词不往，便允午后前往。

日晡抵其家，见翁果瞽，把扶出房，缓慢移步。切脉后，询其大便。曰："数日一行，并不燥结，如厕安凳，虚坐努责，每致头昏脑涨，方出些许软便。"伴口淡乏味，食少难化，腹部微胀，下肢浮肿，扪之不温。舌淡稍胖，苔白滑，脉沉弦缓。据其脉症，属脾阳不振，湿停气滞，传导无力所致。治当温阳健脾，利湿调气。方用苓桂术甘汤加味治之。

处方：桂枝 15g，茯苓 15g，生白术 60g，薏苡仁 30g，蚕沙 30g，草薢 15g，枳壳 15g，槟榔片 15g，炙甘草 6g。水煎温服。忌食生冷。

二诊（8 月 7 日）：午后再去翁家。翁喜而告之：两日均得更衣，解出较前为快，但仍费时；小便增多，脚肿消减，纳谷知味，饭量有增，腹胀缓解。苔转白腻，切脉弦缓。效不更方，稍作加减，再进 1 剂。

处方：桂枝 15g，白术 50g，茯苓 15g，薏苡仁 30g，杏仁 15g，槟榔片 15g，枳壳 15g，厚朴 15g，升麻 6g，炙甘草 6g。水煎温服。

此后大便均畅。患者遂将两方妥藏，每觉便滞，配服 1 剂，大便又畅，未再秘涩。多年后遇翁子，言周翁逾八旬而逝。

按：大便艰难并非便秘，便秘系大便日久不出，干燥坚硬，排出困难；而大便艰难则是大便数日一解，粪便艰难涩滞，但不燥结。周翁便难多年，恒以泻下通便，以致脾阳受伤，传导无力，大便滞涩难出；且翁脾阳受损，运化失职，不但饮食乏味，食少难化，且水湿内停，下肢浮肿。故当温健脾阳，利湿调气，方能通便消肿。方中重用白术伍炙甘草，健脾益气，崇土利水；配茯苓增健脾燥湿之力，兼桂枝温健脾阳，而有利水消肿之功；薏苡仁助白术健脾燥湿，且"利肠胃"（《名医别录》）；蚕沙除湿和胃，升清降浊；枳壳、槟榔片，行滞调气。服后虽连日更衣，仍需费时，故二诊加入杏仁，肃降肺气，盖肺与大肠互为表里，肺气降则大肠之气亦降；欲降胃气，当升脾气，故少佐升麻升之。诸药协同，共收温健脾阳、理气通便之效。

例二：气虚下陷

陈中祥，男，年甫八岁，渠河乡人。1992年2月12日，孩母带之来诊。

陈母代述：大便数日一行，便不结，腹不胀。如厕努挣，面红耳赤，屎如笔管，少如猫粪，便后肠脱寸余，手按方收。素易感冒，舌淡苔薄白，脉沉细缓。此脾肺气虚，传导乏力。治当补益脾肺，升阳通便。用补中益气汤加减。

处方：黄芪15g，党参10g，白术15g，当归10g，升麻6g，柴胡6g，枳壳10g，杏仁10g，白芍10g，甘草4g。2剂，水煎温服。

2剂后解便较快，嘱原方续进2剂，解便正常，便后更无脱肛之苦。

例三：湿阻气滞

刘生建国，年十八。1992年2月11日来诊。

自述频频登圊，后重难出，已有数月。便溏黏厕，脘腹痞满，食少难化，小腹时痛。伴乏力嗜睡，精神萎靡，口甜泛涎，溺少微黄。舌苔白厚，脉象沉缓。此湿浊内阻，气滞不行。治当燥湿运脾，理气通便。方用平胃散加味。

处方：苍术15g，厚朴15g，陈皮15g，槟榔片15g，蚕沙30g，木香15g，白术20g，茯苓15g，甘草6g，莱菔子15g。水煎温服。

1 剂病减；连进 3 剂，遂愈。

按：陈孩便难，兼见脱肛，且易感冒，显系气虚下陷所致。盖肺主气而司肃降，与大肠互为表里。脾为气血生化之源，而主运化，脾虚气乏，糟粕停滞肠道。肺气不降，大肠传导无力，故大便艰涩难行。治当补中益气，升陷通便。方用补中益气汤，健脾补气，升举气陷；加枳壳理气宽中，行滞消胀；杏仁肃降肺气，而利大肠传导；白芍调肝脾，止腹痛。此方服后，气虚得补，气陷得升，肺气肃降，大肠传导有力，糟粕下行不滞。

刘生症见便溏黏厕，脘痞食少，艰于消化，乏力嗜睡，口甜泛涎，舌苔白厚。属湿阻气滞，传导受阻。故应燥湿运脾，理气和胃。方中苍术、白术、茯苓，燥湿健脾，湿去则运化有权；湿阻气滞，故用厚朴、陈皮、槟榔片、木香，行气和胃，燥湿除满，且槟榔片兼除后重，木香犹快脾气；蚕沙，吴鞠通《温病条辨·下焦篇·宣清导浊汤》谓其"虽走浊道而清气独全，既能下走少腹之浊部，又能化浊湿而使之归清"，故用以升清降浊。诸药合用，湿去脾健，气机调畅，大便自然畅矣。

例四：肝郁气滞

黄芳，女，45 岁，住岳池县城。

大便艰难，已有数月，服药罔效。又赴南充、成渝等地医治，亦未好转。黄父中年逝于肠癌，因恐病如乃父，遂寝食不安，终日忧之。伊堂姐得知，即荐余诊。2008 年 7 月 4 日，遂来求治。

询知：窘迫后重，频频登圊，欲便不出，屡次虚蹲；或六七日可解稀粪少许，如此数月；大便不出，纳食减少，身倦乏力，睡眠欠佳。舌淡苔白，切脉弦缓。遂诊为中气不足，传导无力。用黄芪汤加减，益气健脾，理气通便。

处方：黄芪 30g，白术 30g，当归 15g，升麻 6g，枳壳 15g，厚朴 15g，杏仁 12g，炙甘草 6g，莱菔子 15g。水煎温服。

二诊（7 月 6 日）：上方服后，今晨得解大便，粪便细如笔杆，量如常人之半，解出较快，心情顿觉舒畅。遂嘱原方再进 1 剂。

三诊（7 月 8 日）：上方服后，两日又未大便。细询得知，肛门坠胀，如厕空坐，但有矢气，矢气之后，又无便意，旋又肛胀欲便，以致来回登圊，空坐无粪。每因大便不出，心情随即紧张，忧心忡忡，全身乏力，胸胁作胀。舌淡苔白，切脉沉细而弦。乃悟此非中气不足，实肝郁气滞所致。改疏肝理气、降气通便之法。用逍遥散加减。

处方：柴胡 15g，当归 15g，白芍 15g，白术 15g，香附 15g，郁金 15g，槟榔片 15g，木香 12g，枳壳 15g，甘草 6g。水煎温服。

四诊（7月11日）：上方1剂，连日大便，排便亦畅。仍恐反复，忧心未除，食后腹胀。细察舌象，舌淡苔白，根部稍腻，脉弦而缓。仍疏肝理气，略兼燥湿。上方去当归，白术易为苍术再进。

处方：柴胡 15g，白芍 15g，枳壳 15g，八月札 15g，香附 15g，郁金 15g，槟榔片 15g，木香 12g，苍术 15g，陈皮 15g，甘草 6g。水煎温服。

此方服后，谷食有增，未再腹胀。为防复发，又进1剂。此后大便一直正常。

按：此类便难，多因情志违和，郁愤忧思，肝失疏泄，郁结壅滞，气机不畅，升降失调，以致大肠传导紊乱，糟粕滞涩难下。初诊见便难食少，身倦乏力，诊为中气不足，传导无力，以黄芪、白术、炙甘草，补中益气，然服后亦得少量粪便排出者，以有枳朴理气行滞，杏萝降气通便之故耳。毕竟补益可致气壅，是以续服而无效。三诊细审，知其肛门坠胀，如厕空坐，但有矢气，矢气之后，又无便意，反复如此，且见胸胁作胀。乃知肝郁不疏，肠道气滞所致。改用疏肝理气，降气通便之法治之。方用逍遥散加香附、郁金，疏肝解郁，俾肝气畅达；槟榔片、木香、枳壳，行气宽中，下气通便。服后肠道气畅无阻，因得连日大便。四诊细察舌苔根腻，知兼湿邪，故去当归之温润，入苍术去白术，更利除湿健脾；加八月札，使肝郁更易疏解。如此肝郁得疏，湿除脾健，故愈不复发。

九、大便秘结二例

例一：气虚肠燥

魏妇碧勋，七七之龄，住中和。1991年5月1日来诊。

大便干结，数日一行，来诊时，已有数月。询知：终日肛胀欲便，频频登圊，久蹲努责，或出燥屎数粒，然已身软神疲矣；伴面色无华，耳鸣肉瞤，稍劳易疲，夜卧腹胀。舌淡苔白，脉沉细无力。此气虚肠燥，传导乏力所致。当益气健脾，润肠通便。用黄芪汤加味。

处方：黄芪 30g，白术 30g，当归 15g，麻仁 15g，陈皮 12g，升麻 12g，蜂蜜（兑服）。2 剂，水煎温服。

5 月 4 日来询："吾大便已畅，当何巩固？"余曰："续服补中益气丸数瓶，可免复发。"

按：魏妇便秘，系脾肺气虚，肠燥津少所致。盖气虚则传导无力，津少则燥屎不行，虽有便意，努挣难出；脾失健运，故夜卧腹胀；脾虚精微不化，则气虚血少，故面色无华、耳鸣肉瞤。治当益气润肠通便。方中重用黄芪、白术，益气健脾，且白术"复能缓脾生津"（《本草求真》），津生则肠燥得润矣，然需重用始效；当归、麻仁、蜂蜜，润肠通便；陈皮理气，以防壅滞。肛门终日坠胀欲便，有气虚下陷之势，故用升麻助黄芪升阳举陷。服后气虚得补，肠燥得润，传导复常，则大便畅矣。

例二：少阳里实

曾妪应菊，年甫六旬。1991 年 3 月 1 日来诊。

4 日未曾更衣，腹满胁胀，脘腹灼热，按之硬痛。伴头昏，身热夜汗，心烦欲呕，眠差，口苦微渴。舌苔黄而欠润，脉弦数。此少阳、阳明合病。治宜和解少阳，内泻热结。用大柴胡汤加减。

处方：柴胡 15g，半夏 12g，黄芩 12g，白芍 12g，厚朴 12g，枳壳 12g，大黄 12g（开水泡兑），连翘 12g，竹茹 10g，生姜 10g，甘草 6g。水煎温服。

二诊（3 月 2 日）：昨方服后，泻下数次，腹热、身热顿除，腹胁胀满亦消，尚见头昏、小腹阵痛。舌红苔白，脉象弦缓。

处方：柴胡 15g，白芍 15g，枳壳 15g，防风 12g，连翘 12g，天台乌药 12g，小茴香 10g，陈皮 12g，甘草 5g，生姜 3 片。水煎温服。

按：患者胁胀，心烦欲呕，口苦，为少阳病见症；腹部灼热，按之硬痛，4 日未更衣，为热结阳明。故用大柴胡汤，和解少阳，泻下阳明。方中柴胡疏少阳之表，黄芩清少阳之里，柴芩相伍，以除少阳之邪；大黄通腑泄热，厚朴、枳实，消胀除满，三药合用，为小承气汤，意在泻阳明热结；半夏和胃降逆，与竹茹、生姜同用，以止呕逆，竹茹兼能除烦；芍药缓急止痛，与大黄配合，以除腹中实痛；连翘散结清热；甘草调和诸药。服后泻下数次，热除胀消。二诊时尚见头昏、小腹阵痛，故改用四逆散加减善后。

十、便血二例

例一：中焦虚寒

林君才佑，天命之年，住华蓥市溪口镇。1987 年 11 月 30 日来诊。

便血宿恙，时发时止，已有多年。前日复发，每日数次，粪少血多，血色淡红。患者便血，夜多于昼，每见腹中切痛，肠中雷鸣，溏粪即出，继之以血。伴头晕目眩，面色萎黄，畏寒肢冷，心悸少寐，终日肛胀。舌淡苔薄白，脉沉而迟。是脾虚中寒，统摄无权。治当温中散寒，益气摄血。用黄土汤加减。

处方：黄芩 15g，焦白术 15g，阿胶 15g（烊化兑服），附片 15g（先煎），黄芪 30g，炮姜 15g，灶心土 60g（包煎），白芍 15g，当归 15g，甘草 6g。水煎温服。

二诊（12 月 17 日）：患者连服 5 剂，便血渐止，眩晕心悸亦除，夜寐已安。尚大便溏臭，解出不畅，纳谷乏味，四肢畏冷。舌淡苔水黄润，脉浮缓无力。辨属中焦虚寒，用附子理中丸加味治之。

处方：党参 15g，白术（炒）15g，干姜 15g，附片 12g（先煎），黄连 12g，木香 15g，砂仁 10g，炙甘草 6g。2 剂，水煎温服。

按：便血者，因热者固多，虚寒亦非少见，故张景岳《景岳全书·杂病谟·血证》云："亦有气虚夹寒，阴阳不相为守，营气虚散，血亦错行，所谓阳虚阴必走耳。"患者反复便血，多年不愈，且出血淡红，此脾胃虚寒，中气衰弱，脾不统血之故也。便血昼少夜多，兼畏寒肢冷，非唯脾虚，肾阳亦虚耳。因其频频便血，年久不愈，气血必亏，故见头晕目眩、面色萎黄、心悸少寐等症。脾虚气陷，故终日肛胀；脾虚水湿不运，故大便溏薄。舌淡苔薄白，脉沉迟，亦气血亏虚之象。故当温中散寒，益气摄血。方中灶心土温中止血，用为君药，徐灵胎谓其"煅火土之气……有益脾温土之功"（《徐大椿医书全集·药性气切用·卷之五》），因其性味平和，故宜重用；黄芪、白术、炙甘草，益气健脾，助灶心土培土统血之权，兼能升提下陷之气；炮姜、附片，温脾肾而散寒邪，炮姜兼能止血；阿胶滋阴，养血止血，并制姜、附燥热；当归、白芍养血和营，白芍与甘草合用且能止痛。诸药协同，共收温中健脾、益气摄血之效。二诊便血已止，脾虚中寒未除，故改用附子理中汤加味善后。

例二：脾虚失统

蒋君培茂，年甫五旬，中和氮肥厂职工。1992年2月24日来诊。

大便溏泄，日四五次，便后出血，色淡而暗，便后肛坠肠出，已有三月。求治数医，均告罔效。来诊时除上症外，尚见纳呆乏味，心中烦热，动辄汗出，极易感冒。舌淡苔白，中根偏厚，脉弦缓。此属远血，兼中气下陷。治宜温中止血，升阳举陷。用黄土汤合补中益气汤加减。

处方：灶心土60g（包煎），附片12g（先煎），阿胶15g（烊化兑服），白术15g，黄芩15g，炮姜15g，黄芪30g，党参15g，当归12g，陈皮10g，升麻10g，柴胡10g，甘草6g。2剂，水煎温服。

二诊（3月1日）：大便转为条形，便后出血减少。昨又感冒，头昏重胀，周身酸痛，自汗恶风，微兼咳嗽，纳差乏味。舌苔薄白腻，脉浮缓。改调和营卫，益气解表，兼以化湿。方以桂枝汤合补中益气汤加减。

处方：黄芪20g，升麻15g，柴胡15g，白术15g，党参15g，桂枝15g，白芍15g，白豆蔻10g，陈皮15g，南沙参15g，半夏15g，薏苡仁30g，秦艽15g，杏仁15g，当归15g，甘草6g。2剂，水煎温服。

三诊（3月7日）：未再便血，感冒亦瘥，湿去纳复。然午后肛门仍坠，时见心慌短气，动辄汗出，仍易感冒，夜难入寐。舌淡苔薄白，脉细缓。表邪虽解，气虚未复，二诊方加减续进。

处方：黄芪20g，党参15g，白术15g，柴胡15g，升麻15g，桔梗15g，桂枝15g，当归15g，附片15g（先煎），陈皮15g，白芍15g，甘草6g，大枣10g，小麦30g，生姜4片，首乌藤30g。2剂，水煎温服。

按： 蒋某便后出血，肠脱肛外，既属脾胃虚寒，又兼中气下陷，故温中止血与益气升陷并举。方中黄土汤温中止血，因其溏泄，故去生地黄，加炮姜之辛热，协灶心土止血止泻；补中益气汤，益气建中，升阳举陷。服后脾健中温，便血得止。二、三诊治其感冒，并扶正善后。

十一、吐血二例

例一：过食辛辣

蹇君开云，年三十六，伏龙人。1990年6月13日来诊。

患胃溃疡多年，终日胃痛，屡治难愈。去冬经重庆某医院，做胃大部切除术，胃痛即除，仅易饥易饱，日四五餐。半月前，突然呕血，势急颇危，即送某医院治疗。予服云南白药一瓶，静脉注射维生素 K_3，并输液，出血得止。出院数日，病又复发，改服中药，效仍不佳，十日间，吐血三次。前医技穷，荐就余诊。

观患者面色萎黄，微有浮肿。询其起因，乃道始末：半月前丈人寿诞，夫妇前往祝寿。丈母知婿嗜鱼，烹鱼盈盆，味鲜而辣，蹇术后食量本减，以鱼当饭，饱餐以归。当晚胃中燥热，饮冷解热。黎明胃中翻涌，呕出血来，初色鲜红，后为黑色块状，胃脘不痛，痞满不舒，肠鸣登圊，溏便如墨。伴头晕目眩，心悸不宁，胸紧如压，时咳稠痰，纳呆乏味。舌淡有齿印，苔黄腻，脉浮弦缓。此胃中寒热互结，兼有痰湿停滞。当止血消痞，化湿祛痰。用半夏泻心汤合小陷胸汤加减。

处方：半夏15g，黄芩15g，黄连15g，炮姜15g，党参15g，仙鹤草30g，当归15g，茯苓15g，瓜蒌皮15g，枳壳15g，白术15g，白豆蔻10g，广藿香15g，甘草6g。2剂，水煎温服。

二诊（6月15日）：上方2剂，吐血已止，便无黑粪，精神转佳，活动胸脘不再发紧，唯腹时胀，头微昏闷。舌淡胖苔薄白，脉缓无力。当培补中气，用香砂六君子汤加减。

处方：党参15g，白术15g，茯苓15g，陈皮15g，砂仁10g，木香10g，瓜蒌皮15g，枳壳15g，广藿香15g，当归15g，黄芩10g，川厚朴15g，甘草6g。3剂，水煎温服。

1个月后身体渐复，自后乃杜辛辣。

按：过食辛辣厚味，则胃中燥热。为解胃热，频饮冷水，致寒热交结，湿热内蕴。燥热过盛，则灼伤胃络，血溢胃中，或随胃气上逆，涌而吐血；或随肠气下行，肠鸣便黑。湿热内蕴，气滞不行，故胸紧脘痞，纳呆乏味，苔见黄腻。方中半夏辛温，散结除痞；炮姜辛热，既温中散寒，消痰祛湿，又温经止血；芩、连苦寒，清热燥湿，味苦主降，引湿浊下行。患者胃部手术，胃气已伤，故以党参、白术、茯苓、甘草，益气健脾，培补中焦；复以白豆蔻、藿香，芳化醒脾，以增食欲；仙鹤草收涩止血；当归补血和血，引血归经；瓜蒌皮清热涤痰，宽胸散结；枳壳理气行滞。诸药配伍，共收止血消痞、化湿开胃之效。吐血止后，再以香砂六君，培中善后。

例二：脾虚肝旺

谭君荣富，天命之年，临溪乡人。1991年3月21日来诊。

上月中旬迄今，每届子夜，恒吐血数口，血色鲜红。欲吐之际，胸中懊侬，泛恶干哕，随即血液涌出，并夹食物残渣，吐后安然入睡。白昼吐血，月仅三见，每次均为一口。伴见面黄肌瘦，脘胀纳差，艰于消化，大便溏薄，日二三次，头痛昏胀，白睛淡红，精神欠佳，易于疲乏，冬秋畏冷明显。舌淡苔薄白，脉沉弦缓，重按无力。此脾阳亏虚，肝升太过故也。宜温脾止血，清肝降气。治用黄土汤加减。

处方：灶心土60g（包煎），白术15g，黄芩15g，生地黄15g，阿胶15g（烊化兑服），附片15g（先煎），炮姜15g，当归15g，白芍15g，炒藕节15g，炒栀子15g，茜草15g，甘草6g。2剂，水煎温服。

二诊（3月24日）：吐血已止，胃脘隐痛，大便稀溏，便后肛灼，口苦。舌淡苔黄腻，脉沉细缓。此脾寒肠热。用连理汤加味。

处方：干姜15g，党参15g，白术15g，茯苓15g，川连15g，当归15g，白芍15g，枳壳15g，木香15g，甘草6g。2剂，水煎温服。

三诊（3月27日）：上方2剂，纳谷知味，食量有增。唯时见眩晕，腹胀，夜间口苦，大便溏热。舌淡白润，脉沉细缓。治当益气温中，健脾化湿。

处方：党参15g，干姜15g，焦白术15g，黄连10g，木香10g，砂仁10g，泽泻15g，大腹皮15g，当归15g，白芍15g，炙甘草6g。2剂，水煎温服。

四诊（4月1日）：头昏、腹胀均除，大便仍溏，纳可。上方去黄连，加薏苡仁30g。续进2剂，渐趋康复。

按：患者面黄肌瘦，脘胀纳差，艰于消化，大便溏薄，日二三次，精神欠佳，易于疲乏，冬秋畏冷明显，系脾虚阳弱之象。头昏胀痛，白睛淡红，又为肝升太过之征。盖气血周流，子丑二时，流经肝胆，是时肝气偏旺，升多降少。古人云："气有余便是火。"升腾太过，化火灼胃，络脉受伤，血出壅胃，懊侬泛恶，旋即吐出。吐血数口，升腾之气，得以消减，故可安然入睡，此殆子夜吐血之缘故耳。治当温脾止血，清肝降气。方中黄土汤温阳健脾，养血止血；加入当归、白芍与生地黄，养血滋肝，涵养肝气，不令过升；栀子、黄芩清肝凉胆，苦降肝胆之气，并制姜、附燥热；藕节、茜草，止血而兼行瘀。故能二剂血止，后以益气温中、健脾化湿为主，随症加减，扶脾善后。

十二、奔豚二例

例一：肝气上逆

邹君义柏，年三十七，赛龙人氏。1990 年 2 月 16 日初诊。

自述小腹频频气窜，上下攻冲，腰腹胀痛，腹中雷鸣。须臾，气冲胸咽，腰腹胀痛缓解，而头胸胀闷作矣。兼见心悸不宁，嗳气连连，待呕出涎水数口，上气遂降，诸症平息。或数日一发，或日发二三，并无定数，平素食少难化。舌苔薄白，脉弦长。诊毕曰：此奔豚也。乃心阳不足，下焦寒水上逆，阳不制阴所致。用桂枝加桂汤治之。

处方：桂枝 15g，白芍 15g，肉桂 12g，炙甘草 8g，大枣 10g，灶心土 60g（包煎），生姜 15g。2 剂，水煎温服。

二诊（2 月 19 日）：上方服后，仍不时发病，肠鸣气上撞胸，牵引腰背肋胁作胀，下气上逆，头痛立作，时而气降，头痛即止。伴纳谷不香，口苦咽干，脉弦稍数。细察之，舌淡红，苔薄白欠润。又叩起因，乃告曰："三年前，家实清贫，每因小事，与内子交谛。彼愤而出走，一去不返，且无音讯，后闻已去广东。去年南下寻觅，数月无果，悒悒而返，遂患斯疾。"乃知其病，系肝郁不舒，化火上逆所致。非心阳虚馁，肾水上逆之奔豚也。遂改用奔豚汤加香附、郁金，疏肝解郁，以观进止。

处方：当归 15g，川芎 15g，半夏 15g，黄芩 15g，葛根 30g，白芍

15g，甘草 10g，生姜 10g，香附 15g，郁金 15g，李树根皮 30g。水煎温服。

初服 1 剂，奔豚即止，为防复发，嘱续 1 剂。年余后，胃痛来诊，询其前病，曰：未再发病，并告妻归。

按： 奔豚一病，仲景《伤寒论》《金匮要略》并有论述。《伤寒论》有"发汗后，其人脐下悸者，欲作奔豚"之苓桂甘枣汤证（65 条）；有"烧针令其汗，针处被寒"，引发奔豚之桂枝加桂汤证（117 条）。此皆汗不得法，心阳受损，肾气上逆之故。《金匮要略》论奔豚之因，以"从惊发得之"，则又关情志矣。患者妻室打工失联，寻觅无果，遂致郁郁寡欢，渐致肝气郁结，逆而上冲，发为奔豚，出现头胀胸闷、心悸不宁、噫气连连等症。待吐涎数口，逆气下降，诸症方息。腹者，脾土之地也，肝木乘脾，故腹痛、纳呆、难化；气滞不畅，故腰腹胀痛、腹中雷鸣。肝郁化热，故口苦咽干。初诊未曾细询病因，套用桂枝加桂汤，意欲平冲降逆，温肾散寒，然方证不符，是以无效。二诊时询得致病之因，诊为肝气上逆所致，遂改用奔豚汤加香附、郁金投之。方中李根白皮，清肝热，降逆气，止奔豚；葛根、黄芩，清热生津；当归、白芍、川芎，养血调肝，益肝体，制肝用；半夏、生姜，降逆止呕；香附、郁金，疏肝解郁；甘草调和诸药，且能益气和中，与白芍相伍，又能缓急止痛。全方具调理肝脾、疏肝清热、降逆止痛之效，故一剂即止。

例二：寒水上逆

段君叔辉，年甫花甲，中和人也。1993 年 2 月 22 日来诊。

落座便谓："吾得怪病，求治数医，皆未识得，昨得友人之荐，专来请诊。"余问："何怪之有？"曰："每临午夜，小腹筑筑跳动，随即腰胀，稍间气窜心下，腰胀缓解，胸脘又胀，且见心烦。需坐捶胸膺，得噫气连声，诸症始缓。须臾复作，黎明方已。频频起卧，不得安枕。白昼无恙，最恐夜半。"又询他症，则有背部冷痛，纳差乏味。舌苔薄白，脉沉而弦。诊毕，谓曰："君所患者，奔豚也。古医书早有记载，非为怪病。前医不识者，或读书未逮耳。"彼问："何谓奔豚？"余略为陈之。据其夜半小腹筑筑悸动，虽气窜心下，然捶胸噫后，气即消散，是为欲作奔豚。又据小腹悸动定时，且兼腰胀，又系下焦气滞。先按欲作奔豚，兼下焦气滞治之。用苓桂甘枣汤温阳利水，平冲降逆，合四逆散理气解郁。

处方：茯苓 30g，桂枝 15g，炙甘草 8g，大枣 12g，柴胡 15g，枳壳 15g，白芍 15g，天台乌药 15g。扬甘澜水煎药，取汁候温服之。

二诊（2月23日）：昨方服后，午夜虽仍发病，但次数减少，心烦亦轻，稍能安枕，纳谷稍增，饮食有味，背冷除，尚隐痛。舌苔薄黄，脉弦长。上方加减续进。

处方：茯苓 30g，桂枝 15g，炙甘草 8g，大枣 12g，柴胡 15g，小茴香 15g，天台乌药 15g，狗脊 15g，生姜 10g。扬甘澜水煎药，取汁候温服之。

三诊（2月28日）：上方服后，当晚悸动即止，停药3日，又现悸动，然气窜仅在脐周，兼及腰尻、前阴胀痛，唯饮食尚可，精神尚佳。舌淡苔薄白，脉弦缓。前方合桂枝加桂汤，加减投之。

处方：茯苓 30g，桂枝 15g，肉桂 10g，白芍 15g，柴胡 15g，大枣 15g，荔枝核 15g，橘核 15g，小茴香 15g，天台乌药 15g，炙甘草 6g。2剂，扬甘澜水煎药，取汁候温服之。

服后即愈。

按：时贤谭日强先生《金匮要略浅述》谓："奔豚气病，有肝气奔豚与肾气奔豚之分，而肾气奔豚，又有寒气上冲与水气上冲之别。其治疗：如肝气上逆，冲胸腹痛，兼见往来寒热的，用奔豚汤和肝降逆；如汗后阳虚，水气上冲，脐下悸，欲作奔豚的，用茯苓桂枝甘草大枣汤，利水通阳，以防其发作；如汗后针处被寒，核起而赤，寒气上冲，气从少腹上至心，已发奔豚的则灸其核上各一壮，内服桂枝加桂汤，温阳散寒，以控制其发作。"颇能提纲挈领，要言不烦。或问患者奔豚，何夜半发作？盖夜半阴盛阳微，寒为阴邪，肆虐无制，故彼时发病。初诊按下焦水气上冲，欲作奔豚治之，用苓桂甘枣汤，温阳利水，气滞而合四逆散并天台乌药，服后虽效，旋又复发。故三诊改用苓桂甘枣汤合桂枝加桂汤，再加理气散寒之品治之，服后未再复发，是寒气与水气兼而上冲也。

十三、心悸三例

例一：水饮凌心

付翁仁和，素患胃痛、噫气、泛酸、便溏等症，1990年1月为余所愈，乃求余再治令内心悸之病，并谓："内人心跳不宁多年，四处求医，服药十余年矣，至今不愈。"余曰："可来诊视。"

1990年2月17日，付夫妻至，翁妻戴联秀，年七十三矣。形矮体瘦，发白如霜，面色无华，皱纹满布。询其症，妪曰："心中跳动，时剧时缓，服药已多，或暂效，或不效，近年来病益重矣。"余问："可带来前医药方？"付翁遂出药方一叠。观之，或用归脾汤，益气补血，健脾养心；或用炙甘草汤，益气滋阴，通阳复脉；亦有用十全、八珍者，均从虚论治。细询之，悸动常在心下，秋冬频发，劳则加剧。并短气胸闷，咳吐稀痰，纳呆泛恶，渴不欲饮，背寒脚冷，踝下浮肿。舌胖淡苔白腻，脉沉细滑。综合脉症，当系心阳亏虚，水饮凌心所致。宜温化水饮，宁心安神。用苓桂术甘汤合二陈汤加味。

处方：茯苓30g，桂枝15g，白术15g，远志10g，半夏15g，陈皮15g，葶苈子15g，制南星15g，车前子10g（包煎），炙甘草6g，生姜15g。2剂，水煎温服。

二诊（2月21日）：上方服后，小便增多，心悸缓解，肿消脚温，脉转沉缓。仍动辄气喘心累，纳谷未复，目视昏花。舌淡苔白薄腻。上方加党参、五味子续进。

处方：茯苓20g，白术15g，桂枝15g，北五味子10g，法半夏15g，远志10g，砂仁10g，陈皮15g，党参15g，炙甘草6g。2剂，水煎温服。

按：王肯堂《证治准绳》云："心悸之由，不越二种：一者虚也，二者饮也。气虚者，由阳气内虚，心下空虚，火气内动而为悸也。血虚者亦然。其停饮者，由水停心下，心为火而恶水，水既内停，心不自安，故为悸也。"戴妪心下悸动，秋冬频发，而兼纳呆泛恶，渴不欲饮，背寒脚冷，踝下浮肿，舌淡胖苔白腻，显系水饮内停，故前医补而不效。余用苓桂术甘汤，温化水饮，健脾宁心，合二陈、南星，燥湿化痰，理气和中；加远志宁心安神，且能祛痰；葶苈子宣壅祛痰，助车前子利水消肿。方药服后，饮去阳通，心悸缓解，背暖脚温，踝肿消散。仅动辄气喘心累、纳差，故加入党参，组成六君子汤，燥湿化痰而兼益气健脾；北五味子既宁心安神，又补肾纳气；砂仁、陈皮，开胃进食。化源既充，气血亦足，心悸自可除矣。

例二：心虚胆怯

苟妇丙芬，年四十五，渠河乡人。1991 年 2 月 5 日来诊。

2 年前，山坡劳作，不慎跌沟，恰遇蛇过，惊恐失色，身颤脚软，匍匐良久，方得站立。自是心悸不已，继又腹胀胸闷，服药迄今，殊无起色，邻人相荐，来就余诊。

切脉沉细无力，时有结象，唇舌无华，苔薄白。观其面黄肌瘦，发枯不荣。询之，备告致病之因。近则心悸气短，惶恐不安，骤闻声响，心悸加剧。夜难入寐，或浅睡多梦，且易惊醒。伴胸闷不舒，脘胀纳呆，疲乏身困，大便初硬后溏，尿短淡黄。此心神不宁，心血亏虚所致。治宜补血养心，安神定悸。用归脾汤合桂甘龙牡汤加减。

处方：当归 15g，黄芪 30g，党参 15g，白术 15g，茯苓 20g，木香 15g，远志 10g，炒酸枣仁 15g，桂枝 15g，生龙牡各 30g，瓜蒌皮 15g，枳壳 15g，炙甘草 6g，龙眼肉 12g，首乌藤 20g，朱砂 6g（研细末，分次兑服）。2 剂，水煎温服。

2 月 10 日来告：心悸稍宁，恐惧消除，纳谷有增，夜可入睡两三小时，胸廓已舒。唇舌淡红，脉仍沉细。方已中的，不必更方。前方去瓜蒌皮、枳壳、朱砂，加楂曲各 10g，续进，并守此方。至 3 月初，服药凡 12 剂，诸症悉除，体渐向安。

按： 凡胆怯之人，气血素亏，突遇惊恐，心动神摇，不能自主，而致心悸。《素问·举痛论》曰："惊则心无所倚，神无所归，虑无所定，故气乱矣。"患者病因，即如是也。其心悸气短，闻响心悸加剧，为心气不足；面黄肌瘦，发枯不荣，脉沉细，为血虚不荣；惶恐不安，夜难入睡，或短睡多梦而易惊醒，为心虚胆怯。如《杂病源流犀烛》所云："心胆俱怯，触事易惊，梦多不详，虚烦不寐。"疲乏身困，胸闷不舒，脘胀纳呆，为脾虚气滞。故宜益气补血，养心止悸。方中党参、黄芪、白术、炙甘草，补脾益气，以培生化之源；当归、龙眼肉，补血养心；茯神、远志、炒酸枣仁、首乌藤，宁心安神，助眠止悸；木香、枳壳，理气消胀；桂枝入心助阳；龙骨、牡蛎、朱砂，安神镇惊；瓜蒌皮宽胸散结。全方共收益气补血、养心安神之效。

例三：阴阳亏虚

陈君，女，年甫三旬，住临溪。

年二旬，适刘某。彼时计划生育，轰轰烈烈。陈婚后4年，连生两女，本已超生。然刘家三代单传，生女难续香火。夫妻商议，必得男丁，方息生育。数年后，陈又珠孕，恐犹孕女，乃求人外地B超检测，确为男胎。夫妇初闻大喜，旋又愁肠百结，左思右想，实无良法逃过"计生"。乃告父母，父母得知，亦先喜后忧。经反复商议，决定外出生育。父母逢人宣称：家中拮据，入不敷出，让陈君夫妻，外出打工，以解家困。时陈君孕腹未显，出门打工，众皆不疑。数月后，陈在广东，果得男婴。然临盆失血过多，产后营养不济，又哺婴儿，身体渐弱。1989年秋收回家，经多方调补，体虚稍复，而心悸不愈。1989年11月20日，来求余诊。

见其形体消瘦，面色少华。询得心悸短气，腿软乏力，失眠多梦，畏寒肢冷。舌淡无苔，切脉沉细无力，时有结象。此阳虚不能宣通脉气，阴虚不能营养心血。用复脉汤加减治之。

处方：炙甘草15g，桂枝15g，麦冬15g，党参15g，生地黄15g，阿胶15g（黄酒蒸化兑服），大枣12g，芝麻30g，远志10g，北五味子10g，茯神15g，首乌藤30g，生姜10g。以水酒各半，煎药温服。

3剂后，诸症减轻，脉率正常。再进3剂，心悸消失。饮食调养，体渐康复。

按：患者生产失血过多，营养不济，且哺婴儿，以致气血阴阳俱亏，阴血不足以养神，阳气不足以温心，故心悸短气、畏寒肢冷；阴血虚，则脉道不充，阳气亏，则脉动难续，故脉沉细无力，且有结象；心血既虚，神不归舍，则致失眠多梦。故宜滋阴养血，益气温阳。方中炙甘草养胃益气，以资气血之源，党参益气助之；生地黄、麦冬、阿胶、芝麻，养阴补血，使脉道充盈；桂枝温通心阳；生姜既助桂枝通阳，又配大枣调和营卫；五味子、茯神、首乌藤，养心安神，而治失眠。水酒合煎，药力捷行脉道，起效迅速。服后气血渐充，阴阳调和，则心悸渐宁，脉复正常。以其年方三旬，故仅六剂，心悸即愈。

十四、黄疸五例

例一：湿热发黄

林妪彩霞，年五十有六。其夫赵翁，年已花甲。膝下一女，赘婿同住。婚后数年，婿女南下，打工求财，留下外孙，二老带养。女婿勤俭，至 1991 年夏，积蓄已丰，乃回家改建旧房。翁妪张罗家务，日不暇给。新房始竣，赵翁病矣，身目发黄，倦怠乏力，茶饭不思。女婿颇孝，急送医院，近月方愈。经建房、翁病，囊资已罄。女儿女婿，再次外出。未几，林妪又病，症如其夫。赵翁欲送医院，然家无闲资，且建房积债已多，女儿出门未久，谅无积蓄，遂未知会。乃招村医，连日服药输液，病未得减。转求中医，仍无起色。邻人得知，荐就余诊，乃于 10 月 14 日，翁偕妪至。

观妪面目深黄，身肤亦然，坐欲倚墙，精神不振。询其小便短黄，头脑昏涨，脘胁胀痛，痛甚右胁起核，痛缓核消，揭衣视之，核大如杯，按之顽硬。伴倦怠乏力，不思饮食，时而恶心干哕，口苦口腻，口渴饮少，大便二三日一行，虽不干结，解出不畅。舌红苔黄而腻，脉象弦滑。此为黄疸，其色鲜明，当属阳黄。系湿热蕴伏中焦，胆液不循常道，溢于肌肤所致。治当清热化湿，利胆退黄。用茵陈蒿汤合四逆散，并加入理气芳化之品。

处方：茵陈 30g，栀子 15g，大黄 12g（后下），板蓝根 15g，柴胡 15g，枳壳 15g，白芍 15g，白豆蔻 10g，薏苡仁 30g，陈皮 15g，郁金 15g，香附 15g，丹参 15g，甘草 6g，金钱草 30g。2 剂，水煎温服。嘱忌油腻、甜食。

二诊（10 月 17 日）：上方 2 剂，面目黄色转淡，头昏消除，脘胁胀痛缓解，口苦泛恶亦除，大便已畅，每日 1 次，小便增多，色转淡黄，唯纳谷仍差。苔转薄白，脉弦稍数。上方加减续进。

处方：茵陈 30g，栀子 15g，大黄 12g（后下），丹参 15g，枳壳 15g，柴胡 15g，白芍 15g，青皮 15g，砂仁 10g，薏苡仁 30g，楂曲各 20g，香附 15g，金钱草 30g，甘草 6g。2 剂，水煎温服。

三诊（10月21日）：面目淡黄，脘胁痛除，季胁微胀，纳谷未复，活动易疲。舌苔薄白，脉浮缓。改为健脾开胃，兼除余邪。用香砂六君子汤加减。

处方：党参15g，白术15g，茯苓15g，陈皮15g，楂曲各20g，茵陈30g，丹参15g，谷麦芽各15g，木香10g，砂仁10g，柴胡15g，白芍15g，甘草6g。2剂，水煎温服。

饮食调理，近月康复。

按：年老体弱，建房劳累，餐不按时，饥饱失常，脾胃受损，运化失健，湿邪内生；且旧房拆除，搭棚而居，雾露地湿，日夜侵袭。湿邪郁而化热，熏蒸肝胆，胆汁外溢，浸淫肌肤，下注膀胱，故身、目、小便悉黄；湿热中阻，故倦怠乏力、不思饮食、渴不多饮；湿热犯胃，则恶心干哕、口苦口腻；湿阻气滞，则脘胁胀痛、大便不畅。此皆湿热为患，故当清热化湿，利胆退黄。方用茵陈、栀子、大黄，清热利湿退黄，为方中主药；而以板蓝根、金钱草清热解毒，利湿退黄为佐；白豆蔻、陈皮、薏苡仁，芳化利湿，醒脾开胃；柴胡、枳壳、白芍、郁金、香附，疏肝解郁，理气止痛；甘草调和诸药。黄疸既致气滞，亦致血瘀，故方中加入丹参，协大黄活血化瘀，气血既畅，黄退亦速。二诊后黄退殆尽，而纳谷未复，微有气滞，改用香砂六君子汤加减，益气健脾，行气化滞，以收全功。

例二：寒湿发黄

刘翁居才，年七十有六。

翁妻早亡，子媳长孙，皆外出务工，独与小孙世平，守护家园。1996年秋后，现身目泛黄，脚软无力。初延赤医，予服西药，后又汤药迭进，逾月不瘥。1996年9月10日，其孙世平，搀扶来诊。

观翁形销骨立，精神萎靡，面目肌肤，黄如烟熏。询得身痛乏力，纳呆厌油，腹胁作胀，大便稀溏，日二三次，小便短赤，咳嗽气喘，痰稠而白，畏寒肢冷。舌淡苔白厚腻，脉沉弦而迟。诊脉毕，翁便侧卧长椅，谓余曰："腿软行来，身困难支，欲在老师处平躺片时。"余曰："老翁但躺无妨。"并叫内子，找来薄被盖身。据其脉症，诊为阴黄。乃中阳不振，寒湿中阻所致。治当健脾和胃，温化寒湿。用茵陈胃苓汤加味。

处方：茵陈30g，桂枝15g，白术15g，茯苓15g，猪苓12g，泽泻

20g，苍术15g，厚朴12g，陈皮12g，附片12g（先煎），法半夏15g，杏仁15g，楂曲各20g，甘草5g。2剂，水煎温服，每日1剂。并忌油腻、生冷。

半小时后，翁起，其孙搀扶以归。

二诊（9月13日）：天刚黎明，其孙来校，谓余曰："祖父昨夜感冒，高热身痛，卧不起矣。烦老师移步寒舍诊病。"因上午有课，随驰刘家，早去早归。其孙引入卧室，见刘翁重被覆盖，犹瑟瑟畏寒。细察面目肌肤，黄色转淡。扪之，头身灼热，量其体温，达38.5℃。舌苔白厚，切脉浮数。询知头痛身楚，微嗽痰少，口苦不渴，脘胀纳呆。大便仍稀，日仅一次，小便淡黄。旧病未去，又感新邪，为外寒束表，寒湿内阻之证。治当解表祛湿。方用柴平煎加茵、陈、羌、防。

处方：柴胡18g，半夏15g，黄芩15g，南沙参15g，羌活15g，茵陈30g，防风15g，苍术15g，陈皮15g，厚朴15g，甘草6g。水煎温服。嘱取微汗，谨避风冷，严禁油腻。

感冒愈后，咳止喘平，身温黄淡，尚见乏力纳呆、大便稀溏等症。遂按一诊方去附片、杏仁，加南沙参、砂仁，益气健脾，开胃进食。连进3剂，病渐痊愈。

按：仲景《伤寒论》259条云："伤寒发汗已，身目为黄，所以然者，以寒湿在里不解故也。以为不可下也，于寒湿中求之。"刘翁见症，便是寒湿在里不解之故。盖寒湿中阻，阳气不宣，胆汁外泄，故见面目肌肤，黄如烟熏；湿困脾胃，故纳呆厌油、大便稀溏；湿阻气滞，故腹胁作胀；寒湿伤及阳气，气血不足，故畏寒肢冷、精神不振；至于舌淡苔白厚腻，系阳虚湿浊不化所致。方中茵陈、附片同用，温化寒湿而退阴黄；五苓散化气利水，而祛湿外出；平胃散配楂、曲，燥湿运脾，和中行气；二陈汤合杏、朴，燥湿化痰，止咳平喘。感冒愈后，黄淡身温，咳止喘平，唯乏力纳呆、大便稀溏，是脾湿未尽，胃口未开之故。因去附片、半夏、杏仁，加南沙参、砂仁，而含六君之意，健脾开胃，以扶正气。

例三：寒湿发黄

江辉，男，年甫三十，临溪人。

累年南方打工，1998年6月，忽染黄疸，初未介意，且惜钱吝医，面目身黄日显。工友深恐传染，促其医治，乃断续求医，迁延治疗，以致身黄加重，精神日减。工友见此，力求厂方，辞其工职。厂方亦畏病魔相染，遂于国庆前日，劝其回家医治。

彼回家后，服药多剂，效仍不显。乃于 10 月 26 日，去岳池防疫站检查，诊为"肝实质弥漫性病变"。开药回家，药尽身黄如故，因以为忧。

江有姑父卿某，2 年前患黄疸型肝炎，为余所愈。闻侄病症，与己当年颇类，乃于 1998 年 11 月 20 日专去侄家，引之来诊。

患者形体消瘦，精神萎靡，身目发黄，色泽晦暗，皮肤干燥，语声轻微。询得身倦乏力，嗜卧喜躺，然卧不能左，仅能右向；腹痛肠鸣，痛甚则泻，日夜多次，粪便稀溏，完谷不化，小便短赤；渴欲热饮，且喜沸水，温水入口即吐；纳呆食少，时有泛恶，失眠多梦。舌淡苔白，舌下青筋明显，脉弦细而数，重按无力。此乃阴黄，系脾阳不振，寒湿中阻，且有瘀滞。故当温阳化湿，兼调肝脾。用茵陈术附汤合痛泻要方加减。

处方：白术 20g，附片 15g（先煎），干姜 15g，茵陈 30g，白芍 20g，防风 15g，陈皮 15g，楂曲各 20g，茯苓 15g，丹参 15g，炙甘草 6g。2 剂，水煎温服。忌油腻、生冷。

二诊（11 月 23 日）：上方 2 剂，温水入口，已不作呕，腹痛已止，大便转条，日仅 2 次，纳谷稍增，肤黄转淡。卧仍右侧，入眠困难，且易惊醒。舌苔薄白，脉细弦。前方去白芍、防风，加入砂仁，化湿开胃；并入酸枣仁、首乌藤，养心安眠。

处方：茵陈 30g，白术 15g，附片 15g（先煎），茯苓 15g，砂仁 10g，陈皮 15g，干姜 15g，陈皮 15g，炒酸枣仁 15g，丹参 15g，楂曲各 20g，炙甘草 6g，首乌藤 20g。2 剂，水煎温服。

此后，上方稍作加减，连进 5 剂，黄退纳增，诸症渐除。再以香砂六君子汤加减，调养脾胃。至次年春节，康复如昔。农历二月，又进厂矣。

按： 阴黄之致，多因素体脾虚，劳累过度；或酒食不节，损伤脾胃，致使中阳受损，运化失常，湿自内生，且从寒化，胆汁为之所阻，渍脾溢肤，发为阴黄。以其中阳不振，故精神萎靡、黄色晦暗、言语轻微、身倦喜卧、纳呆食少；内寒较重，故喜热饮；肝脾不调，故腹痛登圊、大便稀溏；舌下青筋明显，系寒湿内阻，气滞血瘀之故。弦为肝脉，细主气血不足，数而无力，非为虚热，乃虚寒脉象。《四诊抉微》云："数按不鼓，虚寒相搏。"故治当温化寒湿，兼调肝脾。方用茵陈、附片，温寒化湿退黄；

白术、干姜、茯苓、炙甘草，益气温中，健脾燥湿；白芍养血柔肝，陈皮理气和胃，防风疏肝和脾，此三味与白术，共调肝脾，而止痛泻；活血能促黄退，故加入丹参。二诊时痛泻已止，夜难入寐，胃纳未复。故去痛泻要方，而加酸枣仁、首乌藤，养心安眠；并加入砂仁，化湿开胃。黄疸退后，再以香砂六君子汤进退，益气健脾，扶正收功。

患者缘何弗能左卧？或与"肝实质弥漫性病变"相关，有待细究。

例四：虚黄

邓绍永，年甫五旬，中和人氏。为人勤劳，生活俭朴。子女凡四，均上中学。椿萱虽在，悉已耄耋，且多病痛。故凡春种秋收，挑出担进，悉由邓夫妇任之。起早贪黑，已属常事，虽天命之年，却发斑颜苍，胼手胝足矣。其家居邻华蓥山，为四川盆地东沿，山中盛产煤炭石灰。为求经济宽裕，邓常独自午后上山，挑煤夜行。次晨中和贩卖，赚取力钱，贴补家用。常年劳累，饥饱失宜，脾胃受伤。初则纳谷不香，大便溏薄；渐次身体消瘦，四肢乏力。两年间经十余医手，或指为黄疸，或定为劳伤，方药杂投，病未稍减。后经友人介绍，乃于1991年9月24日，来就余诊。

见其形体消瘦，面目微浮，皮肤淡黄，萎皱无泽。细觇双目，并不发黄。再询小便清长，伴倦怠乏力，动辄短气晕眩，心悸耳鸣。平时少寐易醒，纳少便溏，阴天畏冷，下肢为甚。舌胖苔薄白，切脉虚细无力。此非黄疸，实为虚黄。乃脾土虚弱，气血衰少所致。治当调理脾胃，益气补血。以人参养荣汤加减。

处方：黄芪30g，党参15g，白术15g，茯苓15g，当归15g，白芍15g，远志10g，附片15g（先煎），薏苡仁30g，陈皮15g，大枣10g，炙甘草6g，仙鹤草30g。3剂，水煎温服。

二诊（10月1日）：上方3剂，精神有振，行走已觉有力，并能下地锄禾，皮肤仍见萎黄。舌淡胖，苔白根部稍厚，脉沉细缓。上方加减续进。

处方：党参15g，黄芪30g，焦白术15g，附片15g（先煎），薏苡仁30g，当归15g，白芍15g，陈皮15g，桂枝15g，茵陈30g，炙甘草6g，仙鹤草30g。2剂，水煎温服。

三诊（10月7日）：停药2天，劳动又见心悸，皮肤仍萎黄无华，但身已不软，行走有力，小便淡黄，舌胖淡苔水黄，脉细缓。

处方：黄芪30g，党参15g，白术15g，茯苓20g，炙甘草8g，附片15g（先煎），桂枝15g，当归15g，白芍15g，远志10g，陈皮15g，仙鹤草30g，炙甘草6g。2剂，水煎温服。

后按三诊方加减，计五诊，服药凡12剂，皮肤黄退，心悸等症亦瘥。春节见之，气色已佳，并谓余曰：已能胜任担抬重活矣。

按：患者勤而少歇，白昼劳累，犹屡次黉夜挑煤，忍饥达旦，劳累过度，饥饱失宜，脾胃受损，水谷难化精微，气血生化匮乏。内不能营养脏腑，而见倦怠乏力、短气晕眩、心悸耳鸣、少寐易醒、纳少便溏；外不能滋荣皮肤，则皮肤萎黄。故用人参养荣汤加减，调理脾胃，益气补血。方中党参、黄芪、白术、炙甘草、薏苡仁，益气补中，健脾渗湿；当归、白芍养血和营；附片温暖脾肾，与参、芪同用，壮阳补气；远志宁心安神；陈皮理气和胃；仙鹤草，又称脱力草，除止血止痢外，尚可益气补虚。我地民间，用治黄肿病（即虚黄），故入方中。后守此方，稍作加减，渐臻康复。

例五：术后发黄

胡翁文富，年甫七旬，住渠河乡。

去秋8月，上腹右侧，阵性疼痛，痛引肩胛腰背，时缓时急。痛剧则呕，渐致食少难化，且厌油腻，身体日消，求医罔效。1990年9月上旬，其子筹钱，陪去重庆，经某医院检查，诊为"胆囊癌"。院方动员手术，胡翁父子，悉有顾虑。医生晓以利害，并谓：及时手术，可免后患。乃允之。9月15日，行胆囊切除。术后诸症消除，前之担忧亦除。然仅数日，身目发黄，小便短赤，饮食乏味。经治两旬，黄色不退，纳谷日减。医生遂劝其出院，改用中药调治。胡翁闻而生忧：医院尚无良法，中医岂能奈何？我命休矣。然转念思之：费用既高，医治无效，不如出院。回家后，招某医治之，服药数剂，黄色加深，病情益重。胡翁自忖必死，嘱子早备棺木、寿衣。子闻父言，暗自泪下，心神慌乱，毫无主见，乃迎岳丈贺翁商议。贺谓婿曰："汝父虽染沉疴，医院非谓不治。尔若购回棺材，制办寿衣，汝父见之，情何以堪，岂不丧治病之勇，而萌待毙之心乎？"又谓："吾患胃痛多年，前年为职中老师所愈，不如抬去一试。"胡生乃遵岳丈之意，自绑肩舆，于 10 月 21 日，抬翁来诊。

观翁形销骨立，身目俱黄，虽棉衣棉帽，犹显寒意。切脉浮细而数，伸舌左斜，苔白厚腻。询知恶寒发热，测其体温 37.8℃，头昏目瞀，身倦嗜卧，右侧腹胁隐痛，纳呆口苦，食后脘胀，大便稀溏，得油则泻，小便短赤。此术后所致黄疸。据其脉症，知内有湿阻则身黄，外有表邪则恶寒，故当表散风寒、化湿利胆，则黄可退也。方用小柴胡汤合茵陈五苓散加减。

处方：柴胡 15g，黄芩 12g，半夏 15g，南沙参 15g，桂枝 15g，茯苓 15g，白术 15g，泽泻 15g，茵陈 30g，苏叶 15g，楂曲各 20g，丹参 15g，厚朴 15g，枳壳 15g，郁金 15g，金钱草 20g，甘草 6g。水煎温服。

二诊（10 月 24 日）：2 日尽剂，未见良效，胡翁谓儿曰："吾病自知，已无药救，何需枉费钱财，勿再医矣。"子媳苦劝，不愿服药。其子又请来岳丈，开导半日，方同意次日再诊。

来诊时，恶寒低热，头额胀痛，身黄未退，又增身痒，口苦如故，唯纳谷稍增，食后脘胀，时有肠鸣，大便转条，小便短黄，舌苔白厚，脉弦细。是外寒未除，湿热未去，改用麻黄连轺赤小豆汤合茵陈蒿汤加味。解表通里，除湿退黄。

处方：麻黄 12g，连翘（连轺即连翘之根，药房未备，改用连翘）15g，赤小豆 30g，桑白皮 15g，杏仁 15g，大黄 10g（开水泡兑），栀子 15g，茵陈 30g，厚朴 15g，茯苓 15g，建曲 20g，白豆蔻 10g，薏苡仁 30g，甘草 6g，生姜 4 片。水煎温服。并嘱大黄另用开水泡汁，初次服药，不兑大黄药汁，待汗出表解后，方兑入大黄汁，得泻二三次，即停大黄。

服后得汗，头痛、恶寒除，二三服兑入大黄药汁，当晚泻下 2 次，初为黄色粪便，后则黏液白冻，肤痒渐减。父子见方药起效，续进 1 剂。

三诊（11 月 1 日）：今见身黄已淡。其子告称："家父已知饥索食，但易饱易饥耳。"胡翁又谓："饥则嘈杂，得食则止，身痒轻微，起则头昏。"舌淡红，苔转薄白，切脉弦缓。表邪已轻，湿热已减。上方去茵陈蒿汤，加入异功散培补中土。

处方：麻黄 10g，连翘 12g，赤小豆 20g，桑白皮 12g，杏仁 12g，滑石 20g，陈皮 15g，茯苓 15g，白术 15g，党参 15g，炙甘草 6g。2 剂，水煎温服。

2剂，身黄全退，身痒消除，唯纳谷未复，消瘦乏力。乃拟香砂六君子汤加减，健中扶脾。又进6剂，始能户外走动。次年春后，渐臻痊愈。

按： 胆囊切除，胆汁无以储存，虽可直接导入肠道，若中焦湿盛，则胆汁为湿所阻，转而渍脾溢肌，出现黄疸。初诊时，身目俱黄，发热恶寒，头昏目瞀，身倦嗜卧，纳呆口苦，脘腹作胀，大便稀溏，得油则泻，小便短赤，遂诊为湿阻身黄，兼有外邪。以其年老体弱，又经手术，故用小柴胡汤合桂枝、苏叶，和少阳，祛外邪；以其苔白厚腻，又合五苓散加茵陈、金钱草，利湿退黄；恐猪苓过渗伤目，故去之；厚朴、枳壳，理气除胀；楂、曲助运消食；郁金利胆退黄。服后外邪并未得解，身黄仍未消退，且增身痒，知上方并未对证。细析头痛恶寒，外有寒也；湿热欲出，为寒所闭，蕴结肌表，故皮肤瘙痒。遂改用麻黄连轺赤小豆汤合茵陈蒿汤加味。方中麻黄、杏仁、甘草、生姜，发散表寒；赤小豆、连翘、桑白皮、栀子、茵陈，清热利湿退黄；大黄清腑通便，导瘀热湿浊下行；厚朴理气除胀；建曲、白豆蔻、薏苡仁、茯苓，健脾化湿，开胃进食。三诊邪少虚多，渐入扶脾之品，待黄退痒止，连进香砂六君子汤方加减，益气健脾，行气化湿，以图康复。

十五、胃痛六例

例一：阴虚胃痛

唐妇协兰，年甫四旬，住华蓥市阳和镇。

胃痛数年，平素隐痛可忍，未曾介意。近日凌晨剧痛，或气窜腹胁，或气聚腹股之间，起核如桃，脐周筑筑悸动，胸咽阵阵热辣，胃脘嘈杂，腹满拒按，小便涩痛。1990年9月2日，赴华蓥市中心医院检查，诊为"十二指肠溃疡，并发上消化道出血；慢性重度脱水，代谢性酸中毒，合并尿路感染；营养不良性肝肿大"。住院半月，病情稍缓，带药回家，药尽脘痛依旧。转求某医，服药数剂，脘痛如故，反致胃纳不开。某医技穷，荐就余诊，遂于1990年10月27日，乘车来校。

观患者形体消瘦，面无血色。询知胃脘隐痛，牵引左胁，胸膈灼热，嘈杂似饥，得食暂止，旋又嘈杂，食少喜粥，时有泛酸，手足心热，夜

57

卧外露，身倦乏力，口渴嗌干，大便干结。舌红少苔，脉弦数。此胃阴亏虚，胃失濡养所致。治当养阴和胃，理气止痛。方用芍药甘草汤、百合汤、金铃子散合方投之。

处方：白芍 30g，甘草 15g，百合 20g，乌药 10g，延胡索 15g，川楝子 12g，陈皮 15g，石斛 15g。水煎温服。忌食香辣燥热物。

二诊（11月1日）：1剂痛止，大便转软。停药2日，胀痛复起，兼及胸胁。胃脘灼辣，常欲饮水润之，纳食仍少，唯啖稀粥，四肢乏力，足心仍热。舌红苔薄白，脉弦稍数。上方加减再进。

处方：白芍 20g，石斛 15g，沙参 15g，麦冬 15g，砂仁 10g，蒲公英 30g，延胡索 15g，川楝子 12g，乌药 10g，百合 20g，甘草 8g。2剂，水煎温服。

三诊（11月10日）：上方服后，胃痛又止，停药数日，亦未复发。伊素喜红薯，以为病愈，遂饱啖之，当晚胃痛复作，次日来诊。脘腹胀痛，痛引胸胁，腹肌灼热，嗳气连连，矢气全无。舌尖红苔薄黄，脉沉弦。是下不通也，前方加减再进。

处方：白芍 30g，百合 30g，乌药 15g，砂仁 10g，苏梗 15g，白芥子 10g，厚朴 15g，延胡索 15g，川楝子 12g，枳壳 15g，谷麦芽各 15g，沙参 15g，甘草 6g。2剂，水煎温服。

后按此方，稍作加减，连进12剂，痛未再发，饮食渐增。

按：此胃阴亏虚之痛也。盖阴津亏损，胃失濡养，胃络拘急而痛。阴虚则生内热，故见胸脘灼热；热伤阴津，则见嘈杂似饥、食少喜粥、口渴嗌干、大便干结；阴虚者气亦虚，故见身倦乏力。若仍泛酸，痛引左胁，系肝郁之故。胃有虚热，故手足心发热；以手足属乎脾胃，胃热延及手足耳。纵观诸症，皆阴虚胃热使然。故当养阴和胃，理气止痛为治。方中白芍、甘草，酸甘化阴益胃；并以甘凉之石斛，益胃养阴助之，胃阴得补，则拘急得舒，痛可止矣。百合甘寒，养阴生津，并"主邪气腹胀，心痛，利大小便"（《神农本草经》）。"除心下急、满、痛"（《药性论》），与理气止痛之乌药配合，名百合汤，见于陈修园《时方歌括》用"治心口痛，服诸热药不效者"，陈氏并谓："用之多验。"余治阴虚胃痛者，常加入此方。延胡索、川楝子，疏肝止痛；陈皮理气和胃。二诊加入沙参、麦冬，以增生津养胃之力；缘其胃脘灼辣，故加蒲公英，以清胃热，《本草新编》

认为：此药"既能泻火，又不损土，可以长服久服而无碍"。三诊见脘腹胀痛引胸胁，噫气连连，矢气全无，是气滞不下，故加入苏梗、厚朴、枳壳，行气通滞；加白芥子，利气散结，通络止痛；砂仁、谷芽、麦芽，开胃进食，以培气血之源。服后痛缓，守方渐安。

例二：寒湿胃痛

金君维裕，年三十八，住合川新建乡。

胃脘胀痛，已达数月，或求医开方，或自购成药，偶得短效，旋又复发，引以为忧。1991年7月27日，赛龙逢场，金又上街买药。新建虽属合川，与岳池赛龙，仅一江之隔，此地居民，恒到赛龙买卖物什，交易农产。彼到药店，见余回乡坐诊，乃来寒暄，并谓余曰：吾胃痛数月，所识诸医，均曾开方，终难获效，后遇一胃痛患者，教余常服"陈香露白露""胃舒平"，可治其痛。余按所教，服之果效，然不根治，因常备之。今本购买此药，见老师在此，特烦诊之。

切其脉，弦细而缓，舌淡苔白厚腻，唇淡无华。询知胃脘胀痛，纳谷乏味，食少难化，大便溏薄，解出不畅，小便清长，晨起稍动心悸，踝下微肿，膝腓酸软。诊毕谓曰：此湿邪困脾，气机受阻，故胃脘胀痛。遂按燥湿和胃，理气止痛立法。用胃苓汤合良附丸治之。

处方：苍术15g，厚朴15g，陈皮15g，桂枝10g，白术15g，茯苓15g，猪苓15g，泽泻20g，薏苡仁30g，建曲20g，高良姜15g，香附15g，甘草6g。2剂，水煎温服。

二诊（8月4日）：上方服后，小便增多，脚肿得消，尚觉酸软乏力，活动仍觉心悸，胀痛未减，口苦乏味，纳谷未增，食后腹胀，大便溏滞。脉弦稍数，苔转水黄厚腻。上方何不见效，乃细询之，知其脘腹不温，胃脘痛时，冷如贴冰，虽夏季亦然，温熨胀痛可减，但拒重按。乃知内有寒湿积滞，改用温下寒积，兼燥湿运脾法。用大黄附子汤合平胃散加减。

处方：大黄15g，附片10g（先煎），细辛3g，厚朴15g，苍术15g，陈皮12g，白豆蔻10g，广藿香15g（后下），薏苡仁30g，甘草6g。水煎温服。

三诊（8月7日）：上方服后，泻下2次，初为稀溏粪便，后下白色胶冻碗许，胀痛顿除，脘腹轻松，胃纳渐开，活动未再心悸。唯头微胀，身软乏力。舌淡红，苔转薄白，脉细缓。是病邪虽祛，正气未复。当益气健脾，开胃助运。方用香砂六君子汤加味。

处方：党参15g，白术15g，茯苓15g，半夏15g，陈皮15g，砂仁10g，薏苡仁30g，木香12g，谷麦芽各15g，甘草6g。水煎温服。并嘱守方数剂，以资巩固。

8月底，金幼子腹泻，带孩来诊，谓：胃痛愈后，半月未发，饭量倍增。

按：寒湿积聚，脾胃多虚。寒湿何来？或自外入，侵袭脾胃；或过食生冷，寒凝胃肠，致中阳被遏，气机受阻，不通则痛。寒积日久，非温下不除，故初诊燥湿理气乏效。二诊知其脘冷如冰，温熨痛减，脘痛拒按，乃知内有寒积。改用温下兼燥湿。方中附片，温里散寒，而兼止痛，与大黄同用，泻下寒积；大黄性虽苦寒，但与附、辛配伍，寒去泻存；细辛宣寒止痛，助附子温里散寒。三味合用，共成温下寒积之剂。伍以平胃散，燥湿运脾，行气和胃；白豆蔻、广藿香，芳香化湿，开胃进食；薏苡仁健脾渗湿；甘草调和诸药。服后寒湿荡涤，气机舒畅，胀痛得除。随后益气健脾，扶正安中，终臻康复。

例三：气郁胃痛

文翁有财，年甫花甲，住中和镇。1998年11月28日来诊。

数月前，借贷遭骗，千元无归，终日不乐，心中郁闷，食减脘胀，服药多剂，病情反增。来诊时，胃脘胀痛，时急时缓，其痛每与情志有关，发则气窜攻冲，连及两胁胸脘，痞闷胀痛。伴噫气吞酸，时时干哕，甚则呕吐清涎，纳少难化，大便不畅。舌淡苔薄白腻，脉象沉弦。此肝气郁结，横逆犯胃，胃失和降所致。治当疏肝理气，和胃降逆。用四逆散合越鞠丸加减。并劝开怀释忧，保重身体。

处方：柴胡15g，白芍15g，枳壳15g，川芎12g，香附15g，苍术15g，建曲15g，陈皮15g，厚朴15g，砂仁10g，木香15g，延胡索15g，八月札15g，吴茱萸6g，甘草6g。水煎温服。

二诊（11月29日）：昨方服后，矢气增多，噫气减少，时有太息，脘腹胁肋，胀痛渐缓，知饥索食，食仍不多，大便干结，解出不畅，舌淡苔白，脉弦缓。上方加减再进。

处方：柴胡 15g，白芍 15g，枳壳 15g，川芎 12g，郁金 15g，八月札 15g，砂仁 10g，厚朴 15g，白术 15g，香附 15g，陈皮 15g，麻仁 15g，莱菔子 15g，甘草 6g。水煎温服。

三诊（12 月 7 日）：守方 3 剂，脘胁胀痛悉除，心情较前舒畅，唯纳谷未复。乃拟香砂六君子汤加减，扶脾善后。

按：忧郁伤肝，肝失疏泄，横逆犯胃，胃失和降，因致脘胁胀痛。治当疏肝解郁，理气和胃，则使肝气条达，胃气和降。方以四逆散，疏肝理脾，舒畅气机；越鞠丸行气解郁，可治六郁，因火郁不显，故去栀子；加入八月札、木香、延胡索，以增疏肝行气、活血止痛之力；吴茱萸散寒止痛，降逆止呕，且能制酸；砂仁、建曲，化湿开胃，下气消食。二诊稍作加减，守方续进，渐收疏肝理气、和胃止痛之效。而纳食未复，乃以香砂六君子汤加减善后。

例四：肝胃气痛

熊妇红菊，年五十五，住华蓥市双河镇。

胃痛 6 年，时剧时缓，且进食作哽，胸脘憋痛，必待嗳气上冲，呕出食物，胸脘方舒。家人疑为食道癌变，伊子陪同，两地医院检查均示：浅表性慢性胃炎、慢性胃窦炎、反流性食管炎。服药良多，殊无佳效。1998 年 4 月 7 日，上街求医，与路人聊病。路人即荐余诊，彼遂转道搭车，来校求诊。

观其面黄肌瘦，精神不振，虽阳春三月，衣帽未减，步履迟缓，颇显老态。询知脘胁痞满，隐隐辣痛，嘈杂泛酸，嗳气频来，纳少难化，日仅两餐，每见秽物，泛恶作呕，食必小口慢咽，稍快食滞哽咽，须放筷停食，待气上冲作呃，哕出食物及痰涎，并连嗳数声，咽管松缓，方可续进饭菜。舌淡胖边有齿印，苔水黄腻，脉沉细缓。此肝郁脾虚，痰湿中阻，胃气不降所致。宜先降逆止呕，理气和胃。用旋覆赭石汤合平胃散加减。

处方：党参 15g，赭石 20g，旋覆花 10g（包煎），半夏 15g，茯苓 15g，苍术 15g，厚朴 15g，陈皮 15g，吴茱萸 6g，丁香 10g，白豆蔻 10g，甘草 6g，生姜 10g。2 剂，水煎温服。

二诊（4 月 14 日）：上方 2 剂，进食已畅，不再哽塞，但咽喉胃脘，仍觉辣热，胸脘痞闷，时有呃逆、嗳气，甚或噫出苦水，口苦乏味，纳少难化。舌淡胖，有齿印，苔转薄白，脉沉细缓。此脾虚痰滞，胃气不降。改用温胆汤合六君子汤加减。

处方：半夏 15g，茯苓 15g，陈皮 15g，枳壳 15g，竹茹 10g，党参 15g，白术 15g，砂仁 10g，香附 15g，丁香 10g，柿蒂 15g，瓜蒌皮 15g，赭石 20g，郁金 15g，八月札 15g，甘草 6g，生姜 4 片。2 剂，水煎温服。

三诊（5月4日）：服上方 2 剂后，胃痛得止，呃逆、噫气亦除，以为病愈，便停服药。前日与邻人口角，又致胸脘痞满隐痛，呃逆呕吐，日二三次，呕出食物残渣及痰涎。呕吐将作，觉脐下有气上冲，至咽即呃声不断，必待呕后方已，并觉咽中如有布贴，吞之不下，咯之不出。伴头晕，胸胁作胀。舌苔白腻，脉象弦缓。与人口角，肝气郁结，不得舒缓，逆而上冲，致使胸脘满痛、呃逆呕吐；痰随气上，阻于咽喉，出现梅核气证。治宜行气解郁，降逆化痰。改用越鞠丸合半夏厚朴汤加减。

处方：川芎 15g，香附 15g，苍术 15g，栀子 15g，半夏 15g，厚朴 15g，苏梗 15g，赭石 20g，丁香 10g，柿蒂 15g，砂仁 10g，瓜蒌皮 15g，八月札 15g，甘草 6g，陈皮 15g，生姜 4 片。2 剂，水煎温服。

四诊（5月10日）：呃噫均除，咽喉亦舒，唯脘痞不适，偶有隐痛，食难消化。乃以二诊方稍作加减，并嘱多进几剂。7月中旬，伊带邻人来诊，告谓：胃痛已两月未发矣。

按： 此肝胃气痛，多由情志不遂，肝气郁结，横逆犯胃，而致脘胁满痛，吞酸嘈杂。胃失和降，则或呕，或呃，或噫，或见秽泛恶。气阻咽喉，则进食稍快，食滞哽咽。脾胃受克，运化失司，故纳少难化。一诊方重在降逆止呕，理气和胃。方中赭石、旋覆花、丁香、吴茱萸，降气止逆；半夏、生姜、茯苓，和胃化痰；苍术、厚朴、陈皮、白豆蔻，燥湿运脾，行气和胃；党参、甘草，补益中虚。2 剂后，逆气得降，进食畅通，以释癌变之虑，而脘痞、纳呆、难化、噫出苦水，是脾虚痰滞，胃气不降。故二诊改用香砂六君子汤合温胆汤，意在益气健脾、化痰和胃，仍加行气降逆之品。半月后与人口角，肝气复郁，不得舒缓，致病复发，并见梅核气。故用越鞠丸配八月扎，行气解郁；半夏厚朴汤配赭石，行气散结，降逆化痰；丁香、柿蒂，降逆止呃；瓜蒌皮宽胸化痰；陈皮、砂仁，化湿和胃。待诸症解除后，再用二诊方益气健脾，调和胆胃。守方续进，以资巩固。

例五：气陷胃痛

蒋登英，女，年四十八，华蓥市人。1998 年 6 月 21 日来诊。

脘痛腹胀 7 年，餐后为甚，广服方药，未见好转。其夫陪同，于 1998 年 6 月 10 日，去华蓥山矿务局医院诊治，经检查诊为"慢性胃窦炎""角切迹在髂嵴连线下 8cm"。开 1 周药，回家治疗。服后脘腹胀痛，并未减轻。经人介绍，于 6 月 21 日，来校求治。

观伊面色萎黄，形体瘦弱，神疲懒言。彼告知脘腹胀痛后，又解衣指示。见其脘部凹陷，腹部膨大。按之胀甚，量其腹围达 95cm。询得胃脘隐痛，时时噫气泛恶，大便溏薄，日五六次，便后或矢气后，腹胀可减，平卧腹胀亦缓，肛门终日坠胀，纳谷乏味，食后腹胀加剧，遂少食多餐。舌淡苔白根厚，脉沉细无力。此中气下陷，兼有湿阻。治当补益中气，兼除湿理气。

处方：黄芪 30g，党参 15g，白术 15g，当归 15g，枳壳 20g，柴胡 15g，升麻 15g，槟榔片 15g，砂仁 10g，苍术 15g，吴茱萸 6g，茯苓 15g，八月札 15g，甘草 6g。2 剂，水煎温服。忌生冷、劳累。

二诊（7 月 16 日）：服上方 2 剂，脘痛偶现，腹胀稍缓，大便日二三次。然其夫见其妻子服中药数年，并无良效，遂对中医失去信心，且煎药麻烦，促妻改服西药治疗。妻曰："此药两剂，便觉痛止胀缓，我欲续服。"夫曰："中药效缓，安知何年可愈。"二人意见相左，争论不休。丈夫难以说服妻子，乃改言道："你我休得争论，不如再去医院检查，垂胃苟有上升，则中药确有疗效。"妻子无奈，只得同意。经查，与前无异。夫言得以证实，妻子只得惟命是从，遂开西药以归。服药半月，脘痛渐起，腹胀犹增。妻子终日怨言，丈夫缄口隐忍，且又感冒，遂陪妻来校复诊，并告再去医院检查始末。

症见往来寒热，汗出恶风，脘痛腹胀，饭后益剧；大便滞涩，日二三次，久蹲难下，粪夹黏液；便前腹痛，便后痛缓，肛门坠胀；口苦吞酸，纳谷乏味。舌苔白腻，脉沉缓。乃拟二方，首当解其外感，用柴胡桂枝汤加减。

处方：柴胡 18g，半夏 15g，黄芩 15g，南沙参 15g，桂枝 15g，白芍 15g，木香 15g，枳壳 15g，槟榔片 15g，苍术 15g，吴茱萸 6g，甘草 6g，

生姜 4 片。水煎温服。

服后取微汗出，待外邪解后，仍当升阳举陷，燥湿健脾。用补中益气汤加味。

处方： 黄芪 30g，党参 15g，白术 15g，当归 15g，枳壳 15g，柴胡 15g，升麻 15g，槟榔片 15g，薏苡仁 20g，苍术 15g，茯苓 15g，砂仁 10g，甘草 6g。水煎温服。

4 日后再诊，痛止胀减，嘱守二诊次方。10 剂后诸症缓解，8 月 24 日再去医院复查，则垂胃上升 3cm 矣。夫妇信心倍增，照方又进 16 剂。再次复查，胃升接近正常。

按： 患者胃体下垂 8cm，显系中气下陷之象；且脾胃气虚，脾运失健，故纳谷乏味、大便溏薄；水湿内停，蓄于胃肠，气陷升举无力，下坠腹中，故见脘凹隐痛、腹胀膨隆；胃气不降，故嗳气泛恶。方用补中益气汤，旨在益气补中，升阳举陷；加枳壳、槟榔片、八月札，行气消滞；吴茱萸散寒止痛，降逆止呕；砂仁、苍术，芳化湿浊，开胃进食；且苍术燥湿健脾，升清降浊。许学士尝患膈中停饮，形成癖囊，服用苍术而愈。故土虚湿盛，水停成囊者，此药颇宜。方药与脉症相应，且能守方坚持，七年顽疾，终得向愈

例六：胃痛腹泻

李虎雄，年二十七，新民人。1991 年 8 月 4 日来诊。

胃脘胀痛，痛甚则呕，嗳气肠鸣。常年腹泻，日二三次，食辣泻甚，已达年余。纳谷呆滞，小便短赤。舌淡苔白，脉沉细缓。此寒热交结，阻于中焦，气机不畅，故见脘痛。治当辛开苦降，温中涩肠。用半夏泻心汤合桃花汤加减。

处方： 半夏 15g，黄连 12g，条芩 15g，干姜 15g，南沙参 15g，高良姜 15g，香附 15g，厚朴 15g，白豆蔻 10g，赤石脂 30g，粳米 30g，炙甘草 6g，大枣 10g。水煎温服。忌生冷、油腻。

二诊（8 月 7 日）：上方 1 剂，知饥纳增，大便呈条状，然脘痛未减，仍嗳气肠鸣，脉象沉细，舌苔白润。上方加减再进。

处方： 半夏 15g，黄连 10g，黄芩 15g，干姜 15g，党参 15g，高良姜 15g，香附 15g，白芍 20g，吴茱萸 6g，厚朴 15g，延胡索 15g，炙甘草

6g，大枣 10g。2 剂，水煎温服。

三诊（8 月 14 日）：脘痛大减，唯饥时隐痛。已无噫气，时有肠鸣，二便正常。脉沉缓，舌淡苔白。是胃虚作痛，当益气建中，用黄芪建中汤加味。

处方：黄芪 30g，桂枝 15g，白芍 30g，高良姜 15g，香附 15g，木香 15g，天台乌药 15g，炙甘草 6g，大枣 10g，生姜 10g，饴糖适量（兑服）。水煎温服。

此方服后，胃痛渐除。嘱守原方，连进 8 剂，未再复发。

按：寒热交结，痞塞中焦，气机升降受阻；胃气不降，则噫气频来，甚则呕吐；脾气不升，则肠鸣腹泻；中气虚衰，则纳谷呆滞。故宜辛开苦降，温中散寒，涩肠止泻。方中芩、连苦降泄热；姜、夏辛开泄痞；参、草、大枣、粳米，补脾和中；赤石脂涩肠止泻；更兼良姜、香附，温胃理气；白豆蔻化湿开胃。二诊胃开泻止，然脘痛未除，故去桃花汤，加入白芍、吴茱萸、延胡索，以增温里止痛之力。三诊时仅饥时脘痛，痛处欲按，故按胃虚脘痛治之，用黄芪建中汤加味，连进 8 剂而瘥。

例七：湿阻气滞

张诗琪，女，年十八，武胜乐善人，高三学生。

胃脘胀痛，已逾 2 年。曾在乐善、武胜、合川等地求治未效。2019 年 10 月 11 日，经川北医学院附属医院胃镜检查，诊为"慢性非萎缩性胃窦炎伴糜烂、胆汁反流"。服药仍未见效。高考临近，压力增大，纳食减少，脘痛加重。张有姑母，婚嫁岳池，祖母常来姑家，一日与邻人闲谈，偶知余术，即告子媳：带孙来诊。遂于 2020 年 5 月 24 日，祖母并父母陪同前来诊视。

观其形销骨立，面色萎黄。切脉弦细而缓，舌淡红，苔白中根厚腻。询其症状，祖母即告："胃痛已逾两年，服药未曾间断，胀痛不减，饮食日少，三餐所食，不如我一餐之量。瘦骨嶙峋，不到 70 斤了。"张女则曰："口中乏味，腹中不饥，强食泛恶，胀痛益甚，且难消化，因而食少。"又询疼痛部位。女曰："痛在胃脘偏右，终日脘胀。隐痛不休，受凉或饮食稍多，痛剧胀增，需住院输液，方得缓解。"再询他症，则噫气频多，矢气绝少；大便二三日一行，久蹲乃出，粪稀量少，解出不爽，时见黑便，偶有泛酸。综合脉症，当属湿阻中焦，胃肠气滞。治当理气止痛，化湿开胃。方用香砂平胃散合四逆散加减。

处方：苍术15g，厚朴15g，陈皮15g，柴胡15g，白芍15g，枳壳15g，砂仁10g，木香12g，清半夏15g，白及15g，延胡索15g，佛手片15g，楂曲各20g，谷麦芽各15g，鸡内金15g，炙甘草5g。3剂，水煎温服，间日1剂。

二诊（5月31日）：服上方3剂，胀痛均缓，食欲渐开，嗳气减少，时见吞酸，进食虽增，消化仍难，大便每日可解，稀溏量少，较前为快，已无黑便。舌淡红苔转薄白，脉细缓。前方加减续进。

处方：木香12g，砂仁10g，苍术15g，厚朴15g，陈皮15g，柴胡15g，白芍15g，枳壳15g，楂曲各20g，鸡内金15g，莱菔子（炒）15g，延胡索15g，槟榔片15g，吴茱萸5g，清半夏15g，焦白术15g，谷麦芽各15g，甘草6g。7剂，水煎温服，间日1剂。

7剂后，胀痛消除，饮食大开。嘱购服香砂六君子丸，健脾益气，以资巩固。

此后张女祖母，常带人来诊，并告知：孙女当年顺利考上大学，春节回家，体重已增至90斤矣。

按： 张女胃痛，日久不愈者，系中焦湿阻，肠胃气滞之故也。盖湿阻中焦，运化失健，则纳谷乏味、食难消化、大便稀溏、舌苔白腻。肠胃气滞，则胃脘胀痛。气滞胃脘，上逆则易，下行较难，故嗳气多而矢气少，解便亦见迟滞不爽。故以平胃散加白豆蔻、半夏，燥湿运脾，行气和胃，俾胃口得开，运化复健；再以山楂、建曲、谷麦芽、鸡内金，磨消谷食，以助运化。用四逆散加木香、佛手片，疏肝畅气，调和肝脾；加延胡索协木香、佛手，理气止痛；时见黑便，胃必出血，故加白及，收敛止血。3剂服后，食欲渐开，嗳气减少，胀痛均得缓解。进食虽增，仍难消化，故二诊时于上方加入焦白术、莱菔子、槟榔，健脾助运，化食消满；吴茱萸"升少降多，能助阳健脾……化滞消食"（《景岳全书·本草正下》），兼能制酸，亦入方中；黑便已除，故去白及。守方7剂，终获治愈。

十六、腹胀六例

例一：水停气滞

李君安清，年五十有五，赛龙人。

4个月前，腹部作胀，纳食日减，初未在意，渐至腹胀不消，乃求医治。历更数医，或不效，或暂效。8月中旬，得闻余回乡度假，乃于1990年8月16日来诊。

查看其腹，膨隆如孕，按之濡软；面色萎黄，动辄喘息，四肢酸软，行走乏力；小便短赤，大便量少。舌苔淡黄而腻，脉沉缓。查其下肢，并不浮肿。此腹中当有水气停积。宜行气利水。用五苓散加味。

处方：桂枝12g，白术15g，茯苓15g，猪苓12g，泽泻18g，黑丑（炒）20g，白豆蔻10g，建曲20g，滑石30g，车前子15g，枳壳15g，厚朴15g。水煎温服。

二诊（8月17日）：昨方服后，小便增多，大便稀溏，解粪倍增，腹胀顿减；纳谷知味，食量有增；唯冒风额痛，肛门坠胀。脉沉缓，舌苔白腻。上方加减再进。

处方：桂枝12g，白术12g，茯苓15g，猪苓12g，泽泻18g，黑丑（炒）20g，白豆蔻10g，建曲20g，车前子15g，枳壳15g，槟榔片12g，白芷15g，川芎12g。3剂，水煎温服。

三诊（8月24日）：上方服后，小便日夜十余次，大便稀溏，日二三次，腹胀全消，纳谷续增，自觉体力恢复，贸然参加秋收。劳未竟日，又见头晕脑涨，倦怠乏力，腹又微胀，幸纳食未减，二便正常。舌淡苔薄黄，脉沉缓微滑。是气虚未复，劳伤中气所致。当补益中气。

处方：黄芪20g，党参15g，白术15g，当归15g，柴胡15g，升麻15g，枳壳15g，砂仁15g，木香15g，楂曲各20g，苍术15g，厚朴15g，陈皮15g，甘草6g。3剂，水煎温服。并嘱静息少劳，饮食调养。

春节见之，已康健如昔矣。

按：《素问·至真要大论》曰："诸湿肿满，皆属于脾。"患者腹胀，或因脾运不健，水湿不化；或恣食生冷肥甘，痰湿内生，运化失健，以致小便短赤、大便量少、水湿潴留、腹部胀满。脾虚食少，故面色萎黄、四肢酸软乏力；水饮逆肺，则动辄喘息。诸多见症，皆责之脾虚水泛。刻下腹胀为急，当先利水除满，再议补虚。方用五苓散利水渗湿，温阳化气，加入车前子、滑石，以增利水之力；黑丑"下气通肠，利大小便"（《医方捷径·卷四》），使腹中积滞水饮，自二便而出；枳壳、厚朴，行气消胀；白豆蔻、建曲，化湿消痞，和胃进食。服后便通水行，气畅胀减，纳食知味而量增。二诊因冒风头痛，肛门坠胀。遂于原方加入白芷、川芎，祛风止痛；槟榔片宣壅下气，消除肛胀。3剂后诸症虽愈，正气未复，且过早劳累，耗伤中气，腹部虚胀，乃以补中益气汤，益气补虚；合香砂平胃散，运脾和胃，消补收功。

例二：腑气不通

王妪光玉，年七十一，中和镇人。1996年3月15日来诊。

半月来，脘腹胀满，延及两胁，弯腰益胀，按之胀甚而微痛。噫气频来，肠鸣汩汩，大便干结，解出不畅。头侧疼痛，纳呆乏味，口苦微渴。舌淡苔薄白，脉弦缓。此胃失和降，腑气不行所致。宜和少阳，通腑气，消胀满。用大柴胡汤加减。

处方：柴胡15g，半夏15g，黄芩15g，白芍15g，厚朴15g，枳壳15g，大黄10g（开水泡兑，大便畅解即去），楂曲各15g，香附15g，防风15g，甘草6g。2剂，水煎温服。

二诊（3月22日）：服上方2剂，大便畅解2次，腹胀及诸症均除。昨日锄地，汗多渴甚，井边暴饮，晚归腹胀且痛。今又来诊，告谓：腹中胀痛，时剧时缓，痛剧则腹中起核，上下移动；腹冷如冰，喜温喜按，按之汩汩鸣响，连放矢气，胀痛即缓；早餐乏味食少，时有干哕，大便稀溏。舌淡苔薄白，脉沉缓。此寒积肠胃，气滞不行。当温中散寒，理气消胀。拟理中汤、吴茱萸汤、四逆散，三方合用。

处方：党参15g，白术15g，干姜15g，吴茱萸6g，半夏15g，柴胡15g，白芍15g，枳壳15g，楂曲各20g，木香15g，甘草6g，大枣10g。2剂，水煎温服。

1剂痛止胀减，胃口亦开，2剂遂愈。

按：胃以和降为顺，今胃失和降，则气滞不行，故见腹胀及胁、按之微痛、噫气肠鸣、纳谷呆滞、大便干结、解出不畅等症。仲景有"按之心下满痛者，此为实也，当下之，宜大柴胡汤"(《金匮要略·腹满寒疝宿食病脉证治》)之训。故用大柴胡汤，和少阳，通腑气；加楂、曲，助运化食；香附协枳、朴，理气消胀；防风疏风止痛。服后腑气通，大便畅，腹满即解。而后节外生枝，劳而饮冷，寒积腹中，损伤中阳，气滞腹胀。遂用理中汤加吴茱萸，温中散寒；合四逆散加木香，理气除胀，2剂遂愈。

例三：脾胃虚寒

王小丽，女，16岁，在校学生。

入夜脘腹作胀，天明即止，已有数月。父母曾购消胀片、多酶片等药予服，未能控制。1991年1月24日，其母带来，求服中药。

见其面黄肌瘦，形单发枯。询之，曰：夜间腹胀，揉按稍缓，黎明渐消，三餐食少，难以消化，食热则舒，饮冷胀甚；便少不畅，细如笔管；四肢清冷，神疲乏力，上课瞌睡。询其月经，王母告谓："小丽14岁初潮，此后常超前5～7日，量少色淡，无血块，腹痛。"舌淡有齿印，苔薄白，脉沉细无力。此脾胃虚寒，运化失健。治当温补脾胃，消食助运。用理中汤合香砂六君子汤加减。

处方：党参15g，白术15g，干姜15g，山药15g，茯苓15g，砂仁10g，枳壳12g，香附15g，楂曲各20g，陈皮10g，厚朴15g，甘草6g。2剂，水煎温服。

二诊(1月27日)：服上方2剂，夜间腹胀大减，纳谷有味，食量显增；大便稍快，四肢已温，精神有振。舌苔薄白，脉沉细缓。上方加减续进。

处方：党参15g，白术15g，干姜12g，茯苓15g，山药18g，陈皮12g，砂仁10g，楂曲各20g，二芽各15g，冬瓜子(炒)20g，甘草6g。水煎温服。

后守此方，连进5剂，腹胀消除。饮食调养，体渐康健，月经亦趋正常。

按：入夜腹部胀满，食少难化，进食喜热恶冷，便滞难出，出如笔管，神疲嗜睡，四肢清冷，是脾胃虚寒之征。缘其脾虚不运，胃虚不纳，故三餐食少，难以消化；食少化源不足，故面黄肌瘦、形单发枯、神疲乏力、经期延后、量少色淡；中阳不足，故四肢清冷，且进食喜热恶冷。治当温补脾胃，消食助运。方用理中汤合香砂六君子汤，温中散寒，益气健脾；去半夏加山药，以增补益脾胃之力；加枳壳、厚朴，合陈皮、香附，理气和胃，消胀除满；楂、曲消食健胃。诸药合用，寒邪可驱，中虚可补，脾运渐健，饮食能消，诸症自可除矣。

例四：术后腹胀

刘妇兴珍，年四十五，伏龙人。

月经紊乱，经量增多，日久不净。带下量多，极臭如脓，小腹胀痛，时逾半年。1998年8月中旬，伊夫陪同，去重庆某医院检查，诊为"子宫颈癌"。劝其手术治疗，夫妇商议，回家筹钱。9月初，再去该院，切除癌肿。住院半月，伤口愈合而出院。回家不久，渐觉腹胀，逐日递增，又赴该院诊治。住院数日，腹胀未减。医院建议：中药调理。遂又回家，当地就医，服药数剂，胀未消减。后得他人指引，乃于1998年11月22日，其夫相伴，来就余诊。

观伊面黄肌瘦，精神不振。询之，则曰：腹部胀满，坐卧不宁，若得嗳气、矢气，胀满稍减。查其腹部膨隆，青筋暴露，按之绷急，微微疼痛。量其腹围，达92cm。再询他症，又谓：纳谷呆滞，稍进饮食，腹胀益剧，延及两胁；口干欲饮，二便涩滞，解出不畅。舌淡苔白薄腻，脉沉细。此脾胃失和，升降不利，气滞水停所致。治当健脾利水，理气消胀。

处方：党参15g，白术15g，茯苓15g，陈皮15g，桂枝15g，猪苓12g，泽泻18g，大腹皮15g，厚朴15g，枳壳15g，大黄15g（泡兑），滑石20g，黑丑20g，莱菔子15g，柴胡15g，白芍15g，八月札15g，香附15g，郁金15g，甘草6g。2剂，水煎温服。

二诊（11月27日）：上方服后，小便畅解，大便畅泻，腹胀顿消，惟纳食未复，肢体倦困，右胁隐痛。舌淡苔薄白，脉弦缓。宜理气健脾，用香砂六君子汤加味。

处方：黄芪20g，当归15g，党参15g，白术15g，茯苓15g，陈皮15g，砂仁15g，香附15g，山药15g，谷麦芽各15g，柴胡15g，白芍15g，炙甘草6g。水煎温服。

服后纳食渐增，精神始振。后守此方，随症增减，调理近月而愈。

按： 经乱量多，日久不净，延时数月，气血已虚，又经手术，气血再伤；或因术后护理失当，寒湿入里，伤中困脾；或恣食生冷，伤及脾胃，运化失健，皆致气机升降失调，水津不布，气血郁滞，发为胀满。故宜健脾利水，理气消胀。方用四君子汤益气健脾，以固其本；五苓散合滑石，温阳化气，利水渗湿；小承气汤合黑丑，轻泻通便，排出积滞；又以四逆散合陈皮、八月札、莱菔子、香附、郁金，疏肝理脾，行气消胀。四方合用，虚补实泻，行气利水，通便消胀。2剂后，病解正虚，乃以香砂六君子汤加当归、白芍、黄芪、山药等品，补气养血，健脾和胃，调理半月而愈。

例五：胃体下垂

族妹华珍，年逾五旬，素有胃病，却未重视，以致日重。2000年5月9日来诊。

进屋便哭诉："哥啊，妹患哽食病了，进食已难，将不久人世矣。""哽食病"者，噎膈俗称也。余闻而吓之，曰："病重如此，何不早医？"妹曰："曾请医服药，未见效应。早有求兄之念，唯兄奉调外地，往返不便，今实无奈，专来求兄救命。"

细观族妹，面色萎黄，形体消瘦，精神萎靡。时虽五月，棉衣未去，乃知畏寒惧冷。言语低微，知中气不足。再询他症，则进食作哽，已有半年。迩来日重，稀粥面糊，小口慢咽，犹可下咽；大口急吞，食哽咽喉，虽汤水亦难咽下，唯挺胸拍背，哽塞食物，方可缓下。口淡乏味，食少难化；食后腹胀，饥时胀缓，弯腰腹胀如撑；胃脘隐痛，嗳气连连；终日肛胀欲便，虚坐努挣，大便难出，偶出粪便，细如笔管。伴头晕目眩，耳鸣脑响，动辄心累；夜难安枕，噩梦纷纭，惊吓而醒，醒后心悸不安。六脉沉迟，重按无力。舌淡如纸，胖大水滑。诊毕问："进食作哽，可曾呕出？"答曰："未也。"余曰："虽哽不呕，病非噎膈。此中焦虚寒所致。"妹闻此言，心情稍舒。遂疏附子理中汤合厚朴生姜半夏甘草人参汤加味予服。

处方：干姜15g，白术15g，党参15g，附片15g（先煎），厚朴12g，法半夏12g，陈皮12g，生姜20g，黄芪30g，赭石18g，旋覆花10g（包煎），炙甘草6g。水煎温服。忌生冷、油腻。

午后，族妹带方回家。6月7日再次来诊，告谓：上方连服4剂，进食已畅，干饭、馒头均能下咽，腹膨消减。于 5 月 15 日去广安医院检查，除慢性浅表性胃炎外，并胃下垂 12cm。

刻下：腹胀稍减，嗳气减少，纳谷有增，肛胀亦缓。唯大便仍溏，头目晕眩，眠差易醒，屡做噩梦，醒后心悸。舌淡苔白腻，脉沉缓无力。此脾胃虚寒，中气下陷，胃体下垂；且胃不和则寝不安，脾胃虚弱，化源不足，肝血亏虚，魂不守舍，故失眠多梦。

方一，治失眠多梦。

处方：法半夏 15g，茯苓 15g，陈皮 12g，枳壳 12g，竹茹 10g，党参 15g，当归 12g，炒枣仁 15g，柏子仁 15g，生龙牡各 30g，甘草 6g，首乌藤 30g。水煎温服。

方二，治疗胃下垂。

处方：炒苍术 300g，研为细末，每于餐前半小时，取药粉 5g，温水调服。

药粉服完，续服成药补中益气丸数瓶。

7 月 11 日来诊时，腹胀、肛胀均除，仅头昏多梦，易于疲乏等症。乃以十全大补汤加龙骨、牡蛎、柏子仁、龙眼肉等品，益气养血安神调理。

此后身体日健，迄今健在，患病反少。

又，华蓥赵翁国华者，年逾六旬。患腹胀多年，服药效渺。2001 年 6 月 4 日，家人陪其去华蓥市鸿阳医院检查，经食管 X 线钡餐检查提示：慢性胃炎，胃下垂 10cm。

时有一人亦在查病，知赵翁病情后，力荐求余诊治，并示乘车路径。

6 月 7 日赵翁来诊。询知脘腹胀满，活动尤甚，平卧胀痛可缓；嗳气泛酸，食欲尚可，进食稍多，非仅胀痛益甚，且泛恶呕哕，直至吐出食物，胀痛方缓；大便细如笔管，久蹲方出些许。伴头昏胀痛，眠差。舌淡苔白滑，脉沉缓无力。此脾虚胃寒，中气下陷所致。治当温中散寒，升举中气。用理中汤合补中益气汤加减。

处方：党参 15g，干姜 15g，浙白术 15g，苍术 15g，黄芪 30g，柴胡 10g，升麻 10g，枳壳 20g，槟榔片 12g，吴茱萸 6g，当归 12g，炙甘草 6g。10 剂，水煎温服。

7 月 2 日来诊时，诸症缓解。原方白术减为 12g，苍术增至 18g。又进 5 剂，腹胀遂除。

按： 凡脏器下垂者，皆脾胃虚弱所致也。其或禀赋素亏，思虑伤脾，脾虚气陷，运化失健，肌肉不坚（脾主肌肉），升举无力，胃因下垂；或过食寒凉，既损脾气，又伤中阳，水湿不运，化为痰饮，积而成囊，重而下坠，升举无力，因致胃垂。治当益气健脾，升阳举陷，常用补中益气汤加减。

苍术治疗胃下垂，系袭用汪益精"单味苍术能治胃下垂"之法。该文载于《中医杂志》1997年第二期。其法：用苍术10～15g，加水武火煮沸3分钟，再文火缓煎20分钟，煎成药汁，分次服用。余为服用方便，改炒苍术研末，每于餐前半小时，温水送服5g，其效亦佳。苍术炒后，更增辛香醒脾之效。

现代药理研究表明，苍术可兴奋胃肠平滑肌，增强胃肠蠕动，有利于停饮痰湿排出。考苍术辛苦性温，"燥土利水，泄饮消痰，行瘀去满，化痞除癥"（《医学摘粹·本草类要·散药门》），故许学士用治痰饮成囊，极为有效。盖其有除湿强脾、升发阳气、逐痰饮、化水气、消胀满之能，故对脾虚气陷，湿阻水停之胃下垂，颇有疗效。

例六：脾虚气滞

李翁开祥，年六十五，住中和四村。1998年1月17日来诊。

脘腹作胀，已有年余，稍进干食，脘胀益甚。黎明隐痛，起床缓解。多处医治，其效不彰。1998年1月13日，经广安医院胃镜检查示：胃窦大弯处，有多个隆起，最大0.4cm×0.4cm，诊为"疣状胃炎"。其媳王女，素患痛经，婚后3年未孕，去年为余所愈，并得一子，因知余术，唯恐公爹疣物癌变，带翁来诊。

患者形销色悴，精神萎靡。与之交谈，言语低微。经询得知：脘腹作胀，昼夜不减，凌晨隐痛，按之稍缓；食少难化，噫气泛酸，喉中痰滞，时欲咳吐，短气乏力，大便偏稀，二日一行，小便淡黄。舌淡苔薄白腻，脉沉缓。此脾虚气滞，痰湿中阻所致。宜健脾除湿，理气化痰。方用香砂六君子汤合厚朴生姜半夏甘草人参汤加味。

处方：党参15g，白术15g，茯苓15g，半夏15g，陈皮15g，砂仁15g，木香15g，厚朴15g，楂曲各20g，郁金15g，白芥子12g，瓦楞子30g，浙贝母（打碎）15g，莱菔子（炒）15g，赭石20g，甘草6g，天台乌药 15g，生姜 10g。2 剂，水煎温服。

二诊（1 月 21 日）：上方服后，脘胀稍减，时有隐痛，嗳气仍频，吞酸未减，纳谷稍增，身倦亦减，痰涎仍多。舌苔黄腻，脉细缓。上方加减续进。

处方：党参 15g，白术 15g，半夏 15g，陈皮 15g，赭石 30g，瓜蒌皮 15g，枳壳 15g，香附 15g，砂仁 20g，楂曲各 20g，浙贝母 15g，白芥子 15g，海螵蛸 18g，僵蚕 15g，乌梅 20g，木香 15g，瓦楞子 20g，甘草 6g，生姜 10g。2 剂，水煎温服。

三诊（2 月 1 日）：嗳气减少，纳谷增多，脘腹作胀缓解，精神稍振，仍然吞酸，饥时脘痛。近日天寒，感寒身痛，汗出恶风。脉浮细缓，舌苔薄白。前方加入桂枝汤，疏风解表。

处方：党参 15g，白术 15g，茯苓 15g，半夏 15g，黄芪 15g，桂枝 15g，白芍 15g，浙贝母 15g，海螵蛸 20g，八月札 15g，木香 15g，吴茱萸 6g，瓦楞子 30g，赭石 30g，丹参 15g，浙贝母（打碎）15g，白芥子 12g，莪术 15g，枳壳 15g，甘草 6g。2 剂，水煎温服。

四诊（2 月 6 日）：初服 1 剂，诸症减轻，胃口大开，欲饱肥甘，乃购猪蹄，炖而啖之。次日腹泻，遂又停药。泻止后继服第二剂。今胃脘已舒，脉浮缓，舌薄白。乃以益气健脾，理气化痰之方投之。

处方：党参 15g，白术 15g，茯苓 15g，半夏 15g，黄芪 20g，瓦楞子 20g，海螵蛸 20g，吴茱萸 6g，浙贝母（打碎）15g，干姜 12g，丹参 15g，郁金 15g，八月札 15g，木香 15g，砂仁 10g，陈皮 15g，甘草 6g。2 剂，水煎温服。

五诊（2 月 12 日）：自初诊服益气健脾、理气化痰方，迄今已有 8 剂，脘腹胀痛均除，饮食倍增，消化亦佳，二便正常，面有血色，体增 2 斤。唯午夜醒后，腹部尚觉微痛，舌苔薄白，脉象浮缓。上方稍作调整，再进。

处方：黄芪 30g，党参 15g，白术 15g，茯苓 15g，陈皮 15g，半夏 15g，枳壳 15g，浙贝母（打碎）15g，瓦楞子 20g，白芥子 12g，木香 12g，莪术 15g，海螵蛸 20g，乌梅 15g，僵蚕 12g，香附 15g，郁金 15g，天台乌药 15g，楂曲各 10g，甘草 6g。4 剂，水煎温服。

端午期间，再去广安医院胃镜复查，疣状物已消失。

按： 患者形体消瘦，面色憔悴，精神萎靡，脘腹作胀，食少难化，嗳气泛酸，短气乏力，大便偏稀，痰滞喉中，一派脾虚气弱，湿停气滞之象。而脾虚气弱为本，气机不利，痰湿阻滞为标，实为虚实夹杂之证。故当益气健脾，化痰理气，标本兼顾。方用香砂六君子汤合厚朴生姜半夏甘草人参汤加味。方中党参、黄芪、茯苓、甘草，健脾益气，以助运化；陈皮、砂仁、莱菔子、山楂、神曲，开胃消食；木香、厚朴、天台乌药、陈皮，行气止痛，消胀除满；赭石镇逆消痰，下气除嗳。疣状赘物，乃痰聚而生，故加白芥子、瓦楞子、浙贝母，合半夏、生姜，化痰软坚，消散疣物。服后腹胀缓解，故去厚朴、莱菔子，而加入僵蚕、乌梅，以增消疣之力。此后随症加减，连进12剂，病愈疣除。

十七、腹痛二例

例一：寒积腹痛

江乾传，年四十七，临溪人也。

半月前，上山购买石灰，运至中和贩卖，赚取力钱，贴补家用。为省午餐开销，自带麦粑，作为午餐。麦粑虽已冷硬，为果腹充饥，仍细咀慢嚼。干食难咽，时有噎塞，又掬井水下食。食罢脘腹骤冷，遂挑担疾行，运动驱寒。然冷食落腹，总觉梗塞，走走歇歇，日斜方归。当晚腹中隐痛，然人困马乏，亦入梦乡。黎明痛醒，且呕宿食，即就医药。十余日，连更三医，腹痛不止，乃于1989年5月26日，来就余诊。

观其外貌修伟，双手捂腹，面有难色。询知脐腹冷痛，得暖痛减，遇寒痛增，痛甚登圊，欲解不出，或仅矢气。余以手探其腹，板硬如冰，重按拒之。伴纳差乏味，肢体酸痛，四末不温。舌淡苔灰白厚腻，脉息沉迟。此寒积中焦，气血受阻，不通则痛。治当温下寒积，理气止痛。取温脾汤加减投之。

处方：附片15g（先煎），干姜15g，大黄15g（开水泡兑），天台乌药15g，砂仁10g，木香15g，厚朴15g，炙甘草6g。水煎温服。

二诊（5月28日）：上方服后，大便爽下1次，腹痛缓解，按之仍痛，思食热粥，少啜即止。舌苔仍厚腻，脉象沉缓。是寒积未尽，再议温下。

上方加减再进。

处方：干姜 15g，附片 10g（先煎），大黄 15g（开水泡兑），厚朴 15g，枳壳 15g，木香 15g，天台乌药 15g，草果 15g，甘草 6g，广藿香 15g。水煎温服。

服后又泻 2 次，便夹白色痰样物甚多，腹痛顿止。后以香砂六君子汤加减善后。

按： 冷食骤入热肠，寒邪必凝肠胃，中阳被遏，气机受阻，不通则痛；且阳失温通，则腹冷如冰，四末亦凉；寒则滞谷，糟粕阻肠，故腹痛拒按、纳差乏味。此系寒积腹中之实证。治当温下寒积，理气止痛。方中附片温阳散寒，与大黄同用，共下腹中寒积；干姜温中助阳，协附片温阳散寒；天台乌药、木香、厚朴，理气行滞，助大黄泻下寒积；甘草益气固中，调和诸药。服后大便虽解一次，仍腹冷拒按，是冷积未尽之故。二诊仍以原方加减再进，务使寒积尽除。再以香砂六君子汤加减，扶脾善后。

例二：急性出血性坏死性胰腺炎后遗症

卢女桂仙，年方十八，天宝乡人。2000 年 11 月 15 日初诊。

约二十日前，突患腹部剧痛、恶心呕吐等症，家人即送江华厂医院治疗，经检查，诊为"急性出血性坏死性胰腺炎"。住院 21 天，病情缓解而出院。父兄抬之来诊。

伊面黄形瘦，精神不振，频频呃逆。询其所苦，低声答曰："腹部胀痛，左侧尤甚。"嘱其母，解衣察之。见腹部膨隆，如足月孕腹；按之绷急而痛增；量其腹围，达 84cm。再询他症，则嗜睡乏力，下肢酸软，纳谷乏味，食少难化，大便量少，解出不畅，小便短黄。舌淡胖，苔薄白，切脉沉细缓。细析脉症，当系肝郁气滞，脾失健运所致。治当疏肝理气，健脾降逆。用四逆散合异功散汤加入丁香、柿蒂等品。

处方：柴胡 15g，白芍 15g，青皮 15g，党参 15g，白术 15g，茯苓 15g，陈皮 15g，八月札 15g，香附 15g，郁金 15g，楂曲各 20g，二芽各 15g，丁香 10g，柿蒂 12g，川厚朴 15g，甘草 6g。2 剂，水煎温服，每日 1 剂。

二诊（11 月 17 日）：服上方 2 剂，矢气不断，腹胀渐消，呃逆亦稀，纳增知味，嗜睡减少，精神稍振，腹仍微痛，大便 2 日未解。舌淡苔薄白，边有齿印，脉沉细。上方加减续进。

处方：柴胡15g，白芍15g，枳壳15g，槟榔片15g，当归15g，木香15g，八月札15g，香附15g，莱菔子15g，丁香10g，柿蒂12g，党参15g，白术15g，茯苓15g，甘草6g。2剂，水煎温服。

三诊（12月11日）：2剂服完，诸症均除，以为痊愈，便停方药。时经半月，病又复发，呃逆再起，胃脘胀痛，延及两胁，食后尤甚，纳食锐减，消化不良，倦怠嗜睡，夜卧汗出。舌淡苔白，脉沉细缓，仍按一诊方治之。

处方：柴胡15g，白芍15g，青皮15g，党参15g，白术15g，陈皮15g，茯苓15g，丁香10g，柿蒂12g，砂仁10g，木香15g，楂曲各20g，川芎15g，甘草6g，香橼15g。2剂，水煎温服。

四诊（12月14日）：上方服后，痛止胀缓，呃逆消除，饮食虽增，消化欠佳，左胁隐痛。舌淡苔白，脉沉缓。仍当疏肝理气。

处方：柴胡15g，白芍15g，枳壳15g，川芎15g，香附15g，陈皮15g，延胡索15g，川楝子10g，吴茱萸6g，楂曲各20g，麦芽15g，八月札15g，香橼15g，甘草6g。2剂，水煎温服。

2剂后，胀痛均除，唯纳谷未复，乃以香砂六君子汤加减善后。

按：此女起病急，病情重，医院救治，较为稳妥。若在缺医少药偏远之地，如此急症，当何应急？余早年曾治一青年，上腹剧痛，如刺如绞，恶心呕吐，头身冷汗。余先以针灸止痛，取上脘、双内关、双足三里，强刺留针，每10分钟行针1次，约半小时后，疼痛缓解而出针。须臾疼痛又起，遂又针中脘、下脘、双间使、双下巨虚、双阳陵泉，仍强刺留针，每10分钟行针1次，约10分钟，疼痛又止。此次留针观察，行针间隔略微延长。留针约2小时，痛未再发，乃出其针，疏大柴胡汤加减予服。其痛未再复发。

中医并无"急性出血性坏死性胰腺炎"之病名，然在中医古籍中，亦有类似此病的记载。如《伤寒论》有"结胸热实，脉沉而紧，心下痛，按之石硬者，大陷胸汤主之"（135条）；"从心下至少腹，硬满而痛，不可近者，大陷胸汤主之"（137条）。究其发病机理，不外饮食不节，或情志失和，致使肝脾胆胃，功能紊乱，气机升降失调，湿热内蕴，壅滞脾胃而发病。

此女来诊时，因疾病消耗，正气亏虚，故面黄消瘦、精神不振；气滞不行而腹胀，胃气上逆而呃逆，脾失健运而纳少难化、大便少而不畅。故用四逆散加香附、郁金、八月札，疏肝解郁，理气消胀；厚朴、丁香、柿蒂，温中降逆，下气止呃；复用异功散加山楂、神曲、谷芽、麦芽，益气健脾，开胃消食。后按此方加减，虽停药复发，亦守此法治之。待胀消、痛止、呃除后，乃以香砂六君子汤加减善后。

十八、暴饮胸痹

萧女永群，年二十三，渠河乡人。1992年2月9日来诊。

产后数日，身热汗多，燥渴欲饮，水壶已涸，家人外出，转视墙角，有啤酒数瓶，系"打三朝"所剩。启盖饮之，一瓶饮罢，尚未解渴，复饮两瓶，渐致头晕脑涨，昏昏入睡。日暮夫归，见妻昏睡，面红耳赤，口中酒味。摇而呼之，肖女始醒，眼尚朦胧，仍呼饮水。其夫生火烧水，未几水至，饮罢神志稍清，谓："胸痛脘闷，痛彻背心。"

肖女二十结婚，年余不孕，去年经余调治，始得此子，因信余术，乃令其夫，陪同来诊。切脉弦滑，察舌苔白厚腻，因问："汝何处不舒？"伊夫抢而答之："昨饮啤酒三瓶，醉卧半日。"细询其症，则曰："头昏胀痛，胸脘痞痛，痛彻背部，坐卧不安，厌食口渴，身软乏力。"此酒伤脾胃，生湿化痰，胸阳痹阻，而致胸痹。治当宣痹通阳，燥湿运脾。用枳实薤白桂枝汤合平胃散加减。

处方：枳壳15g，厚朴15g，薤白12g，桂枝15g，瓜蒌皮15g，苍术15g，白豆蔻10g，白芷15g，川芎15g，葛根30g，建曲20g。2剂，水煎温服。

二诊（2月13日）：上方服后，胸脘痞痛彻背消除，舌苔已化，纳谷有增，口已不渴。昨又感冒，头晕恶风，胃脘隐痛，脉浮缓。予解表理气和胃，用四逆散加味。

处方：柴胡15g，白芍15g，枳壳15g，白芷15g，防风15g，葛根20g，香附15g，木香15g，甘草6g。水煎温服。

按："酒者，水谷之精，熟谷之液也，其性慓悍"（《灵枢·营卫生会》)。故曰：酒性辛散，走窜脏腑，生湿结毒，化火生痰，毒伤人体，"少饮壮阳，过多损命"。萧女素不饮酒，虽为低度啤酒，过量亦醉，生湿化痰，蒙蔽胸阳，阻碍气机，故见胸脘痞痛、痛彻背部等症。仲景《金匮要略·胸痹心痛短气病脉证治》云："胸痹，心中痞气，气结在胸，胸满，胁逆抢心，枳实薤白桂枝汤主之，人参汤亦主之。"此属实证胸痹，故拟枳实薤白桂枝汤宣痹通阳；合平胃散燥湿运脾，理气和胃；加入葛根以解酒毒；白豆蔻、建曲化湿消痞，开胃消食；白芷、川芎，除昏止痛。服后胸阳得展，痰湿得化，诸症遂除。二诊为外感风寒，兼胃气不和，故用四逆散加味解之。

十九、淋证十例

例一：劳淋

刘君应华，年四十六，中和人。其子刘江，就读我校，一日来询："家父解尿困难，不知老师可曾医过？"余曰："可领汝父来诊方知。"遂于1987年6月29日，带父来诊。

观刘君面色㿠白，形体瘦弱。落座便述：小便淋沥，茎中隐痛，已逾2年。半年前，又现梦遗。言罢，出处方一叠，皆近期所服。阅之，有投龙胆泻肝汤，清泻肝胆者；有用六味丸、知柏地黄辈，滋阴泻火，从肾论治者。询之："何方有效，何方无效？"答曰："皆乏疗效。"

切其脉，沉细无力，舌淡中部淡黄薄腻苔。经详询得知：解尿等待，滴沥而下，茎中隐痛，牵引小腹。每次解尿，费时倍常。苟稍劳累，淋涩尤甚。素易感冒，动辄汗出，频频喷嚏，清涕直流。肛门坠胀，解便努责，小便犹滴沥而出。此劳淋也。属气虚下陷，清阳不升所致。当补益中气。用补中益气汤加减。

处方：黄芪30g，党参15g，白术15g，当归12g，柴胡15g，升麻10g，陈皮15g，桔梗12g，砂仁10g，杏仁10g，通草6g，滑石30g，小茴香15g，乌药15g，甘草6g。2剂，水煎温服。忌辛辣之物。

二诊（7月3日）：服上方2剂，尿量增多，淋涩有减，肛坠亦缓。唯茎中灼热，隐隐胀痛，若得矢气，胀痛顿减，解尿亦畅。尿液淡黄微浑，小腹仍胀，尿后余沥。舌淡苔薄白，脉沉细缓。上方加减再进。

处方：黄芪30g，党参15g，白术15g，当归15g，柴胡15g，升麻10g，天台乌药15g，冬葵子15g，沉香5g，石韦15g，白芍15g，甘草6g，小茴香15g。2剂，水煎温服。

三诊（7月7日）：2剂服后，解尿已畅，阴茎亦不灼热，脉沉细缓，舌淡苔薄白。上方去理气之品，加入补肾之剂。

处方：黄芪30g，党参15g，白术15g，当归15g，柴胡15g，山药15g，菟丝子15g，莲子15g，白芍15g，石韦15g，天台乌药15g，甘草6g。2剂，水煎温服。

1周后，刘江来告：父病愈矣。

按：《灵枢·口问》曰："中气不足，溲便为之变。"故中气虚乏，可致淋证。考此病之致，或脾气素虚，或劳倦伤脾，或饥饱失宜，耗伤中气；或过服寒凉，损伤脾阳，脾运不健，致使中气下陷，排尿无力，淋涩难通，遂成斯疾。故当益气升清，理气导尿。方用补中益气汤，补益中气，助力排尿。肺主气而为水之上源，肺窍开启，则下窍通利，故加桔梗开提肺气，杏仁肃降肺气，宣肃正常，小便亦可畅通；砂仁、小茴香、乌药，行中、下焦气滞；通草、滑石，疏利下焦壅塞，利窍通淋，为治标之剂。二诊时，淋涩减轻，仍未畅通，又增茎中热胀；若得矢气，茎胀可减，解尿亦畅，是下焦气滞，郁而生热。故加沉香疏理下焦气滞；冬葵子、石韦，滑利尿窍，除热通淋。三诊时，尿畅热除，培补脾肾，以杜复发。

例二：膏淋

何翁本涂，年六十有八，住赛龙二村。1991年8月11日初诊。

半年来，小便淋涩，久站方出，或滴沥而下，或尿出如丝，未尽即止，终日尿胀，登圊频仍。尿液浑浊，色如米泔，夹有臭气，尿后茎中隐痛，须臾方已，小腹不温。舌质淡红，苔白根厚，切脉弦缓。此膏淋也，乃下焦虚寒，湿流膀胱，气化不行所致。当分清泌浊，温阳化气。用萆薢分清饮合五苓散治之。

处方：萆薢30g，天台乌药15g，益智12g，石菖蒲10g，甘草梢6g，桂枝12g，白术12g，茯苓15g，猪苓10g，泽泻18g。2剂，水煎温服。

二诊（8月17日）：上方服后，小便稍畅，尿量增多，尿臭未减，尿后阴茎仍觉微痛，咳嗽尿出。舌淡红，苔白根稍厚，脉沉弦。上方加党参，续进。

处方：萆薢30g，益智仁15g，天台乌药15g，石菖蒲10g，桂枝15g，白术15g，茯苓15g，猪苓10g，泽泻18g，党参15g，甘草6g。2剂，水煎温服。

三诊（8月24日）：服上方2剂，小便较畅，茎痛消失，唯解尿偶有中断，尿液微浑仍臭。舌淡红，苔薄白，脉弦缓。上方减味予服。

处方：萆薢30g，益智仁15g，天台乌药15g，石菖蒲10g，滑石30g，甘草5g。2剂，水煎温服。

服后渐安。

按：膏淋乃小便浑浊如米泔，或有滑腻之物。解尿淋涩，阴茎热痛，多因湿邪下注，结于膀胱，以致膀胱气化不行，不能制约脂液，随尿而下，因致小便浑浊。治宜利湿化浊，温阳化气。方用萆薢分清化浊；石菖蒲利气通窍，兼化湿浊；乌药、益智，补肾助阳，散膀胱冷气；又以五苓散温阳化气，利水通淋。服后小便稍畅，尿量增多。尿时茎中刺痛者为实，患者尿后隐痛，虚也；咳而尿出，亦虚也。故二诊方中加入党参。三诊尿臭未除，系湿郁化热致臭，且解尿中断，窍必不利，故加入六一散，清利湿热，滑利尿窍，遂得向安。

膏淋一证，医家多指为热或湿热下注所致。如《丹溪心法·淋》云："淋有五，皆属乎热。"《医碥·淋》云："膏淋，湿热伤气分，水液浑浊，如膏如涕，如米泔。"然本例患者，并无解尿灼痛等热象，反见小腹不温、尿后阴茎隐痛、舌苔白厚、脉缓等寒湿之象。乃以脉症为据，辨为下焦虚寒，湿流膀胱，气化不行。故用萆薢分清饮合五苓散，分清泌浊，温阳化气。

例三：寒淋

曾生光友，年二十六，中和人也。

小便淋痛，已有数月，服药虽多，疗效均逊。2000年5月9日，患者求治刘姓中医。刘曾两诊，仍未获效，转荐余诊。

余询前医治疗经过，遂出处方一叠，展示诸方，皆清热通淋之剂。切其脉，沉细而缓，重按无力，舌淡苔薄白。舌脉均非实热之象，却有虚寒之征。观其面色无华，精神欠佳。自云小便频急，淋涩疼痛，余沥难尽，常湿内裤；小腹作胀，会阴不适，腰尻酸痛，畏寒肢冷，渴喜热饮，大便秘结，解出困难。脉症汇参，当属寒淋。乃肾气素虚，感受风寒，袭入膀胱，下焦虚冷，而致淋涩。《素问·灵兰秘典论》云："膀胱者，州都之官，津液藏焉，气化则能出矣。"膀胱为津液之府，气化方能排出尿液。今寒客州都，气化失职，尿液难出，而成淋证。故当温阳化气，利水通淋。方用五苓散加味。

处方：桂枝 10g，白术 30g，猪苓 15g，茯苓 15g，泽泻 18g，附片 12g（先煎），肉桂 10g，天台乌药 15g，小茴香 15g，火麻仁 15g。水煎温服。

二诊（5月11日）：服上方 1 剂，二便均已通畅，其余诸症，亦得缓解。唯解尿阴茎仍痛，小便余沥难尽，又见咳嗽。舌淡苔薄白，脉沉缓无力。前方加减续进。

处方：肉桂 12g，白术 15g，茯苓 15g，猪苓 12g，泽泻 18g，小茴香 12g，天台乌药 15g，益智 15g，覆盆子 12g，杏仁 12g，桔梗 15g，前胡 15g，甘草 6g。水煎温服。并嘱愈后购服金匮肾气丸，以资巩固。

按：《医宗金鉴》云："寒淋者，皆因风寒乘入膀胱，致下焦受冷，遂成寒淋。"并用歌诀括其症治："冷气入胞成寒淋，小便闭塞胀难禁。淋漓不断腹隐痛，五苓倍桂小茴神。"再加注释，更易理解："寒淋者，皆因风寒乘入膀胱，致下焦受寒，遂成寒淋。其候小便闭塞，胀痛难禁，不时淋漓，少腹隐痛，须以五苓散倍加肉桂、小茴香治之，其淋自愈。"方用五苓散加入肉桂、附片，匡扶肾气，而助膀胱气化；加小茴香、天台乌药，理气散寒；倍白术，加火麻仁，以润肠通便。本例治疗，悉按古训，验之临床，诚有良效。

例四：寒淋

游妇中莲，年四十一，渠河乡人。

烈日夏收，汗出口渴，井边暴饮，遂致脘痞胸闷，饮食减退，倦怠乏力，小便不利。曾服中西药数剂，又增大便干结。经人介绍，乃于1992年7月25日，来就余诊。

诊得脉象沉弦，舌淡苔垢。小便频急，或如厕空蹲，或淋涩而出，数滴即止，痛胀引腹。大便艰难，数日一行，久蹲努责，出如羊屎。伴头昏沉重，声嘶咽干，倦怠嗜睡，四肢酸软，手足心热，脘闷不饥，食不知味，口渴频饮，润口即止。此寒淋也，系水饮内停，气不布津，则肠燥便秘；三焦不利，则小便淋涩。治当温阳化饮，宣畅气机。方用苓桂术甘汤合三仁汤加减。

处方：桂枝15g，白术30g，茯苓15g，益智15g，薏苡仁30g，白豆蔻10g，杏仁15g，桔梗10g，防风15g，升麻6g，木蝴蝶15g，滑石20g，甘草6g。2剂，水煎温服。

二诊（7月28日）：服上方2剂后，口咽干燥即除，声音恢复，纳谷知味；小便解出虽畅，但频短而急，忍则溢出；大便虽无颗粒燥屎，解出仍滞，手足心仍热，身倦乏力。舌淡苔薄白，脉沉缓。水饮已化，中气仍虚，宜补中气。

处方：黄芪20g，党参20g，柴胡6g，升麻6g，白术20g，当归15g，陈皮10g，麻仁15g，肉苁蓉15g，山药15g，天台乌药15g，益智15g，甘草6g。2剂，水煎温服。

上方服后，二便渐趋正常。停药半月，大便又滞，小便频急。8月20日专来求疏二诊方，遂查病历记录，抄而予之，连服数剂，未再复发。

按：暴饮冷水，损伤脾阳，寒湿内停，津液不布，则口咽干燥、大便秘结；运化失司，气机不畅，故脘闷不饥、食不知味；膀胱气化不利，则小便不通；湿性重浊，故头昏沉重、倦怠嗜睡、四肢酸软。诸症之起，皆暴饮水停，寒湿内阻所致。故当温阳化饮，宣展气机。方中桂枝、茯苓，温阳化气，利水除饮；白术"既能燥湿实脾，复能缓脾生津"（《本草求真》），故重用以生津通便；脾气升则胃气降，故配少量升麻，升举中气，以利胃肠气降；杏仁、桔梗，宣肃上焦肺气，以利敷布水津，通调水道。肺与大肠互为表里，肺气降，则传导降，大便因而畅通。白豆蔻芳香化湿，宣畅中焦，则脘闷除、食知味矣；薏苡仁、滑石淡渗利水，通利小便；防风祛风胜湿，而治头昏；木蝴蝶利咽消痰，以治声嘶；益智辛温，能"利三焦，调诸气"（《本草拾遗》），故用之；甘草调和诸药，并协白术益气健脾。诸药协调，则水饮除，气机畅，二便安能不通？二诊诸症消除，正虚凸显，故用补中益气汤，扶正善后。

例五：热淋

傅正才，年近花甲，素爱壶觞，食喜辛辣，酿成湿热体质。1999 年 10 月某日，内弟突至，傅君夫妇，见而心欢。除置办酒肉外，又做豆花，款待内弟。四川豆花，系豆浆烧开，点卤凝固，不经包压，直接碗舀上桌，夹一小块，点蘸调料（调料由辣椒、花椒、姜、蒜、香油调成，味甚辛辣），佐酒下饭，实属佳肴。郎舅相逢，心情舒畅，觥筹交错，乐不可支，饮酒微醺，食辣亦多。次日小便淋涩，痛引小腹。傅妻见状，采回草药煎服，又汲井水，兑盐服下，均无显效。连日求医，大致左氧氟沙星、甲氧苄啶片等药，服后尿通痛止，药尽淋涩依旧。如此月余，深以为忧。经人指引，乃于 11 月 19 日，来就余诊。

切脉沉细而数，舌尖赤痛，热食尤甚，苔黄偏腻。询知小便深黄，灼热疼痛，淋涩不畅。伴见心烦口渴，腰及小腹胀痛。此为热淋，乃湿热下注，膀胱气化不利。治当清热利尿通淋。用导赤散合六一散加味治之。

处方：生地黄 15g，竹叶 12g，木通 15g，滑石 30g，甘草梢 5g，栀子 12g，瞿麦 18g，萹蓄 18g，车前草 30g。2 剂，水煎温服。

二诊（11 月 22 日）：上方服后，尿频、尿急、尿痛均得缓解，尿色转清，解出欠畅，小腹仍胀。舌苔白厚，脉缓。热邪已去，气滞未畅，改用四逆散合六一散加味，疏通气机。

处方：柴胡 15g，白芍 15g，枳壳 15g，车前子 15g（包煎），乌药 15g，冬葵子 12g，滑石 18g，甘草 4g。水煎温服。

三诊（11 月 24 日）：解尿畅通，亦不疼痛，唯小腹微胀，舌苔薄白，脉沉缓。下焦气滞，仍未畅通，二诊方去六一散。

处方：柴胡 15g，白芍 15g，枳壳 15g，小茴香 15g，天台乌药 15g，香附 15g，甘草 6g。水煎温服。

按： 患者既有湿热下注之小便淋涩灼痛，又见心火上炎之心烦口渴、舌尖赤痛，故用导赤散合六一散加味治之。方中生地黄甘寒，养阴降火；木通苦寒，通利小便，导热下行；竹叶清热利尿，除烦止渴；甘草梢清热解毒，直达茎中而止痛，并能调和诸药；六一散利尿通淋；栀子清利三焦湿热；瞿麦、萹蓄、车前草，清热除湿，利水通淋。诸药服后，热清湿除，小便通利。二、三诊淋涩缓解，小腹仍胀，乃下焦气滞，故用四逆散加入理气之品，疏理气机而收功。

例六：热淋伤阴

江妪大善，年六十六，中和人。

小便淋涩数月，历经数医，病难制服。其子张平，路闻余名，乃于1991年10月27日，陪母来诊。

诊脉沉细而数，舌瘦红苔白薄。诊毕，其子出前医方十余页。余觇之，或八正散，或导赤散，或五苓散等方加减。询知：小便淋涩，尿痛引腹，腰尻酸胀，阴中烘热，外阴瘙痒，身热心烦，夜难入寐，时而肠鸣，泻便如水，口渴欲饮。此热伤阴津，水热互结之证也。当养阴清热，利水通淋。用猪苓汤合通关散投之。

处方：猪苓12g，茯苓15g，滑石20g，泽泻15g，阿胶10g（烊化兑服），生地黄15g，地肤子20g，黄柏12g，知母12g，肉桂3g。水煎温服。

1剂病减；连进4剂，诸症悉除。

按：此例系水热互结，热伤阴津之淋证。盖热灼阴津，津不上承，故小便不利、口渴欲饮；虚热内扰，故身热心烦、夜难入寐；水走大肠，故肠鸣而泻水样大便；湿流肝经，则外阴瘙痒。治当养阴清热，利水通淋，兼以止痒。方中猪苓入膀胱经、肾经，淡渗利水；泽泻、茯苓，助猪苓淡渗水湿；滑石清热利尿；生地黄、阿胶，滋阴润燥，既益已伤之阴，又防渗利重伤阴血。通关丸以知柏滋阴清热，佐以少许肉桂，温阳化气，古名滋肾通关丸，用以通下焦至阴之热闭；地肤子利小便，清湿热，除阴部瘙痒。诸药合用，利水而不伤阴，滋阴而不碍邪，乃仲景育阴利水之法也。

例七：血淋

向君光兴，年甫不惑，渠河人。

小便淋漓，尿色深红，阴茎刺痛。曾服西药（用药不详）数日，淋涩如故。2000年10月21日，来就余诊。

刻下频频登厕，滴沥难出，尿色鲜红，灼热刺痛，小腹满急。伴大便干结，3日未解，口渴心烦。舌红苔黄糙，脉数有力。此血淋也，乃热结膀胱，灼伤络脉所致。宜清热凉血，止血通淋。用小蓟饮子加减。

处方：小蓟30g，生蒲黄15g，藕节15g，滑石24g，生地黄15g，当归 12g，栀子 15g，天台乌药 15g，琥珀 6g（研末兑服），大黄 15g（后下），瞿麦 15g，石韦 15g，甘草 6g，白茅根 30g。2 剂，水煎饭前 1 小时温服。

二诊（10 月 25 日）：服上方 2 剂，小便已畅，疼痛已除，而尿色微赤。舌红苔薄白，脉弦数。邪热已挫，阴液不足。宜滋养阴液，兼清余热。用六味地黄丸加味。

处方：生地黄 20g，山茱萸 15g，山药 15g，牡丹皮 12g，茯苓 15g，泽泻 15g，瞿麦 14g，石韦 15g，蒲黄 12g，车前子 12g（包煎），莲子 15g。2 剂，水煎温服。

次年春节，人来客往，觥筹交错，肥甘香辣，日啖不绝，积热壅滞，旧病复发。2001 年 2 月 6 日，来寻原方，翻阅病历，摘录一诊处方。1 剂血止，再剂又愈。此后饮食清淡，未再复发。

按：淋证分类，有分五淋者，亦有分六淋、七淋者，尚不统一。如《外台秘要》："五淋者：石淋、气淋、膏淋、劳淋、热淋也。"而《医方类聚》则将淋证分为七类，如"七淋者，石、气、膏、劳、热、血、冷等名为七淋也"。论其病因，诸多医家认为，是由于肾阴亏虚，膀胱热盛所致。如《诸病源候论·淋病候》云："诸淋者，由肾虚而膀胱热故也。"本例患者，症见小便淋涩灼痛、尿色鲜红、小腹满急，是热迫膀胱，损伤络脉，血从下溢所致；热邪上扰，则心烦；热伤津液，则口渴。故当凉血止血，利水通淋，乃为正治。方中重用小蓟，既凉血止血，又利尿通淋；生地黄、蒲黄、藕节、白茅根，助小蓟清热凉血，止血消瘀，养阴生津；滑石、瞿麦、石韦、车前子，清热利水，通淋止涩，引热邪自小便而出；大黄泻火通便，引热邪自大便而出；栀子泻三焦之火，导热下行；当归养血和血，引血归经；甘草缓急止痛，调和诸药。二诊时热邪已挫，淋涩缓解，出血控制。故改用六味地黄汤，养阴治本；加入瞿麦、石韦、蒲黄等品，以清余邪。方颇对症，获效故捷。

例八：血淋

谌翁贵全，年逾花甲，住渠河乡。

尿出紫红，淋涩疼痛，小腹急满，延及腰骶。村医予服西药，2 日后淋痛未减。乃于 2001 年 5 月 8 日，来就余诊。

翁进吾室，匆匆登圊，良久而出。切脉未竟，复又如厕，并高声呼

86

余，验看尿色。余趋观之，滴沥而出，色如浓茶。出谓余曰：尿出茎中如烤，涩痛如刺，偶出血丝。伴大便干结，解出困难，心烦不宁。舌红苔黄，脉数有力。此亦血淋，系热结下焦，迫血妄行所致。治当清热通淋，凉血止血。用小蓟饮子合导赤散加减。

处方：小蓟 15g，蒲黄 15g，车前子 15g（包煎），滑石 30g，栀子 15g，木通 12g，瞿麦 20g，当归 15g，大黄 15g（开水泡兑），生地黄 15g，川牛膝 12g，甘草 5g，鲜竹叶心 30g，白茅根 30g。水煎温服。

1 剂诸症缓解，2 剂即安。

按：谌翁病属血淋，系热结下焦所致。膀胱、大肠皆居下焦，热迫膀胱，灼伤血络，血从下溢，故尿色深红如茶、茎中灼热刺痛。热结大肠，津液受伤，故大便干结，解出困难。舌红苔黄，脉数有力，皆为热象。方中小蓟甘寒，凉血止血，利尿通淋，为血淋要药；蒲黄、白茅根，清热利尿，止血散瘀；生地黄凉血养阴；扁蓄、瞿麦，清利膀胱湿热，导热下行；滑石、木通、车前子、竹叶心，清热除烦，利窍通淋；栀子泻三焦实火，引热下行；大黄通腑泄热，畅通大便；当归养血和血，引血归经；甘草调和诸药，缓急止痛。诸药协同，共收清热凉血、利水通淋、泄热通便之效。

本病与尿血之别，在于有否疼痛满急、热涩刺痛症状，如无，当属尿血。

例九：淋浊

唐治平，男，36 岁，华蓥市干部。

尿频且急，解尿涩痛，历治罔效。1996 年 8 月 4 日，经华蓥山矿务局医院诊为"尿道炎"。服药月余，病仍如故。10 月 2 日，又赴重庆西南医院复查，诊为"前列腺炎"。开药回家，药尽复往续药，如此再三，仍未得愈。其父瑞文，居邻我校，家人生病，求余辄愈，见子病势缠绵，经年难愈，专去华蓥，劝服中药。乃于 1997 年 9 月 13 日，随父来诊。

询知尿频尿急，夜间尤甚，解尿茎痛兼痒，尿液浑浊，余沥难尽，尿后滴白，黏如精液。平时尿道微痒，会阴胀痛，牵引左睾，尿后暂缓。伴腰膝酸软，精神萎靡，背寒肢冷，阳痿梦遗，大便素溏。舌淡暗有齿印，苔薄白，脉沉细缓。此淋浊也，乃脾肾阳虚，寒湿瘀血，阻于下焦，膀胱气化失司，水道不得宣通所致。当益气温肾，散寒除湿，活血化瘀。用保元汤合四君子汤、桃红四物汤加减。

处方：生晒参 15g，黄芪 30g，肉桂 12g，附片 15g（先煎），白术 15g，茯苓 15g，当归 15g，川芎 12g，赤芍 15g，桃仁 15g，红花 10g，琥珀 6g（研末兑服），益智 15g，覆盆子 15g，淫羊藿 12g，草薢 20g，天台乌药 15g，川牛膝 15g，炙甘草 6g。3 剂，水煎温服。嘱忌房事。

二诊（9 月 20 日）：尿次减少，尿急缓解，精神有振，背暖肢温，腰膝酸软亦减。会阴仍隐隐胀痛，茎内作痒，挤压仍出白色黏液。舌淡边有瘀点，脉沉缓。仍当温肾活血，利湿化浊。

处方：肉桂 12g，附片 15g（先煎），覆盆子 15g，桑螵蛸 12g，当归 15g，赤芍 15g，川芎 15g，生地黄 15g，红花 10g，桃仁 15g，水蛭 6g（研粉兑服），草薢 30g，天台乌药 15g，益智 15g，茯苓 15g，淫羊藿 12g，益母草 15g，枳壳 15g，川牛膝 15g。6 剂，水煎温服。

三诊（10 月 2 日）：上方服后，解尿已畅，亦不尿痛，尿道已不觉痒，但挤压阴茎，犹见少许白色黏液溢出，腰及会阴仍隐隐胀痛，近期 2 次梦遗。舌淡胖，苔白润，脉沉细无力。肾虚不能藏精，肝虚不能藏魂。治当潜阳摄阴，方中再入二加龙牡汤。

处方：桂枝 15g，白芍 15g，龙牡各 30g，白薇 15g，附片 15g（先煎），草薢 20g，益智 15g，天台乌药 15g，白术 15g，茯苓 15g，小茴香 15g，丹参 15g，赤芍 15g，桃仁 15g，覆盆子 15g，淫羊藿 12g，炙甘草 6g，生姜 4 片。3 剂，水煎温服。

四诊（10 月 10 日）：腰部及会阴胀痛消除，龟头鱼口时有微痒，挤压阴茎，偶有少量黏液溢出，大便偏稀。舌淡胖暗，苔薄白润，脉沉细缓。前方加减再进。

处方：桂枝 15g，白芍 15g，附片 15g（先煎），白薇 15g，龙牡各 30g，赤芍 15g，当归 15g，丹参 15g，覆盆子 15g，淫羊藿 12g，草薢 20g，天台乌药 15g，益智 15g，白术 15g，茯苓 15g，甘草 6g，大枣 10g，生姜 10g。水煎温服。

次年春节，渠来致谢，谓：上方共服 5 剂，诸症均除。

按：小便频急，浑浊涩痛，尿后滴白，此为淋浊，即淋证而兼白浊也。淋与浊虽均出于前阴，实则内有二窍，一通精属乎肾，一通尿属膀胱。排尿则精窍闭而尿窍启，射精则尿窍闭而精窍启。故浊证病在肾，而淋证病在膀胱。患者除尿频、尿急、尿痛外，尚见腰膝酸软、背寒肢冷、阳痿梦遗等肾阳虚乏之症。其会阴胀痛，牵引睾丸，系瘀阻气滞所致。瘀血何来？乃交媾忍精不射，败精淤积耳。若夫大便溏薄，则属脾虚湿盛。故宜温肾壮阳，健脾除湿，活血化瘀。方中附片、肉桂，温肾壮阳；四君、黄芪，益气补中，健脾除湿；桃红四物、琥珀、川牛膝，养血活血，散瘀通淋；益智、覆盆子、淫羊藿，温肾固精，兴阳起痿，且治尿频；萆薢利湿祛浊。二诊时，病有缓解，惟会阴仍痛，故于方中加入水蛭，以增逐瘀通经之力。三诊告知，曾两次梦遗。夫漏之不塞，补之安效！故于方中加入二加龙牡汤，以潜阳摄阴，止遗固精。后守此方，渐臻康痊。

例十：尿浊（小便浑浊）

唐瑞友，年近四旬，中和人。1994 年 1 月 1 日来诊。

体丰腹便，能食善啖，素性嗜酒，尤喜肥甘。迩来尿频，短涩不畅，黄赤浑浊，阴中灼痛，腰酸膝软，倦怠乏力，脘痞纳差，渴不多饮。中西迭进，病情如故。切脉细数，舌苔黄腻。证属中焦湿热，下注膀胱。治宜理脾化湿，分清泌浊。用程氏萆薢分清饮加减。

处方：川萆薢 30g，黄柏 15g，石菖蒲 10g，茯苓 15g，白术 15g，薏苡仁 24g，车前子 10g，莲子 15g，滑石 18g，甘草 3g。水煎，并加少许食盐兑服。

二诊（1 月 11 日）：来诊时谓：服上方 3 剂，午前尿畅色清，午后尿稍浑浊。晨起口渴，精神疲乏，少气懒言，语音低怯，食少便偏稀。舌淡苔薄白，脉沉细无力。湿邪已祛，再补脾健中。

处方：黄芪 20g，党参 15g，白术 15g，升麻 10g，柴胡 15g，当归 12g，陈皮 15g，山药 15g，萆薢 30g，薏苡仁 30g，石菖蒲 10g，芡实 15g，莲子 15g，甘草 6g。3 剂，水煎温服。嘱忌肥甘之物。

按：患者嗜酒喜肥，酿湿生热，湿热中阻，故脘痞纳差、渴不多饮、倦怠乏力、舌苔黄腻；湿热下注，膀胱气化不利，泌别失职，脂液下流，则小便浑浊、频涩灼痛。治当清利湿热，泌别清浊。方用程氏萆薢分清饮加减。方中萆薢利湿化浊；菖蒲化浊除湿，助萆薢分清化浊；黄柏清下焦湿热；茯苓、白术、薏苡仁、莲子，健脾利湿；滑石、车前子，清热利尿，利湿通涩；甘草和中，并调和诸药。服药 3 剂，午前尿畅色清，午后尿稍浑浊。此脾健湿化，清浊泌别，唯中气未复，因用补中益气汤加味，扶正善后。

二十、面瘫三例

例一

唐妪明英，年甫花甲，住中和二村。1989 年 6 月 26 日来诊。

8 天前，突现口鼻㖞斜，即在某医处针灸 5 次，服药 3 剂，㖞僻如故，乃来求治。

见妪口鼻左斜，右眼作胀，下睑外翻，时而瞤动；眼泪盈眶，不时溢出，闭合露睛；进食漏汤，漱口漏水，不能鼓腮，说话变调。嘱妪皱额，右眉不能上移，额无皱纹。伴右侧头项强痛，无汗恶风。舌红苔薄白，脉弦细。此系面瘫，乃风袭头面，稽留阳明、少阳之经。治当祛风通络。

针灸处方：采用经络电冲击疗法。选右侧，颊车－地仓、迎香－下关、阳白－太阳，三组穴位。采用 JJ201 型中国经络诊疗器，对三组穴位依次治疗。先将诊疗器的治疗极，接触颊车，无关电极安放于地仓（两极可互换）。采用疏密波，然后扭开电源开关，进行电冲击治疗，电流由小到大，以面肌群抽动，和患者能忍受为宜，每组治疗 15～20 分钟。然后如法进行二、三组穴位治疗，每日 1 次。另用银针刺左侧合谷，平补平泻，得气后留针 30 分钟，每 10 分钟行针 1 次。

中药处方：葛根汤加味。

葛根 30g，麻黄 12g，桂枝 15g，白芍 15g，南星 15g，白芷 15g，僵蚕 15g，防风 15g，柴胡 15g，甘草 6g，大枣 10g，生姜 10g。水煎温服，每日 1 剂。取汗忌风。

二诊（6 月 27 日）：上方服后，周身汗出，恶风消除，头项强痛缓解，面瘫改善不显。苔薄白，脉弦细缓。改用桂枝加葛根汤加味。

处方：桂枝 15g，白芍 15g，葛根 30g，防风 15g，白芷 15g，黄芪 30g，南星 15g，僵蚕 15g，甘草 6g，大枣 10g，生姜 10g。水煎温服。

针灸处方同前。

三诊（6月30日）：口鼻㖞斜，明显好转，右睑内收，未再瞤动，眼泪减少，目可闭合，但较松弛，皱额左眉上移，右眉微动，额有浅纹。上方再加黄芪、当归，合为益气养血、疏风解痉之剂。

处方：黄芪30g，当归15g，桂枝15g，白芍15g，葛根30g，秦艽15g，僵蚕15g，南星15g，白芷15g，防风15g，甘草6g，大枣15g，生姜10g。水煎温服。

针灸处方同前。

至7月2日，共服药3剂，电冲击治疗7次，患者口鼻已正，双目均可紧闭，皱额左右皱纹一致。

例二

李君远泽，年甫四十，中和人氏。

暑天庭院露宿，清晨醒来，项强面绷，以手搓之，欲缓绷急。其妻见而惊曰："尔口鼻㖞矣！"遂对镜自视，乃知已患面瘫，即求某医。治疗近月，面瘫如故。乃于1989年7月21日，来就余诊。

见其鼻柱右㖞，上唇右斜，下唇左斜，左目下睑外翻，闭合不利，左眼外观，小于右眼。嘱皱额头，左侧无纹。诊脉间又谓余曰："左侧颈肌绷紧，面唇麻木及舌，食不知味，且漏汤饭，进食或活动均易汗出。"舌尖红苔薄白，脉浮缓。此面瘫也，乃风邪中于面部阳明、少阳络脉所致。治当祛风通络。用桂枝加葛根汤加减。

处方：粉葛根30g，桂枝15g，白芍15g，防风15g，僵蚕15g，秦艽15g，南星15g，甘草6g，大枣3枚，生姜4片。水煎温服。取汗忌风。

因畏惧电冲击疗法，故采用针刺法。取左侧地仓、颊车、下关、迎香、牵正、攒竹、四白、风池，右侧合谷，平补平泻，得气后留针30分钟，每10分钟行针1次。初次针刺，并取左侧太阳，点刺放血。

二诊（7月23日）：上方服后，未曾汗出，诸症改善不显。前方加减再进。嘱其卧床取汗。

处方：葛根30g，桂枝15g，白芍15g，防风15g，柴胡15g，半夏15g，南星15g，秦艽15g，陈皮15g，甘草6g，生姜10g，大枣10g。水煎温服。

针刺处方同上，每日1次。

三诊（7月25日）：上方服后，啜热粥一碗，卧床温覆，头身汗出。今日来诊，用毛巾遮蔽头面，以避风吹。见口鼻已正，两眼大小基本相当，皱额时患侧已现浅纹。舌红苔薄白，脉浮缓。前方加入祛痰通络之品。

处方：半夏15g，陈皮15g，茯苓15g，南星15g，粉葛根30g，桂枝15g，白芍15g，黄芪20g，白芷15g，防风15g，秦艽15g，竹茹10g，石菖蒲10g，甘草6g，生姜10g。水煎温服。

针刺处方同上。

四诊（7月27日）：口眼基本复原，抬眉额纹均显，唯上唇微有麻木。舌淡苔薄黄，脉浮缓。气血未复，改用十全大补汤加减，益气养血善后。

处方：黄芪30g，党参15g，白术15g，茯苓15g，当归15g，白芍15g，川芎15g，南星15g，半夏15g，防风15g，白芷15g，陈皮15g，桂枝15g，甘草6g，大枣10g，生姜10g。2剂，水煎温服。

未再针灸。

例三

况艳，女，年十三，住中和一村。1994年10月4日初诊。

面瘫2日，口鼻左斜，进食漏汤掉饭，漱口漏水。嘱其皱额，右侧额纹消失，不能抬眉，右眼闭合露睛，右侧鼻唇沟变浅，不能鼓腮、吹哨，右耳下乳突疼痛，头昏恶风。舌红苔薄白，脉弦缓。此风寒中于面部经络，治当辛散风寒。

处方：葛根24g，麻黄10g，桂枝12g，白芍12g，秦艽12g，防风12g，柴胡12g，僵蚕15g，当归15g，南星12g，白芷12g，甘草6g，大枣10g，生姜10g。水煎温服。嘱卧床取汗，避风寒。

针灸处方：取右侧颊车－地仓、牵正－迎香两组腧穴，用经络电冲击疗法治疗，方法同例一。并于右耳下乳突处，用皮肤针叩刺出血，拔罐5分钟。

二诊（10月6日）：上方服后，上身汗出，并电冲击治疗2次，面瘫大有好转。再拟益气养血、祛风通络之剂。

处方：黄芪24g，当归15g，白芍15g，桂枝15g，葛根30g，僵蚕15g，钩藤15g，白芷15g，甘草6g，大枣10g，生姜10g，秦艽10g。2剂，水煎温服。

针灸处方同上，右耳下乳突处不再拔罐。

三诊（10月11日）：口眼大致端正，舌淡红苔薄白，脉弦缓。上方去秦艽、钩藤，加天麻15g，南星10g。水煎温服。针灸如前。

此女服药4剂，经络电冲击疗法治疗8次而愈。

按：《金匮要略·中风历节病脉证并治》云："寒虚相搏，邪在皮肤。浮者血虚，经脉空虚，贼邪不泻，或左或右，邪气反缓，正气即急，正气引邪，喎僻不遂。"可见面瘫一病，乃因正气亏虚，而后感受风寒之邪所致。正如《黄帝内经》所谓："邪之所凑，其气必虚。"盖风邪夹寒，袭于头面部，以致三阳（阳明、少阳为主）经气，运行失常，气血违和，经脉失养，肌肉纵缓不收，而发斯病。初期多兼项强面绷，或头痛耳痛，恶风畏寒（或微恶风寒），易汗出，或无汗等见症。故首当表散风寒，逐邪外出。例一见患侧头项强痛，无汗恶风；例三见头昏恶风，并无汗出，故均用葛根汤加味治之。方中麻黄、桂枝、防风，祛太阳风寒；葛根、白芷，祛阳明风寒，葛根犹可缓解头项强痛、面肌绷紧；柴胡疏利少阳经气，透邪外出；南星、僵蚕，祛逐风痰；姜、枣调和营卫；或加秦艽，祛风舒筋。例二病将及月，进食、活动，均易汗出。故用桂枝加葛根汤，解肌透表，舒筋解痉。两方服后，均需汗出，谨避风寒。待其风邪减退，渐加益气养血之品，以利疾病恢复。

所取诸穴，均为治疗面瘫常用穴位，而以阳明经穴为主。采用经络电冲击疗法，非独有针刺之效，且能产生节奏性拉动，对面瘫恢复，尤为快捷。

二十一、中风三例

例一：痰湿阻络

段翁成华，年甫六旬，住渠河乡。

数日前，突见语謇流涎，步态不稳，即迎某医，诊为中风。服药2剂，病反加重。1991年2月27日，其子迎余往诊。

翁卧于床，体态丰腴，左侧偏瘫。切脉右浮左沉，俱缓而结，舌淡稍胖，苔白厚腻。询其症状，则口舌不利，语謇不清，不时流涎。经妻儿补充，又知左手痿软，不能活动，左脚沉重，不能行走，仅可站立。日夜嗜睡，鼾声如雷，头昏重胀，纳呆乏味，大便稀溏，咳嗽痰多，稠白易咳。其子又出某医药方，乃补阳还五汤加味也。此虽中风，病非因于气虚血瘀，实由痰湿阻络所致。益气活血，良非所宜。而当燥湿化痰，开窍通络。方用导痰汤加味。

处方：半夏15g，茯苓15g，陈皮15g，枳壳15g，远志10g，白术15g，南星15g，苍术15g，白豆蔻10g，建曲10g，石菖蒲10g，甘草6g，生姜10g。3剂，水煎温服。

二诊（3月4日）：翁子再请往诊。服上方3剂，口舌已利，语言较清；流涎昼少，夜仍湿枕；纳食知味，食量有增，嗜睡减少，鼾声亦小；痰涎稍减，仍易咳吐；手可端碗持物，足可移步慢行；进食如厕，已能自理，唯行走稍久，头晕乏力；小便短黄，大便偏稀。舌质淡红，苔转薄腻，脉弦缓。方药中的，稍作加减，续进2剂。

处方：天麻15g，半夏15g，茯苓15g，南星15g，白术15g，苍术15g，厚朴15g，陈皮15g，薏苡仁30g，白豆蔻10g，滑石18g，石菖蒲10g，甘草6g。2剂，水煎温服。

三诊（3月7日）：是日天朗气清，惠风和畅，段翁竟令其子，陪同来诊，行约二里之遥，步态颇稳，精神稍疲。自云："左脚已软，歇息可返。"询知头尚微晕，纳食虽增，艰于消化，咳痰未已，白稠易咳。舌淡红苔薄白腻，脉弦缓。上方加建曲、谷芽续进。

处方：天麻15g，半夏15g，茯苓15g，陈皮15g，苍术15g，南星15g，枳壳15g，白豆蔻10g，薏苡仁30g，建曲20g，白术15g，谷芽12g，甘草6g，生姜10g。水煎温服。

3剂后，除咳痰未绝外，余症均不明显。乃拟六君子汤加味，益气健脾，燥湿祛痰善后。

按：补阳还五汤，为中风名方，因于气虚血瘀者，用之多效。虽为医家推崇，亦为市医套方。一见中风，不加辨析，便投此方，缘其无效耳。段翁体态丰腴，乃痰湿之体。观其苔白厚腻，不时流涎，嗜睡鼾响，头昏重胀，大便稀溏，痰多易咳，便知痰湿为患。盖痰阻络脉，经隧不通，气血受阻，因发此病。故当燥湿化痰，开窍通络。方中半夏、茯苓、南星、生姜、陈皮、枳壳，燥湿化痰，理气和胃；白术、苍术，健脾燥湿，以杜生痰之源；白豆蔻、建曲，芳香化湿，消食助运；远志、石菖蒲，豁痰开窍，以治语謇；甘草调和诸药。二诊加入天麻，祛风止晕；薏苡仁、滑石，既助二术健脾除湿，又利尿引湿外出。湿除痰去，经气得通，气血流畅，偏瘫肢体，功能可复。

例二：气虚血瘀

傅曾氏，年八十有一，赛龙人。1991年8月4日出诊。

8天前，右侧偏瘫，手脚不温，且觉疼痛。服药3剂，病未稍减。闻余回乡坐堂，其子遂来邀诊。门诊诊毕，午后乃往。

妪仰卧于床，其子扶而起坐。观妪五官端正，口不流涎，语不涩謇，神志清楚。惟右侧手足不温，臂腿疼痛，手不能举，足不能抬，五指麻木。食眠尚可，二便正常。舌暗淡，苔薄白，舌下青筋明显，切脉浮细而缓。此中风也，属气虚血瘀之证。当益气活血，温通络脉。用补阳还五汤加味。

处方：黄芪60g，当归10g，川芎10g，赤芍10g，红花6g，桃仁10g，地龙10g，桂枝15g，淫羊藿15g，甘草6g。2剂，水煎温服。

二诊(8月11日)：服上方2剂，右侧手足已温，疼痛亦止，且能活动，但觉手足沉重，抬举乏力。舌淡胖苔薄白，脉浮缓。守上方加重益气活血之力，并加熟地黄补肾，茯苓、白术补脾。

处方：黄芪100g，赤芍12g，红花10g，桃仁10g，当归10g，桂枝15g，淫羊藿15g，白术15g，地龙10g，熟地黄15g，茯苓15g，甘草6g。2剂，水煎温服。

服完2剂，已能下床缓行。子媳不愿再医，饮食调养，竟能帮做家务。年余后再次中风而逝。其邻人后所述也。

按：此妪偏瘫，乃正气亏虚，血瘀阻络所致。盖气虚不能温养肢体，故见手足不温、抬举无力；正气既亏，不能行血，血瘀阻络，而致臂腿疼痛、舌面暗淡、舌下青筋明显。故用补阳还五汤加味治之。方中大剂黄芪，补益元气，以推血液运行；当归活血养血；川芎、赤芍、红花、桃仁，活血祛瘀；地龙走窜经络；桂枝温通血脉，祛风止痛；淫羊藿善补肾气，"治偏风手足不遂"(《医学入门》)；甘草调和诸药。二诊加熟地黄补先天之精，益苓、术扶生化之源，二脏气旺，以利康复。

例三：痰湿阻络

刘翁永礼，年六十五，临溪人。

半月前，突患中风，急迎本家中医刘某诊视，数剂下咽，愈觉肢体沉重。一日，翁子药店配方，店主见其多次光顾，因问乃翁病情。子以实告，并叹："父病难愈，吾将受磨折矣。"店主即向翁子荐就余诊。遂于次日，即 1991 年 9 月 21 日，绑椅抬翁来诊。

翁半卧凉椅，面色萎黄，右侧偏瘫。切脉左浮而右沉，俱兼弦缓。询其症状，答语微謇，开口涎流。谓其右侧无力，手足麻木，头脑昏涨，微咳痰多，饮食乏味，大便溏薄。扪其患肢欠温，腕踝以下微肿。舌淡红，苔水黄厚腻。诊毕，翁子出前医处方三张，皆补阳还五汤加味。脉症明系痰湿阻络，痰涎壅盛，岂可遽补？亟当燥湿运脾，祛痰通络，待痰湿消减，然后议补。投三平汤（三仁汤合平胃散）加减。

处方：苍术 15g，厚朴 15g，陈皮 15g，杏仁 15g，白豆蔻 10g，薏苡仁 30g，半夏 15g，滑石 20g，茯苓 15g，南星 15g，防风 15g，木通 12g。2 剂，水煎温服。

二诊（9 月 25 日）：上方服后，患侧手足已温，手可平举，并可拉动被子，右下肢亦可上抬，但仍乏力，不能持久；口中酸涩，纳谷乏味。舌苔白厚，脉象弦缓。上方既已中的，不必更方，加减续进。

处方：苍术 15g，厚朴 15g，陈皮 15g，山楂 20g，杏仁 15g，薏苡仁 30g，白豆蔻 10g，滑石 20g，半夏 15g，茯苓 15g，南星 15g，水蛭 6g（研粉分次兑服），甘草 6g。2 剂，水煎温服。

三诊（9 月 28 日）：右侧手足床上活动自如，然稍久仍觉酸软；脘腹觉胀，大便干结，咳痰白稠。舌苔白腻，脉浮缓而弦。上方加厚朴、大黄，稍通腑气，以利湿出。

处方：杏仁 12g，白豆蔻 12g，薏苡仁 30g，半夏 15g，瓜蒌皮 15g，枳壳 15g，南星 15g，厚朴 15g，大黄 12g（泡水兑服），苍术 15g，陈皮 15g，滑石 20g，淫羊藿 15g。水煎温服。

四诊（10 月 1 日）：上方服后，溏便 2 次，苔转薄白，咳痰亦减，手能持筷，脚可站立，他人搀扶，缓慢移步，仍觉患腿沉重。脉浮缓，重按无力。此痰湿已少，虚象显露。当益气活血为主，兼以化痰通络。用补阳还五汤加减。

处方：黄芪 30g，当归 6g，赤芍 6g，红花 5g，桃仁 6g，水蛭 6g（研粉分次兑服），白豆蔻 10g，薏苡仁 30g，桂枝 15g，茯苓 15g，甘草 6g。2剂，水煎温服。

五诊（10月9日）：翁子来述，能扶杖慢行，数步即觉心累晕眩，腰酸膝软；下肢仍不温，踝下为甚，尿频。上方略增用量，并加温补脾肾之品。

处方：黄芪 50g，当归 10g，赤芍 10g，红花 6g，桃仁 10g，桂枝 15g，白术 15g，茯苓 15g，熟地黄 15g，淫羊藿 15g，附片 10g（先煎），补骨脂 15g，党参 15g，甘草 6g。2剂，水煎温服。

六诊（10月17日）：翁子抬翁而至，已能自下肩舆。见翁精神有增，面仍无华。自云：能室内行走，但不持久，仍觉腰膝乏力，患腿沉重，纳食尚可，手足稍温。舌淡苔白，脉浮细缓。改拟十全大补汤合地黄饮子加减，培补气血阴阳，以观进止。

处方：黄芪 60g，党参 15g，白术 15g，茯苓 15g，桂枝 15g，当归 15g，白芍 15g，川芎 12g，熟地黄 15g，巴戟天 15g，红花 10g，桃仁 10g，补骨脂 15g，附片 10g（先煎），肉苁蓉 15g，麦冬 10g，五味子 6g，远志 10g，石菖蒲 12g，石斛 15g，山茱萸 15g，申骨 15g。水煎温服。

此方服 3 剂后，诸症均得改善。遂以 6 剂量研末为丸，服至次年一月，已可锄地挑水矣。

按：刘翁虽患偏瘫，而见头脑昏涨、痰多流涎、饮食乏味、大便溏薄、腕踝以下浮肿、舌苔厚腻，显系痰湿为患。虽有本虚，然标实为甚，故应先标后本。前医舍标图本，邪尚实而补其虚，与闭门留寇何异？故用三仁汤合平胃散，燥湿理脾，祛痰通络，先除标证。四诊时，痰消湿减，虚象突出，乃用补阳还五汤，并加水蛭益气活血，通络起瘫。五诊时虽可扶杖数步，但觉心累晕眩、腰酸膝软、脚仍不温，是正虚不能温养所致。刘翁年逾花甲，气血阴阳，本已亏虚，况卧病多日，其虚益甚。故于五诊方中，增四君子汤健脾益气，熟地黄、淫羊藿、附片，补肾壮阳。盖脾为生化之源，肾为先天之本，脾肾一旺，病安不愈？此方服后，精神渐增，纳食亦馨，则知补之能受。六诊遂以十全大补汤合地黄饮子，大补气血阴阳，以促康复。为使服药方便，并能坚持，嘱配数剂，研末为丸，缓以图功。

此翁脾气素暴，倔强倨傲，年逾花甲，犹少年豪气。1993年秋收时，雨多晴少，晾晒颇难，收下稻谷，悉堆家中。一日云开放晴，人金欣喜，举帚扫坝。翁欲多占晒坝，与弟媳争持不让，相互诟詈。弟媳素性泼辣，邻多畏之。今与兄骂，亦无情面，污言秽语，不绝于口，且口若悬河，滔滔不绝。翁一时语塞，然不甘此辱，便脱光衣裤，面对弟媳，把弄阴器，跳跃怒骂，以此羞辱弟媳。弟媳见此，气愤已极，转身进屋，端出尿盆，向翁泼洒。翁急避退，跌于坎下，再次中风，未及治疗而逝。此其邻人所述也。

不知羞耻，为老不尊，非惟身受其害，亦留笑耳。

二十二、中风先兆三例

例一：虚风夹痰，上扰清空

李翁中善，年逾花甲，中和人。

翁卧病数日，晕不能起。1989年4月17日清晨，其子来校，延余出诊。当日周一，上午课满，不能前行，许之下午可往。翁子中午又到，遂与往之。途中已闻其子述病大略：数日前，突现头晕目眩，步态不稳，摇晃欲仆，遂卧床不起，曾服药2剂，未见病减。

诊其脉，浮弦而长。询之，曰："头晕脑涨，且觉沉重，左手麻木乏力。"说话流涎，语言时謇，吐字不清。观舌淡润，苔白而厚，边有瘀点，舌下青筋粗大。知为虚风夹痰夹瘀，上窜清空所致，属中风先兆。亟宜平肝息风，化痰活血，先治其标，用天麻钩藤饮合导痰汤加味治之。待其诸症缓解，继以益气活血，兼补肝肾，从本而治。

处方：天麻15g，钩藤15g，石决明24g，桑寄生12g，杜仲15g，益母草15g，半夏15g，茯苓15g，陈皮15g，竹茹10g，南星15g，枳壳12g，石菖蒲15g，远志10g，川芎15g，丹参15g，甘草6g。3剂，水煎温服。

5月1日，已能来校复诊。语余曰："上方1剂，眩晕即止。3剂后诸症均除。"乃拟补阳还五汤加天麻、杜仲、续断、桑寄生等品，嘱服10剂。

数年后见之，体尚康健。

按：年至花甲，气血已亏，肝肾不足，难免瘀血痰浊停滞，而致本虚标实体质。一旦阴阳失调，虚风内起，夹痰夹瘀，上扰清窍，则眩晕、肢麻、语謇、站立不稳等症现焉。治当平肝息风，活血化痰，以解标急。方中天麻、钩藤，平肝息风，石决明平肝潜阳，三药合用，平息内风；桑寄生、杜仲，补益肝肾，以固其本；益母草、川芎、丹参，活血祛瘀；半夏、南星，燥湿化痰；茯苓健脾渗湿，以杜生痰之源；陈皮、枳壳，理气行滞，亦能化痰；石菖蒲、远志，豁痰利窍，通心气，利语言；竹茹通络化痰。诸药合用，共收息风化痰、活血通络之效。故能一剂知，三剂愈。再以补阳还五汤加味，益气活血，补肝益肾，方免日后之虞。

例二：气血亏虚，虚风内动

卿妇献菊，年五十四，渠河人。

1992年初春，现右手指麻，先见小指，渐及五指。端午期间，左指亦麻。前医数辈，俱按风湿投方，乏效，遂于7月1日来就余诊。

询知指麻如上，兼下肢酸软，时而头晕，伸舌右斜，质淡红，苔薄白，切脉弦缓。又告："吾血压素高，虽日服降压西药，头晕指麻不减。"乃谓伊曰：据汝脉症，恐为中风先兆，若不及时医治，或致偏瘫。伊闻而促余开方。遂疏益气养血，祛风通络之剂予服。用参芪四物汤（即圣愈汤）加祛风活血之品。

处方：黄芪60g，党参15g，当归10g，白芍15g，川芎10g，熟地黄10g，红花6g，桃仁10g，天麻15g，龙牡各30g，豨莶草30g，防风15g，菊花15g，木瓜30g，僵蚕15g。3剂，水煎温服。

二诊（7月10日）：服完3剂，指麻明显减轻，头晕亦除，然舌仍右斜，脉弦缓，舌薄白。嘱守方续进。

至8月初，上方共进12剂，诸症消除。查其血压，竟趋正常。

按：历代医家，对中风先兆，多有论述，如刘完素《素问病机气宜保命集·中卷·中风论第一》云："中风者，俱有先兆之症。凡人如觉大拇指及次指麻木不仁，或手足不用，或肌肉蠕动者，三年内必有大风。"李用粹《证治汇补·中风》亦云："平人手指麻木，不时眩晕，乃中风先兆，须预防之。"对于预防，《医碥·中风·内风证》引薛立斋语："预防之理，当养气血，节饮食，戒七情，远房帷。"刘完素认为："宜先服八风汤、愈风汤、天麻丸各一料为效。"本例患者，初见右指麻木，未予重视，数月后左指亦然，兼见下肢酸软，时而头晕，伸舌右斜。盖气虚则麻，血虚则木。头晕舌斜，亦为血虚生风之象。气虚者行血无力，必致血瘀，故当益气祛瘀，养血祛风。方中大剂黄芪配以党参，大补元气，气旺则血行不滞；当归、白芍、川芎、熟地黄，补血调血；桃仁、红花，活血祛瘀，瘀祛络通，气血既充，布达无阻，麻木自可除矣；再以天麻治虚风内作，除眩定晕；龙骨、牡蛎，平肝潜阳，善治晕眩；豨莶草祛风而益气血；防风祛除外风；菊花"益金所以平木，木平则风息"（《本草纲目》）；僵蚕祛风化痰，尤能"去皮间诸风"（《医学启源·用药备旨》）；木瓜舒筋而治下肢酸软。诸药协同，守方续进，气血恢复，瘀祛风息，诸恙渐除。

例三：气血亏虚，痰瘀阻络

邓妪吉珍，年六十一，住中和。

2年前，现左侧肢体麻木，经治未减，后渐加重。1992年5月14日，经川北医学院附属医院CT检查，疑为腔隙性脑梗死。开药回家服用，后按医院处方，购药服用。近半年，病有加重之势，当地求医，病未遏制。1994年4月20日，来就余诊。

刻下精神萎靡，左侧肢体麻木无休，而以头面、唇舌、手足为最，活动较右侧笨拙。伴头晕重痛，背部畏冷，项强不利，咽喉不舒，常欲清咽，左胫骨蒸，足掌灼热，纳谷尚可，二便正常。舌淡嫩，苔淡黄稍厚腻，舌下青筋明显，脉沉细无力。此气血不足，络脉空虚，风寒乘虚，入中络脉，气血痹阻，化生痰湿、瘀血，欲致中风。宜先祛风散寒，燥湿逐瘀，待其邪去，再补其虚。

处方：当归15g，川芎15g，桃仁15g，红花10g，葛根30g，苍术15g，厚朴15g，陈皮15g，茯苓15g，白豆蔻10g，薏苡仁30g，桂枝15g，防风15g，秦艽15g，附片10g（先煎），淫羊藿10g，甘草6g。水煎温服。

二诊（4月27日）：服上方3剂，头晕消除，背寒稍减，左侧肢体麻木、项强如故。舌苔薄白，脉弦细缓。改用益气活血，祛风通络之法。投补阳还五汤加减。

处方：黄芪30g，当归10g，川芎10g，赤芍10g，红花6g，桃仁10g，葛根30g，淫羊藿15g，防风15g，秦艽15g，防己15g，薏苡仁30g，木瓜30g，附片10g（先煎），水蛭6g（研末兑服）。水煎温服。

三诊（7月5日）：上方断续服至8剂，左侧肢体麻木消除，项部强痛稍减，左踝以下夜仍灼热难受。舌苔水黄，中根稍厚，脉细缓。

处方：黄芪50g，当归10g，川芎10g，赤芍10g，红花6g，桃仁10g，葛根30g，黄柏10g，知母10g，生地黄10g，附片10g（先煎），南星15g，泽兰15g，水蛭6g（研末兑服），甘草6g。水煎温服。

3剂后，除左踝下仍夜间发热外，余恙均除，遂停药。次年六月，查出胆石症，专来求治。见伊精神颇佳，已胜畴昔矣。

按：先哲有"气虚则麻，血虚则木"之论。《丹溪心法·厥》又云："手足麻者，属气虚；手足木者，有湿痰死血。十指麻木，是胃中有湿痰死血。"则肢体麻木，不仅气血皆虚，犹兼痰湿瘀血耳。邓妪除左侧肢体麻木外，又见头晕重痛、咽喉不舒、常欲清咽、舌苔厚腻、舌下青筋明显，是湿痰瘀血内阻之征。至于左胫骨蒸，足掌灼热，非阴虚骨蒸，殆亦痰瘀阻滞之故耳。患者虽有气虚，亦当先祛湿痰瘀血，再议补虚。故用苍术、厚朴、陈皮、茯苓、白豆蔻、薏苡仁、甘草，燥湿健脾，理气祛痰；当归、川芎、桃仁、红花、葛根，行血活血，祛瘀生新；桂枝、防风、秦艽，祛风胜湿，通络止痛。湿为阴邪，得温则化，故用附片、淫羊藿，温肾暖脾，散寒化湿；淫羊藿还能"利小便"（《神农本草经》），以助排湿。二诊时，头晕、背寒消除，苔转薄白，是寒湿已除，再用补阳还五汤加减，益气活血收功。

二十三、呕吐三例

例一：肝胃不和

李妪登秀，年逾七旬，住中和二村。1992年3月24日来诊。

呕吐2日，饮水进食益剧。某医曾静脉滴注爱茂尔，并予西药（不详）口服，呕吐如故。其子抬妪来诊。

见伊面容憔悴，痛苦病容。询之，则呕吐频仍，头目眩晕，头侧痛及颠顶，胸中懊憹，脘胁作胀，不思饮食，口苦不渴，舌红苔薄白，脉沉弦。此肝胆受邪，横逆犯胃，致肝胃不和，胃气不降。治当疏肝和胃，降逆止呕。用小柴胡汤合吴茱萸汤加减。

处方：柴胡15g，半夏15g，黄芩15g，南沙参15g，吴茱萸6g，广藿香15g，赭石20g，陈皮15g，厚朴15g，栀子15g，豆豉15g，甘草6g，竹茹10g，生姜10g。水煎温服。

二诊（3月26日）：上方服后，呕吐、眩晕、头痛均已，稍可进食，但又腹痛时作，胸中仍觉懊憹，大便4日未解，舌淡红苔水黄，中根稍厚，脉沉细缓。改疏肝理脾，宣郁和胃。用四逆散加味。

处方：柴胡15g，白芍15g，枳壳15g，厚朴15g，栀子15g，豆豉15g，白术30g，麻仁15g，楂曲各20g，甘草6g。水煎温服。

三诊（3月28日）：已能步行三里来诊，大便已畅，腹痛缓解，纳食有增，唯饥时嘈杂，得食可止。舌苔薄而淡黄，左脉沉弦，右脉沉缓。脾虚未复，肝气偏旺，用柴芍六君子汤加味。

处方：柴胡10g，白芍12g，党参15g，白术15g，茯苓15g，半夏15g，陈皮15g，山药20g，楂曲各20g，白扁豆15g，谷芽15g，木香15g，甘草6g。水煎温服。

连进2剂，纳谷大增，精神渐佳。

按： 此感受风寒，邪入少阳，横逆犯胃，故致呕吐。盖胆经行于身侧，故两侧头痛、脘胁作胀。少阳与厥阴互为表里，而厥阴之脉，上及颠顶，故痛连颠顶。胆邪犯胃，故不思饮食、呕吐、口苦。治当疏肝和胃，降逆止呕。方用小柴胡汤疏肝和胃，透邪外出；吴茱萸汤加赭石、竹茹，降逆止呕；栀子、豆豉宣解郁热，而止懊憹。服后呕吐、头痛并除，转而腹中时痛，大便4日未解。故二诊改用四逆散合厚朴，疏肝理脾，行气止痛；加白术（白术重用可通便）、麻仁，润肠通便。三诊时，大便已畅，腹痛缓解，纳食有增，唯饥时嘈杂，得食可止。此脾虚肝旺之故，盖饥则脾胃气弱，肝木扰动中土，因而嘈杂。故以柴芍六君子汤加减，疏肝健脾善后。

例二：肝郁脾虚

黄妇永平，年四十五，住临溪。1998年6月1日初诊。

不欲饮食，强食则呕，已有数月，多方求治，未得改善。上月中旬，专去岳池县医院做胃镜检查，诊为"慢性胃窦炎"。开药半月，仍未获效。终日忧心忡忡，悒悒不乐。伊有内戚蒋某，得知其情，前去探访。蒋曾胃痛，经余治愈，因带伊来诊。

观患者面色萎黄，形销骨立。询知头晕目眩，前额隐痛，倦怠乏力。食唯稀粥，半碗即止，强多一口，则干哕连连，甚或呕出所食，以致肌缩骨突。伴嘈杂口苦，腹胁作胀，肠鸣辘辘，噫气吞酸，大便稀溏，水谷不化，夹有泡沫。舌苔黄厚，脉象弦缓。

蒋某从旁谓曰："二嫂（指患者）虑患绝症，终日唉声叹气。"余乃慰之："此非绝症，呕止胃开，即可愈也。"二人闻而心喜，即促开方。

此肝郁脾虚，胃失和降，而致呕吐食少。治当疏肝和胃，益气健脾，化湿止呕。方用小柴胡汤合六君子汤加减。

处方：柴胡15g，半夏15g，黄芩12g，南沙参12g，白术15g，茯苓15g，陈皮15g，广藿香15g，白豆蔻10g，吴茱萸6g，赭石20g，竹茹10g，白芷15g，防风15g，白芍15g，甘草6g。2剂，水煎温服。

二诊（6月3日）：呕吐已止，眩晕缓解，吞酸噫气减少。唯纳谷未复，大便仍溏，脘痞腹胀未除。舌淡苔薄白，脉沉细缓。此脾气未复，疏香砂六君子汤加减，益气健脾，消食开胃。

处方：党参15g，白术15g，茯苓15g，半夏15g，陈皮15g，砂仁10g，木香10g，山药20g，楂曲各20g，薏苡仁30g，芡实15g，甘草6g，厚朴15g，枳壳15g。水煎温服。

后守此方，少有加减，6剂后诸症消除，心情舒畅而停药。次年新春遇之，已神奕体腴，大异畴昔矣。

按：此例呕吐，乃肝郁脾虚，胃失和降所致。盖肝主疏泄，胃主受纳，若肝气郁结，横逆犯胃，胃失和降，则呕吐食少、噫气吞酸、嘈杂口苦、腹胁作胀等症现焉。脾胃受克，运化失健，生湿化水，并走肠间，而见肠鸣腹泻；肝郁不疏，亦致心情不畅。故当疏肝和胃，益气健脾，化湿止呕。小柴胡汤有调畅肝胆，消散郁热，调和胃气等功能；柴胡与白芍，又能疏肝解郁；半夏与吴茱萸、赭石、竹茹，功在降逆止呕，吴茱萸且止泛酸；六君子汤健脾益气，燥湿化痰；广藿香、白豆蔻，芳香化湿，开胃进食；白芷、防风，疏风止痛，防风且能"泻湿土而达木郁"（《长沙药解》)，木达郁解，肝胃则和。2 剂后呕止晕缓，吞酸嗳气亦少，唯脾虚未复，饮食未开。遂用香砂六君子汤加减，益气健脾，培补中土，并加消食开胃之品，以助运化。守方 6 剂，渐臻康健。

例三：脾虚痰阻

韩妇云珍，年四十八，住中和镇。1992 年 11 月 1 日来诊。

喜唾有年，闻腐见秽则呕，为时亦久，轻则吐食即止，重则食物吐尽，继以痰涎酸水，吐后不能即食。伴肠鸣便溏，脘痞腹满，四肢清冷，舌淡苔白厚腻，脉浮缓无力。此脾虚胃寒，痰湿中阻。治宜温中散寒，除湿化痰，用砂半理中汤合二陈汤加减。

处方：党参 15g，白术 15g，干姜 15g，砂仁 10g，广藿香 15g，吴茱萸 6g，半夏 15g，陈皮 15g，茯苓 15g，益智 12g，甘草 6g，生姜 10g，灶心土 60g（包煎）。水煎温服。

二诊（11 月 7 日）：服上方 3 剂，诸症大减，见秽闻腐，虽不作呕，然胃脘气窜，仍觉难受。嘱原方再进 3 剂。后来相告：已获治愈。

按：喜唾及闻腐见秽则呕者，脾胃虚寒，湿痰中阻也。盖土虚不能制水，脾虚不能摄津，故而喜唾；见秽闻腐而哕呕者，以内有湿浊，同气相招，浊阴上逆故也。脾阳不振，故四肢清冷；脾运不健，故脘痞腹满、肠鸣便溏。治宜温中散寒，除湿化痰。方用理中汤益气健脾，温中散寒。二陈汤合砂仁、吴茱萸、广藿香、灶心土、生姜，燥湿和胃，降逆止呕；益智燥脾温胃，摄津止唾。服后脾运渐健，痰湿得除，诸症安不愈乎？为求根治，连进 6 剂。

二十四、疝气、睾丸肿痛

例一：气疝

林翁道志，年六十有一。1992 年 4 月 2 日来诊。

去冬与人纷争，大怒之后，左腹股沟，隆如覆杯，硬如顽石，已数月矣。初则夜卧或热熨可消，近则昼夜如故，热熨亦然，且见胀痛，时而气窜小腹，汩汩有声。纳谷尚可，二便正常，舌红苔薄白，脉沉细缓。此为气疝，乃大怒伤肝，肝气郁结，下窜少腹，发为本病。治当疏肝理气，软坚散结。用天台乌药散加减。

处方：小茴香15g，天台乌药15g，青皮15g，郁金15g，白芍15g，川楝子12g，海藻15g，昆布15g，丹参15g，干姜15g，大黄10g，香附15g，牡蛎30g，连翘15g。水煎温服。

1剂疝核消散，2剂后未再复发。

按： 大怒伤肝，气郁不疏，随经流窜，注于厥阴，而足厥阴经脉，绕阴器，上小腹，故见左腹股沟处隆如覆杯。气滞水停，生湿凝寒，寒湿互结，气聚不散，则硬如顽石、胀而兼痛；郁气走窜，则肠鸣有声。故当疏肝理气，软坚散结。方中青皮、香附、郁金、川楝子，行气解郁，疏肝理气；小茴香、天台乌药、干姜，温肾燥湿，散寒止痛；白芍、丹参，养血活血，柔肝止痛；疝肿日久，必生痰湿，因入海藻、昆布、牡蛎、连翘，软坚散结，利水消痰；大黄非独泻下攻积，且能"宣通一切气，调血脉……泄壅滞水气"（《日华子本草》），用于方中，以利气血畅通，壅滞消散。

例二：睾丸肿痛

王大官，年二十三，住天宝乡。1994年2月27日来诊。

双侧睾丸，肿胀疼痛，受热痛剧，得凉痛缓。口苦咽干，尿黄便结，心烦不宁。舌红苔黄厚腻，脉沉弦数。此肝经湿热，下注睾丸，壅滞不通所致。当清热利湿，理气止痛。

处方：黄柏15g，知母15g，生地黄15g，苍术15g，薏苡仁30g，川牛膝30g，橘核15g，荔枝核15g，乌药15g，小茴香15g，滑石30g，槟榔片12g，甘草5g。2剂，水煎温服。

二诊（3月4日）：睾丸肿消，胀痛轻微。然患者素喜辛辣，昨晚食面，麻辣太重，睾痛又作，却未肿胀。舌淡红苔薄黄，脉弦数。再清湿热。

处方：苍术15g，黄柏15g，薏苡仁30g，川牛膝15g，生地黄15g，荔枝核15g，橘核15g，天台乌药15g，小茴香15g，泽泻15g，丹参15g，甘草6g。水煎温服。

三诊（3月17日）：服上方1剂，疼痛又止，多日安好，以为痊愈。前日丈人莅临，夫妻兴高采烈，妻子既煮腊肉，又做豆花（川东农家，贵客来临，喜做豆花），孝敬父亲。豆花调料，不离辣椒、花椒、姜、蒜、香油，味辣而香。王生不免食辣过多，又与泰山把盏饮酒。夜半醒来，睾丸隐痛。次日坚持农活，入夜肿痛复作，遂又来诊。此次除睾丸胀痛外，阴囊灼热如烤，大便干结，小便深黄，口苦而渴，脉沉数，舌红苔黄厚。此辣椒燥热，酒生湿热，湿热相搏，壅滞下焦，引发旧病。故当清泄下焦湿热。用龙胆泻肝汤加味，

处方：龙胆 15g，柴胡 12g，黄柏 15g，栀子 15g，苍术 15g，连翘 15g，大黄 12g（泡兑），生地黄 12g，泽泻 15g，荔枝核 15g，橘核 15g，甘草 6g。水煎温服。

服 1 剂，泻下灼热大便甚多，睾丸肿痛顿挫。去大黄，又进 2 剂，并嘱日后少食辛辣，以杜复发。

按： 患者睾丸肿痛，受热则剧，得凉则缓，又口苦咽干，尿黄便结，心烦不宁，显系湿热壅滞下焦所致。湿热走注睾丸，则肿而兼痛；上熏心胃，则心烦不宁、口苦咽干；热灼津伤，则尿黄便结；舌红苔黄厚腻，脉数，亦为湿热壅滞之象。故当清热利湿，理气止痛。方中知母、黄柏、生地黄，清下焦邪热，兼滋阴津；苍术、黄柏、薏苡仁、牛膝、滑石，清热燥湿，引湿外出；橘核、荔枝核、乌药、小茴香、槟榔片，理气散结，消肿止痛；甘草和中调药。诸药配合，湿除热退，肿消痛缓。后又两次复发，皆因过食辛辣所致，仍按下焦湿热治之而愈。

例三：狐疝

唐妪正菊，年七十一。1999 年 3 月 7 日来诊。

数月前，右腹股沟处突起一核，状如嵌李，渐次增大，已如鹅卵，按之唯胀不痛，曾去医院检查，诊为"腹股沟疝"。劝其手术治疗，患者畏惧，转求中医王某，服药数剂，核未消减，乃来求诊。

切脉沉细无力，舌淡苔薄白。询知症如上述，且谓疝肿，晨起腹沟渐次凸起，夜卧扪之已消。此亦狐疝也，乃中气下陷，小肠下垂所致。治宜升阳举陷，理气散结。用补中益气汤加味，并嘱宜多卧床，勿用重力。

处方：黄芪 30g，党参 15g，白术 15g，当归 15g，枳壳 20g，柴胡 12g，升麻 10g，赤石脂 30g，禹余粮 30g，龙牡各 30g，金樱子 15g，橘核 15g，青皮 15g，川楝子 10g，小茴香 15g，菟丝子 15g，海藻 15g。水煎

温服。

二诊（3月27日）：服上方5剂，腹股沟疝已然消散，停药数日，未见复发。今又见胃脘胀痛及胁，嗳气频来。上方加入疏肝理气之品再进。

处方：黄芪30g，白术15g，升麻10g，柴胡10g，党参15g，枳壳15g，当归15g，延胡索15g，川楝子10g，橘核15g，小茴香15g，天台乌药15g，白芍15g，八月札15g，佛手片15g，牡蛎30g，谷麦芽各15g，楂曲各20g，甘草6g。水煎温服。

随访2年，未曾复发。

例四：狐疝

杨妪菊芬，年逾花甲。弟媳张某，隔墙而居。二人素来不睦，妯娌之间，常因琐事，同室操戈。杨拙口钝辞，张巧舌如簧。杨与斗口，屡次败北。半月前，又因诟谇受气，未得发泄，闷闷不乐，怅然若失。不数日，左侧腹沟，突起一核，状如伏卵，自按顽硬，胀引少腹。1991年12月19日，其夫符翁，引伊来诊。

询知除上症外，尚纳呆食少，便滞不爽，时欲呕吐，易汗恶风，四肢不温，双膝冷痛。切脉沉弦而缓，舌苔薄白厚。符翁又将病因告知。遂将病因脉症析之，知为情志所伤。肝气郁结，气滞不疏，流窜腹股，且天寒阳弱，人老气虚，摄纳乏力，而致小肠下坠腹沟，形成疝肿。治当理气散寒，益气举陷，用天台乌药散合升陷汤加减。

处方：天台乌药15g，木香15g，小茴香15g，青皮15g，高良姜15g，香附15g，川楝子10g，槟榔片10g，黄芪30g，当归15g，升麻15g，党参15g，枳壳15g，甘草6g。2剂，水煎温服。

二诊（12月23日）：2剂后，疝肿消散，而四肢尚冷，双膝仍痛，心情抑郁，不觉畅快，脉弦缓，苔薄白。拟当归四逆汤温经散寒，加香附、郁金、合欢皮，快气解郁。

1992年元旦，中和逢场，符翁上街，绕道来告；"老妻肢冷膝痛悉除。"并询："可有令心情欢愉之方？"余告之："来春采合欢花晒干，与萱草根，各适量煎汤服之，或有效果。"

按：疝气古分七疝。狐疝，其一也。《儒门事亲》云："狐疝者，其状如瓦，卧则入小腹，行则出少腹入囊中。狐则昼出穴而溺，夜则入穴而不溺。此疝出入，上下往来，正与狐相类也。"疝之由来，或禀赋不足，脾肾气虚，摄纳无权；或情志抑郁，愤怒号哭，气胀流窜，注于睾丸；或感受寒湿，凝聚阴分；或体虚气弱，强力负重，致气下陷，筋脉弛缓，不能摄纳，而致疝气。

上两例皆为狐疝。唐妪年老诸虚，中气下陷，小肠下滑，无力回归。故用补中益气汤，升举中气；加龙骨、赤石脂、禹余粮、金樱子，收敛固涩；青皮、小茴香，理气散结；海藻、牡蛎软坚散结。以其年逾七旬，故加菟丝子补肝肾而益脾胃，"益气力"而助升提。杨妪实因气郁，未得宣泄，下注成疝，故用理气散结之法治之。唯其年过六旬，气虚力弱，又加益气升陷之品，以助升提之力。

二十五、阴缩寒证

陈君德明，年四十八，住华蓥市高兴镇。1998 年 1 月 21 日来诊。

患者面色无华，精神欠佳。切脉六部沉细无力，双手不温。询其症状，乃曰：昨晚夜半，小腹冷痛，痛引前阴，初时痛缓，顷刻痛剧，阴茎睾丸内缩，身冷汗出，胸闷心悸，左乳下（虚里）跳动应衣。即嘱内人，瓶装热水熨之，疼痛稍缓。约 20 分钟，痛止汗收，阴茎睾丸亦出，胸闷心悸缓解。近月连发 3 次，均在夜半。伴背冷腰酸，大便稀溏。舌淡苔白。

综合脉症，当属肝肾阳虚，寒阻肝经所致。盖足厥阴肝经，绕阴器，上少腹。肝虚受寒，经脉收引，故小腹冷痛，阴茎、睾丸内缩。宜温肝暖肾，行气止痛。用暖肝煎合当归四逆汤加减治之。

处方：当归 15g，白芍 15g，北细辛 6g，枸杞子 15g，小茴香 15g，肉桂 12g，附片 12g（先煎），乌药 15g，吴茱萸 6g，狗脊 20g，青皮 12g，黄芪 30g，茯苓 15g，甘草 6g。水煎温服。嘱服 3～4 剂。

2 月 11 日，夫妻专来求"断根"方药，谓：上方服后，手足已温，半月未曾发病。遂于上方去青皮、吴茱萸、小茴香，加鹿角、熟地黄、山药、杜仲。配药 5 剂，研末蜜丸，缓慢进补，温肾壮阳，以固根本。

按：患者面色无华，精神欠佳，六脉沉细无力，背冷腰酸，手足不温，乃肾阳虚衰之象。夜半之时，阳气至衰，阴寒至盛，或被薄寒袭，或门窗透风，感受风冷。况"年四十，而阴气自半，起居衰矣"（《素问·阴阳应象大论》），寒入厥阴，因致阴缩。盖足厥阴肝主筋，其脉"过阴器，抵少腹"（《灵枢·经脉》）。寒为阴邪，其性收引，厥阴受寒，肝筋失荣，故小腹冷痛，阴茎、睾丸内缩。治宜温肝暖肾，行气止痛。方中肉桂、附片、细辛，补火助阳，温经散寒；当归、白芍、枸杞子，补血和荣，养肝柔筋；黄芪、茯苓、甘草，益气健脾，宁心止悸；小茴香、乌药、青皮、吴茱萸，疏肝理气，散寒止痛；狗脊与枸杞子，温补肝肾，强健腰脊。服后阴寒得逐，气滞得畅，腹温痛止，四肢温和，气血健旺，肝得温养，筋得滋荣，阴茎、睾丸自不内缩矣。后加鹿角等品为丸，壮阳固本，缓补肝肾，以杜复发。

二十六、肢体麻木三例

例一：气血双虚

赛龙贺道荣，年五十二，表嫂贺道杰之胞妹也。其夫刘某，累年卧病，家道消乏。道荣近患肢体麻木，无力医治，迁延数月。1992年新春，表嫂前去妹家，方知实情，当即解囊相助，促其治疗。2月18日携妹来诊，方落座，嫂谓余曰："舍妹手麻数月，无钱医治，犹昼夜操劳，都因妹夫卧病数年，家中钱财，花销殆尽，舍妹尚觉麻木小疾，并无大碍，遂听之任之。昨至其家，方知妹病，今来求弟诊治，开方不嫌药贵，但求速愈。"余闻而赞曰："姊妹情深，济困解难！"乃询道荣病情，曰：左手麻木，腕下尤剧；右肩酸痛，不能抬举，已达数月。"

观其形销色悴，舌淡苔白。切脉沉细而缓，手凉不温。此气血亏虚，筋肉失荣。当益气养血，温经通络。用当归四逆汤合黄芪桂枝五物汤加减。

处方：黄芪30g，当归15g，桂枝15g，白芍15g，赤芍15g，细辛6g，淫羊藿15g，松节30g，炙甘草6g，大枣10g，鸡血藤30g，生姜10g。水煎温服。

表嫂恐妹未愈停药，乃为配方5剂。道荣携药回家，依次煎服。半月后，表嫂邻人来诊，托其转告：妹病已瘥，并致谢云。

后有杨景英者，年四旬，患右侧麻木，上下游走，亦用当归四逆汤加黄芪、防风、羌活、鸡血藤等品，3剂告愈。

按：患者丈夫累年卧病，家道中落，劳累焦虑，营养不济，以致气虚血弱，筋脉失荣，出现手麻肩痛、形销色悴、肢凉不温、脉细而缓，故以益气养血、温经通络之法治之。方中黄芪大补元气，气旺既能行血，又能生血；当归、白芍、赤芍、鸡血藤，补血活血，养筋通络；桂枝、细辛，温通血脉，散寒止痛；淫羊藿、松节，荣筋强骨，祛风除湿；生姜、大枣调和营卫；炙甘草调和诸药，且助黄芪健中益气。服后气血充，筋肉荣，经络通，何麻木之有？

例二：气虚湿阻

代君大贵，年近六旬，大佛人。1992年7月14日初诊。

立夏前后，农家最忙，既收豆麦，又忙插秧，为不误农时，常披星戴月，抢收抢种。代君为人谦和，乐于助人，自家忙完，又帮邻里犁田戽水，终日水中浸泡。如此近月，渐觉下肢麻木，沉重无力。医治两月，麻木依旧。闻余回乡，专来求治，并带来药方数张展示，或补肾虚，或除风湿。

切脉沉细而滑。询其见症，则曰：双膝以下，麻木沉重，掌趾为甚，腓肌酸胀，行走乏力，僵滞不灵。每逢阴雨，麻木酸胀益剧。伴头昏短气，大便涩滞，小便短黄，舌淡苔薄白腻。此气血亏虚，湿阻经络所致。治当益气养血，除湿通络。方用黄芪桂枝五物汤合四妙散加减。

处方：黄芪30g，桂枝15g，白芍15g，当归15g，苍术15g，薏苡仁30g，木瓜30g，鸡血藤30g，木通15g，防己15g，川牛膝12g，乌药15g，木香10g，甘草6g。2剂，水煎温服。

二诊（7月17日）：上方服后，曾泻下1次，小便增多，脚麻重着，头昏短气，均得减轻。脚掌踩地，仍觉木滞，行走仍腓酸乏力，苔转薄白。湿邪渐退，气血未复。上方加党参15g，白术15g，茯苓15g，路路通15g。2剂，水煎温服。

三诊（7月21日）：踝上麻木轻微，掌趾仍著，行走稍久，仍觉腓酸腿沉。脉沉细缓，苔薄白。气血仍亏。改用八珍汤加味善后。

处方：党参15g，白术15g，茯苓15g，黄芪30g，当归15g，白芍

15g，川芎 12g，独活 15g，木瓜 30g，薏苡仁 30g，川牛膝 15g，五加皮 15g，炙甘草 6g。水煎温服。

按：(《素问·太阴阳明论》)曰："伤于风者，上先受之；伤于湿者，下先受之。"代君年近六旬，气血渐衰，为抢农时，倍常劳累，汗出湿衣，田中浸水，因而气血大耗。湿邪乘虚入侵，阻滞经络，遂致膝下麻木重着，腓酸乏力，僵滞不灵。故以益气养血，除湿通络之法为治。方中黄芪"内益元气，外固表阳，自然充虚塞正，正气旺而诸邪自退"(《成方便读·黄芪建中汤》)；当归、白芍、鸡血藤，补血活血通络；桂枝温通经络，经络通则气血畅，湿邪难留；苍术、薏苡仁，燥湿健脾；木瓜舒筋化湿；木通、防己祛风泄湿，引湿外出；木香、乌药，理气通滞；川牛膝引药下行。服后气血渐充，气滞渐通，湿邪渐除。二诊苔转薄白，则知湿邪已化，乃入四君，以增益气之力。三诊邪少虚多，故以八珍汤加味善后。

例三：风痰阻络

尹妇国清，年四十六。1990 年 4 月 14 日来诊。

春节之后，突现头项麻木，继又阵发心悸，渐次加重，驯至周身颤抖，如疟寒战，日发数次，或轻或重，轻则但头麻木，瞬间即止；重则三症并发。经约 20 分钟，诸症渐止，一如常人。治逾两月，未曾稍减。其夫挚友张某，患五更泄数年，去年为余治愈，因向其夫荐余医治。4 月 14 日，尹夫携妇，来就余诊。

观患者体态丰腴，大腹便便。询症如上，苟遇风寒，病情加重，头脑晕重，头项麻木，周身颤抖，站立不稳，手需扶墙，或静卧片时，诸症渐缓。伴纳呆泛恶，嘈杂似饥，心悸不宁，倦怠乏力，舌红苔淡黄厚腻，脉沉滑。此病罕见，但据脉症，应属风痰阻络所致。治当祛风化痰。用导痰汤合半夏白术天麻汤加减。

处方：半夏 15g，茯苓 15g，南星 15g，陈皮 12g，防风 15g，僵蚕 15g，枳壳 12g，黄芩 15g，竹茹 10g，白术 15g，天麻 15g，炙甘草 6g，生姜 10g。2 剂，水煎温服，每日 1 剂。

二诊(4 月 16 日)：服药 2 剂，诸症渐解，唯头部轻微疼痛，偶有心悸，肌肉瞤动，或此或彼。纳谷仍差，舌淡红，苔薄灰白，脉沉缓。风痰有减，湿浊未化，饮食难开。上方加减再进。

处方：半夏15g，南星15g，茯苓15g，陈皮12g，天麻15g，白术15g，僵蚕15g，枳壳15g，白豆蔻10g，厚朴15g，苍术15g，广藿香15g，南沙参15g，薏苡仁30g，楂曲各10g，甘草5g。水煎温服。并属服后效佳，可守方续进。

次日，余外出参加学术会议，10余日回校。5月1日，尹来校求"断根方"。告谓："上方已服4剂，头麻身颤，未再发生，然恐复发，特恳一方，根除此疾。"乃疏六君子汤加当归、白芍、天麻等品予服。

按：患者体丰腹便，本属痰湿之体；又据头晕脑重、头项麻木、周身颤抖、站立不稳、纳呆泛恶、苔腻脉滑等脉症分析，风痰见症明矣。盖脾虚不运，湿聚痰生，壅滞肌体，则体丰腹便；伏于经络，则化热生风；风痰相搏，阻于头项，待时发病。恰值春节，日食肥甘，餐啖厚味，痰湿陡增，引发本病。故当祛风化痰，健脾除湿。方中半夏、南星、生姜，燥湿化痰；茯苓、白术、炙甘草，健脾利湿，以杜生痰之源；天麻、僵蚕、防风，除内、外之风，僵蚕兼能化痰；陈皮、枳壳，理气化痰，气顺则痰消；竹茹、黄芩，清热化痰，竹茹尚可通络。2剂后，麻木颤抖，未再出现，唯纳谷未复。遂加入平胃散、白豆蔻、广藿香、南沙参等品，更具健脾燥湿、开胃进食之效。末以六君子汤加味，益气健脾，燥湿化痰，以善其后。

二十七、胆石症四例

例一：肝气郁结

赵妇美玲，年四十九，住中和三村。

脘痛频发，服药难愈，已有年余。1990年3月4日，其夫相伴，去华蓥市枧子沟医院就诊，B超检查示：胆囊炎，胆囊内结石。医生劝其手术治疗。患者畏惧，乃于3月7日，伊夫相伴，来校求诊。

切脉细弦。询之，则曰："上腹胀痛，窜走右胁，痛引肩胛。胃纳减少，嗳气频来，泛涎呕恶，吐后脘胀可缓。饥时嘈杂，得食嘈减，脘胀又剧。每餐饭后，必呕数口饮食，并嗳气数声。平素头胀眠差，口苦咽干，大便虽软，滞而难出，小便灼黄。"舌淡红苔黄厚腻。伊夫并谓："内子性急易怒，稍不顺意，骂人摔物，或哭闹不休。每次发怒，脘痛即发，后又懊悔。家人见之，忍不作声，不与争吵。"据其脉症及性情，则知肝郁气滞，石结胆内。治当疏肝解郁，利胆排石。用四逆散合三金汤、小承气汤加减。

处方：柴胡15g，白芍15g，枳壳15g，香附15g，郁金15g，苏梗15g，威灵仙18g，金钱草30g，鸡内金15g，海金沙15g，厚朴15g，大黄15g，甘草6g。水煎温服。并嘱服药期间，炖食猪蹄；便解盆内，清水淘洗，查看结石是否排出。

二诊（3月9日）：越日再诊，患者告谓："上方服后，溏泄数次，但未淘出结石。然嗳气减少，上腹胀痛缓解，纳谷稍增，食后未再呕吐，口苦咽干缓解。"舌苔稍薄仍黄，脉象弦缓。上方加入芒硝再进。

处方：柴胡15g，白芍15g，枳壳15g，厚朴15g，芒硝15g（分次兑服），大黄15g（泡兑），海金沙15g，鸡内金20g，金钱草40g，威灵仙15g，郁金15g，苏梗15g，香附15g，甘草6g。水煎温服。

三诊（3月11日）：此方服后，泻下6次，每次均用清水淘洗，共得大小结石十余粒。并带来五粒，大如豌豆，小如米粒，结石褐色。脘腹疼痛顿除，胃纳大增，口苦消除，苔转薄白，脉象弦缓。乃拟柴芍六君子汤，疏肝健脾善后。

按： 赵妇性急善怒，盖怒则伤肝，肝失调达，气血郁滞，故腹胁胀痛；木郁克土，胃气不降，故见纳减嗳频、泛涎呕恶、嘈杂等症。肝胆疏泄不利，必致气、血、食、痰、湿，郁结不通。而胆以通降为顺，疏泄为常。今郁结不降，疏泄失常，胆汁排泄受阻，遂致湿热内生，日久结聚成石。故当疏肝解郁，利胆排石，理气止痛。方中柴胡、白芍，疏肝养肝，调达肝气；香附、郁金、枳壳、厚朴、苏梗，疏肝解郁，理气止痛；金钱草、鸡内金、海金沙，利胆排石；威灵仙走窜经络，促石移动；大黄利胆通腑，促胆泌汁；甘草调和诸药。上方服后，未见石出，非药不对症，实药力未逮耳。乃于二诊方中，加入"逐六腑积聚，结固留癖，能化七十二种石"（《神农本草经》）之芒硝，则排石之力大增。随郁疏胆利，气畅结解，胆汁增多，结石随之而出。再以柴芍六君子汤，疏肝健脾，以善其后。

或问：尔嘱患者炖食猪蹄，何意？答曰：猪蹄炖汤，富含脂肪，油腻润滑，可润滑结石，俾易排出；且脂肪消化，需赖胆汁，配食猪蹄，促胆排汁。胆汁源源流动，囊内结石，亦可随之滑出矣。

例二：湿阻胆瘀

孟妪五碧，年近六旬，中和人。

脘腹疼痛逾月，前医恒按胃痛投方，无一获效。1998 年 3 月 11 日，经中和医院 B 超检查示：胆总管多个结石，最大约为 0.8cm×0.4cm；胆囊积液。得知实情，患者惆怅不已。医生闻其叹息，即荐患者求余治疗，谓："数剂中药，结石便下。"——余在中和，治胆、肾结石甚多，均嘱患者，药后需经 B 超复查，方知疗效。久之，医院检验医师（余并不相识）因知余善治此病——孟妪即持 B 超检查单，来校求治。

询知，腹痛兼胀，按之痛剧，已有多日，痛延右胁，牵引肩胛。痛剧泛吐清涎，嗳气连声，间或呕恶，食少难化，厌恶油腻，心烦口苦，便结尿黄。舌红苔黄厚腻，脉象弦数。据其脉症，乃肝胆瘀滞，湿热中阻，致胆汁久淤不畅，凝结砂石。治当疏肝解郁，通下湿热，利胆排石。用大柴胡汤合三金汤加味。

处方：柴胡 15g，赤芍 15g，枳壳 15g，黄芩 12g，半夏 12g，大黄 15g（开水泡兑），香附 15g，郁金 15g，苏梗 12g，金钱草 30g，鸡内金 20g，海金沙 12g，木香 12g，八月札 15g，威灵仙 15g，滑石 30g，甘草 5g。2 剂，水煎温服。并嘱服药期间，炖食猪蹄；每次大便，盆接淘洗，查看有无结石排出。

二诊（3 月 15 日）：上方 2 剂，便畅未泻，未见石出，疼痛已止，泛涎呕吐悉除，纳谷稍增，嗳气减少，唯头目作胀，舌苔薄黄腻，脉弦稍数。前方加减续进。

处方：柴胡 15g，黄芩 12g，枳壳 15g，香附 15g，郁金 15g，青皮 12g，半夏 12g，大黄 15g（开水泡兑），鸡内金 20g，金钱草 30g，海金沙 12g，茵陈 20g，楂曲各 20g，木香 12g，赤芍 12g，白豆蔻 10g，滑石 30g，白术 12g，甘草 5g。2 剂，水煎温服。

三诊（3 月 21 日）：前方服后，大便转溏，日泻 2 次，已从便中淘得结石数枚，其中一粒大如玉米，并带来予余，纳增嗳除。效不更方，续进 15 日方 2 剂。

4月17日，患者去中和区医院B超复查，中午送来B超报告：肝未见异常，胆囊大小为7.4cm×3.1cm，囊壁不厚，欠光滑，囊内少许强光点，胆总管扩张，腔径为0.5cm，腔内清晰。

随同带来5粒结石，色深褐，质坚硬，经测分别为：0.7cm×0.4cm、0.6cm×0.3cm、0.5cm×0.2cm、0.4cm×0.2cm、0.2cm×0.2cm。连同前次，一共6枚，余用玻璃管存之，作为教学标本。

按：此病虽为湿热中阻，肝胆郁滞，胆汁淤积，凝结成石。然患者脘痛连胁，泛涎呕恶，食少厌油，心烦口苦，脉弦，实为少阳病见症。而腹痛拒按，便结尿黄，苔黄厚腻，又为阳明腑证。综合脉症，实为少阳阳明合病也。故用大柴胡汤，和少阳，泻阳明；加三金汤利胆排石；并辅以香附、郁金、苏梗、木香、八月札，疏肝利胆，理气止痛；威灵仙走窜经络，促石排出；滑石清热渗湿，"利六腑之涩结"。服后大便未泻，结石难出。二诊加入茵陈利胆，促胆汁分泌排泄以利石出；白豆蔻，芳香化湿，并可促进胆汁分泌；楂、曲助运化食。服后少阳和解，阳明通利，肝舒气利，连进4剂，结石排出。

例三：胆管淤积（肝内胆管结石）

尹银珍，年甫四旬，岳池白庙人，随夫杨某北碚经商。2004年3月13日来诊。

患者因频繁胃痛，历治不愈。1998年5月初，其夫陪同，赴南充市某医院检查，B超显示：胆囊多发性结石。遂住院做胆囊切除术，尔后脘痛消除。2004年春，随夫北碚经商。2月中旬，又现右胸肋胀痛，胃脘阵发剧痛，纳呆嗳气。3月7日，经重庆市第九人民医院B超检查示：肝右叶见多个杂乱强光团，呈树枝状排列，最大0.9cm，伴声影；肝总管显示长6.5cm，内径1.0cm，显示段未见光团，胆囊缺如；诊断为"肝内胆管结石，胆总管扩张"。后又经重庆两家医院B超复查，结论大致相同，然均未开药治疗。2004年春节，回家过年，访知余术，前来求诊。

观伊体矮清瘦，面目微黄。询知右胁胀痛，牵引肩胛；腹胀纳呆，频频嗳气，过食油腻，胃脘即痛，痛剧则呕，呕后痛缓；大便稀溏，小便短黄。舌淡苔白，脉象沉弦。此肝郁不舒，胆道淤阻，气血不通，因而致痛。"六腑以通为用"，通则不痛矣。拟疏肝理气，和胃利胆，退黄排石为治。方用大柴胡汤合茵陈蒿汤加减。

处方：柴胡 15g，白芍 15g，厚朴 15g，枳壳 15g，黄芩 15g，荜澄茄 15g，楂曲各 20g，木香 15g，大黄 15g，郁金 15g，金钱草 40g，鸡内金 15g，海金沙 15g，茵陈 15g，白豆蔻 10g，白术 15g，八月札 15g，香附 15g，甘草 8g。水煎温服。

患者持方而归，至 6 月中旬，服药 30 余剂。6 月 25 日，经重庆市第九人民医院 B 超复查示：肝右叶强光团减少。患者闻之，信心倍增，遂又来诊。

二诊（7 月 1 日）：右胁胀痛，腹胀、纳呆、嗳气均除，进食油腻，未再胃痛；唯动辄汗出，倦怠乏力。原方加黄芪 30g，继进。

国庆期间，尹夫妇回乡，专程送来 9 月 5 日重庆市第九人民医院 B 超检查结果：左肝长径 3.7cm，厚 3.0cm，右肝上下斜径 11.2cm；形态正常，反射增多、增粗、不均质；肝内胆管无扩张；全肝见增强回声光点 0.3～0.5cm，边界清楚，声影不明显；胆囊已切除；胆总管内径 1.2cm，可见长度 6cm；诊断为"肝回声异常改变，肝内光点疑钙化灶，胆总管增粗"。

按：今之胆石症患者，多选手术治疗，以为摘除胆囊，便"一劳永逸"，终生根治。不知胆囊摘除，仅局部清除，而生石之因，并未消除。时过境迁，砂石犹可复生。虽无囊储，砂石另结胆总管，或肝内胆管，再致腹痛等症，治需再次（或多次）手术。气血是否受伤？身体是否痛苦？中医虽无结石病名，然据脉症，并借助 B 超检查，定其病位，析其病因病机，立法选方，多能排除。

患者胆囊切除，时过 6 年，肝内胆管又生结石。其或饮食失宜，情志不畅，影响脾胃升降，导致肝气郁结，胆汁不畅，淤积肝内胆管，结为砂石。故见右胁胀痛，腹胀纳呆，频频嗳气，大便稀溏，食油胃痛等症。又因胆汁淤滞，疏泄不畅，横溢皮下，而见身目微黄、小便短黄。治当疏肝理气，和胃利胆，退黄排石。方中柴胡、郁金、木香、八月札、香附、白芍，疏肝解郁，行气止痛；白豆蔻、白术、山楂、神曲、甘草，健脾和胃，开胃进食；黄芩、鸡内金、海金沙、金钱草、大黄、茵陈，清热利湿，化石退黄；厚朴、枳壳、荜澄茄，理气宽中，消胀止痛。守方续进，结石终除。

例四：蛔死胆道

任军，年三十一，天宝乡人。

胃脘疼痛，时剧时缓，痛剧恶心呕吐，并见高热寒战。屡经医治，月余不愈。1995年6月20日，去华蓥山矿务局医院住院治疗，经检查系"胆道蛔虫病"且"蛔虫已死于胆道内"。住院3日，疼痛仍时剧时缓。医院劝其去重庆手术治疗。患者苦于家境窘蹙，乃出院回家，另寻别治。后得友人指引，于1995年6月27日，来就余医。

来诊时，收腹而坐，右手按腹，形销骨突，身面蜡黄。切脉弦滑，舌红苔白腻。询知上腹时痛，每日数发，发则痛如锥刺，痛延右胁；并见腹胀肢厥，呕出食物、苦水，继而肛胀欲便，久蹲难出，或出如猫粪，或但放矢气。纳呆口苦，小便短赤。盖虫阻胆道，胆汁不通，必致肝胆郁结，气血被阻，不通则痛。治当利胆排虫，理气止痛。用大柴胡汤合茵陈蒿汤加减。

处方：柴胡15g，白芍15g，枳壳15g，香附15g，郁金15g，木香15g，厚朴15g，半夏15g，苏梗15g，川楝子12g，砂仁10g，黄芩15g，乌梅15g，贯众15g，大黄15g（后下），茵陈30g，栀子15g，甘草6g。水煎温服。

二诊（7月1日）：上方服后，便出蛔虫2条，均可蠕动，未见死虫排出，疼痛稍缓。呕吐减少，纳谷稍增，小便短赤，身黄如故。上方加减再进。

处方：柴胡15g，赤芍15g，白芍15g，枳壳15g，木香15g，厚朴15g，延胡索15g，半夏15g，瓜蒌皮15g，香附15g，砂仁10g，滑石20g，楂曲各20g，大黄15g（后下），茵陈30g，川楝子12g，甘草6g。4剂，水煎温服。

三诊（7月11日）：4剂服完，又有6条蛔虫排出，均可蠕动，未见死虫，腹痛大减，偶痛亦轻，短暂即止。唯腹痛时，辄登圊便溏，兼有后重，日或数次，头部微痛，身黄转淡。舌苔黄厚，脉弦缓。此肝脾不调，治当调理肝脾。

处方：柴胡15g，白芍15g，枳壳15g，黄连15g，黄芩15g，半夏15g，木香15g，滑石20g，白术15g，防风15g，槟榔片15g，薤白15g，甘草 6g。2 剂，水煎温服。

四诊（7月17日）：上方服后，痛泻均止，未再排出蛔虫。唯纳谷未复，倦怠乏力。苔薄白，脉浮缓。乃拟柴芍六君子汤加味善后。

月底有邻人来诊，任君托其转告：已在中和区医院 B 超复查，胆管未见蛔虫。

按：蛔虫之寄生，多因饮食不节，或喜肥甘，损伤脾胃，产生湿热，为蛔虫生存繁殖提供条件；或误食带有虫卵之物，致生蛔虫。正如《奇效良方·诸虫门》所云："脏腑不实，脾胃俱虚，杂食生冷、甘肥、油腻等物……或食瓜果与畜兽内脏，遗留诸虫子类而生。"蛔虫性喜钻孔，一旦妄动，钻入胆道，不能退出，窒息而死，堵塞胆汁排泄，胆气不通则痛。胆为"中清之腑"，以通降为顺。胆道被堵，通降受阻，必横逆犯胃。胃受克伐，气不下行，郁滞则脘胁痛胀，上逆则呕吐频仍。胃肠相连，胃气滞则肠气亦滞，故见肛胀便难。蛔死胆道，亦为胆道阻塞，可按结石阻滞论治。方用柴胡、白芍、香附、郁金、木香、苏梗、川楝子，疏肝利胆，理气止痛；大黄、厚朴、枳壳，为小承气汤，泻下积滞，行气消胀；半夏、砂仁和胃降逆，开胃进食；黄芩、栀子、茵陈，清热除湿，利胆退黄。既有虫死胆道，岂能仅此一虫？乃加乌梅、贯众，安蛔杀虫；甘草调和诸药。诸药配合，共奏行气止痛、利胆排虫之效。连服数剂，诸症渐解，驱蛔 8 条，均可蠕动，未见虫尸。岂虫尸化为粪便软？

二十八、泌尿系结石五例

例一：湿瘀阻滞

卿妇小华，年二十四，住渠河乡。

腰胀腹痛，求医服药，经年不愈。1990 年 10 月 4 日，其夫陪同，前往岳池县医院诊治，B 超检查示：双肾盂积水，双侧输尿管结石梗阻。医生劝其手术治疗。伊既畏手术危险，又苦床头金尽，乃恳医生，开药治疗。遂开 7 日药量，回家服用。药尽病犹未减，乃于 10 月 11 日，来就余诊。

自述左腰胀痛，时剧时缓，剧则如刺如绞，痛引少腹，致腰弯腿屈，恶心呕吐。小便淋涩，时断时续，尿夹血丝，尿道灼热。脉沉弦数，苔黄腻根厚，舌下青筋明显。此下焦湿热瘀阻，气滞血瘀。治当清热利湿，理气活血。用桃仁承气汤合三金汤加减。

处方：桃仁15g，桂枝10g，大黄10g（泡兑），芒硝10g（泡兑），海金沙15g，金钱草30g，鸡内金15g，天台乌药15g，枳壳15g，当归15g，滑石30g，威灵仙15g，冬葵子15g，泽泻15g，琥珀6g（兑服）。3剂，水煎温服。

二诊（10月17日）：服上方3剂后，站无腰痛腹胀之感，坐则腰仍隐痛，小便已清，未再恶心呕吐，舌苔薄白，脉沉细缓。上方去硝、黄，加减续进。

处方：肉桂10g，茯苓15g，泽泻15g，金钱草30g，海金沙15g，鸡内金15g，琥珀6g（兑服），滑石30g，石韦20g，瞿麦20g，桃仁15g，车前子15g，威灵仙15g，丹参15g，木通15g，冬葵子15g。3剂，水煎温服。

三诊（10月27日）：腰腹疼痛已止，余无所苦。嘱二诊方再进1剂。

1周后，经中和医院B超复查，输尿管结石、肾积水均已消除。

按：患者腰痛兼胀，如刺如绞，为气滞血瘀所致；舌下青筋明显，亦为瘀阻之明征；小便淋涩，尿夹血丝，尿道灼热，苔黄腻根厚，又为湿热蕴结下焦，热伤血络之象。故以桃仁承气汤加味，逐瘀利湿，理气止痛，排石通淋。方中桃仁、当归、大黄、丹参、琥珀，活血化瘀，利水通淋；乌药、枳壳，理气行滞，消胀止痛；金钱草、海金沙、芒硝、鸡内金，利尿通淋，排石化石；茯苓、泽泻、滑石、木通、石韦、瞿麦、车前子，利水通淋，清热止血；威灵仙走窜经络，促使结石移动；冬葵子"入药至滑利，能下石淋"（《中药大辞典》引陶弘景语），加入方中，使结石下滑流利。结石过大，难过尿道，故需溶消结石，使之小于尿道内径，方能通过尿道，排出体外。鸡内金善于溶消砂石、金属。观鸡常食石子瓦砾，尽能消化。幼时见邻人杀鸡之先，将铜钱灌入鸡口，使之吞下，三日后杀鸡，肌胃（俗称鸡菌）剖出铜钱，则光亮如新，字迹模糊矣。鸡内金铜钱即能消溶，消石岂不易耳。芒硝味咸，能破坚散积，化石溶石，《神农本草经》谓其："逐六腑积聚，结固留癖，能化七十二种石。"有此二味消溶结石，则体内结石，溶化而出，不觉痛矣。

例二：肾虚湿滞

李素英，女，年二十二，普安人。

数年前，赴粤打工，从不缺勤，犹多加班，月入颇丰，厂友称羡。然好景不长，1998年伊始，突发腰痛，逐日加重，就近医治，数日不减。乃于1998年1月14日，去广东开平市中医院，B超检查示：左肾中下极见0.4cm×0.3cm、0.3cm×0.3cm强光点，伴声影，子宫左后方见2.8cm×2.1cm低回声区，边界欠整齐；诊断为"左肾小结石，子宫左后炎症小包块"。遂就地治疗，坚持上班。月余后，其母获悉女病，连番去电，催促其回家医治。李女医治月余，耗费颇多，遂于3月底，请假回家。其后，令慈陪同，求治数医，腰痛时缓时急，至5月12日，去岳池县医院复查，左肾结石，反增至0.5cm×0.4cm、0.3cm×0.4cm。父母见状，忧心忡忡，乃四处寻求能下结石良医。后经人介绍，于1989年5月19日，来校求治。

自述左腰隐隐疼痛，劳则加重，卧则可缓，小腹作胀，四肢乏力，小便频数，短赤不畅，纳食尚可，舌苔薄白，脉沉弦缓。此湿热蕴结下焦，肾虚气化不利。治当利湿通淋，排石止痛。

处方：泽泻15g，海金沙15g，冬葵子15g，海浮石20g，金钱草30g，瞿麦20g，石韦15g，橘核15g，鸡内金15g，莪术15g，滑石20g，车前子15g（包煎），川牛膝15g。水煎温服。

以其路程较远，往返不便，嘱服10剂，再来复查，以观进止。另嘱三餐稀粥，并多饮水，少活动少出汗，务使水液代谢，尽从尿出，则结石下移易耳。

二诊（6月18日）：服完10剂，复经岳池县医院B超检查，结石已除，子宫包块亦消。然腰仍酸痛，身犹乏力，乃来询问何故？余曰："肾中何生结石？必因禀赋不足，肾脏素亏；或喜辛辣肥甘，湿热内生；或外受湿热，内传下焦，肾虚无力排除，日久熬煎，形成结石。今结石既出，腰何仍痛？此肾固虚，经排石攻邪，其虚益甚，实属因虚而痛也。腰痛必绵绵酸软，劳则加剧。"伊闻言颔首称是，即问："今当如何止痛？"余答曰："补其肾虚，腰痛自止耳。夫结石之生，缘于肾虚，结石既除，当即补之，不尔，必再复生。"伊知其情，即求疏补肾方药。遂拟参芪地黄汤加味予服。

处方：党参 15g，黄芪 24g，熟地黄 20g，茯苓 15g，山茱萸 15g，山药 15g，泽泻 15g，补骨脂 15g，菟丝子 15g，淫羊藿 15g，怀牛膝 15g，枸杞子 15g。水煎温服。

按：肾生结石，缘于肾虚，复感湿热，或恣食辛热肥甘，或情志不遂，气滞血瘀，内生湿热，流于肾脏，无力排除，熬煎成石。石乃体内异物，阻于肾中，势必影响肾气敷布，气血流通，故见腰间隐痛、小腹作胀、四肢乏力、小便频数、短赤不畅等症。治当先利湿通淋，排石止痛，待结石排除，再补其虚。方用金钱草、海金沙、鸡内金、海浮石，清热利湿，软坚消结，作为主药；辅以瞿麦、车前子、泽泻、冬葵子、石韦、滑石，通淋利尿，以助主药之力；橘核理气散结，气行则水行，水行则石易出，且其"善治腰痛肾疼"（《日华子本草》）；莪术活血散结，消积止痛；川牛膝引药下行，并佐莪术活血之力。连进 10 剂，竟收全功，为防复发，再以参芪地黄汤加味，补肾善后。

例三：下焦湿热

陈女高兰，年二十四，中和人。1997 年 9 月 14 日来诊。

近年腰痛，时剧时缓，曾服药、针灸、按摩治疗，痛未稍减。1997 年 8 月 31 日，经岳池县医院 B 超检查示：左肾上极有多个强光点伴声影，最大者约 0.5cm，诊为"左肾结石"。回家后，自购"肾石通"数盒，服后腰痛如故。公参王某，曾患慢性腹泻，为余所愈，乃令其子，携妇来诊。

切其脉，沉细稍数。询之，则曰："左腰终日隐痛，劳则益剧，平卧休息，疼痛渐缓。昨与邻里口角，今日疼痛加重，且上窜胁腋。"又询得小便频涩不畅。舌红苔黄腻。此下焦湿热，而兼肾脏亏虚，湿热聚积，久而结石。急则治标，当清利湿热，理气排石。

处方：金钱草 30g，萹蓄 20g，石韦 20g，鸡内金 20g，海金沙 15g，滑石 30g，冬葵子 15g，延胡索 15g，乌药 15g，橘核 15g，柴胡 15g，白芍 15g，青皮 15g，海浮石 15g，木通 15g，车前子 15g（包煎），威灵仙 15g，甘草 6g。水煎温服。

二诊（9 月 24 日）：上方仅服 3 剂，诸症消除，为验药效，患者于 9 月 20 日再次去岳池县医院 B 超复查示：双肾未见异常。因处方丢失，今来求疏原方，再服 2 剂，以防结石复发。

余晓之曰："结石之生，乃肾虚之故，结石既除，当补肾强腰，方免复发。"伊然之。遂疏参芪地黄汤加味予服。

按：《中藏经》云："砂淋者，此由肾之虚……虚伤其气，邪热渐强，结聚而成砂。又如以水煮盐，火大水少，盐渐成石之类。盖肾者水也，咸归于肾，咸积于肾，水留于下，虚热日甚，煎结而生，又非一时之作也。"据此，则结石形成，内因于肾虚，外因于湿热，日久熬煎，聚结而成也。患者结石在先，近又口角，而致肝郁气滞，出现腰痛加重，上窜胁腋。故当清利湿热的同时，兼理气解郁，气畅水行，石可出也。遂用金钱草、鸡内金、海浮石、海金沙，清热利湿，软坚散结；萹蓄、石韦、滑石、木通、车前子，清热利湿，利尿通淋；冬葵子治五淋，性滑利窍，能促结石滑动；加入四逆散合橘核、天台乌药、延胡索，疏肝解郁，理气止痛；威灵仙走窜经络，促使结石移动。方药切合病机，故而三剂收功。

例四：脾肾阳虚

谢君德明，年四十八，岳池九龙人。

腰部疼痛，小便淋涩，下肢浮肿，已有半年。历经多医，未能获效。1997 年 12 月 8 日，经岳池县医院 B 超检查示：右肾形态大小正常，集合部分离 1.1cm，在靠内侧深下极见多个强光团伴声影，大小分别为 1.3cm×0.5cm、1.1cm×0.6cm、0.5cm×0.4cm，输尿管无扩张，膀胱内未见异常，前列腺未见明显异常；诊断为"右肾多发性结石"。医生遂开"肾石通"多盒。连服 2 个月，腰痛未减，水肿如故。其邻有学生就读我校，乃荐来治，遂于 1998 年 2 月 21 日，来校诊治。

观患者周身浮肿，下肢为甚，按之凹陷，良久乃起。自云：头脑昏重，背寒肢冷，身倦乏力，动辄心悸气促，懒动喜卧；右腰胀痛，上下移动；尿频不利，夜尿尤多，滴沥茎痛；胸中懊恼，纳呆食少，脘腹胀满。舌胖淡暗，苔白而腻，边有齿痕，脉沉细无力。此脾肾阳虚，石结于肾。治当温阳利水，化石通淋。用真武汤合五苓散、三金汤加减。

处方：附片 15g（先煎），白芍 12g，白术 15g，桂枝 15g，茯苓 15g，猪苓 15g，泽泻 20g，车前子 15g，滑石 30g，鸡内金 20g，瞿麦 20g，金钱草 30g，石韦 20g，海浮石 20g，大腹皮 15g，海金沙 15g，甘草 6g，生姜 15g。2 剂，水煎温服。

二诊（2月27日）：服上方2剂，小便增多，解出较畅，偶有涩痛，水肿消退；头痛减轻，四肢已温，纳食知味，饭量增多，腰仍觉胀痛。舌胖淡苔薄白，边有齿印，脉沉细缓。上方加减续进。

处方：附片15g（先煎），白术15g，茯苓15g，猪苓15g，泽泻18g，肉桂12g，黄芪30g，金钱草30g，石韦20g，萹蓄20g，瞿麦20g，鸡内金15g，海金沙15g，补骨脂15g，海浮石20g，天台乌药15g，威灵仙15g，车前子15g（包煎），川牛膝15g，橘核15g，冬葵子15g。5剂，水煎温服。

三诊（3月24日）：上方服至3剂，一日解尿，排出烟头大小结石两粒。其云排石过程："尿急登厕，阴茎会阴，剧痛难忍，痛连腰腹；头晕眼花，周身冷汗；尿出滴沥，鲜红如血。数分钟后，石落便盆，当当作响，石出尿喷，腰痛顿除（次日劳累腰亦不痛），周身爽快，自此尿畅无阻。以为病瘥，便停方药。昨日又见右腰疼痛，自忖结石未尽，然处方又失，专来学校，求老师重疏二诊处方，续进几剂。"遂查出二诊方药，并加杜仲、续断各15g，予之。

四诊（4月11日）：上方又进3剂，4月8日再经岳池县医院B超复查示：双肾未见异常。然腰部仍觉隐痛不舒，扪之不温，身倦乏力。舌淡胖，苔薄白腻，边有齿印，脉沉细缓。此肾虚腰痛也，乃疏参芪八味丸加减，补肾止痛，并防复发。

处方：黄芪30g，党参15g，熟地黄20g，山茱萸15g，山药15g，茯苓15g，泽泻15g，附片15g（先煎），肉桂12g，补骨脂15g，菟丝子15g，巴戟天15g，怀牛膝15g。3剂，水煎温服。

半个月后，托邻人学生，带来鲜嫩胡豆2斤，以示感谢，并告：腰痛已除。

按：阳虚体质，或先天不足，命门火衰；或房劳过度，肾气斫伤；或久病及肾，或劳倦伤肾，肾虚则邪热内生（此即景岳所谓"阳虚者亦能发热，此以元阳败竭"之故），煎水熬液，结为砂石。日积月累，阻碍水液代谢，停蓄泛溢，则水肿腰痛、小便频涩。水液上漫，则心悸身倦、纳呆脘胀等症出现。故当温阳利水，化石通淋并举。患者此前，服"肾石通"2个月，腰痛如故。药之取效，必赖正气助之。此药虽称化石排石，却无温阳补肾之力，缘其无效耳。余用真武汤合五苓散，温肾壮阳，化气利水。

肾阳一复，水肿速消。再以金钱草、鸡内金、海浮石、海金沙，清热利湿，软坚化石；滑石、瞿麦、石韦、车前子，利水通淋，并消浮肿；大腹皮行气利水消肿。服后阳回尿通，肿消肢温，纳食渐复。而腰仍胀痛，知结石未下。故于二诊方中加黄芪补气，以肉桂易桂枝，并加补骨脂，以增温肾助阳之力，阳气健旺，方能促石排出。服后果排结石2枚，石出之后，仍以补肾壮阳收功。

例五：湿热下阻（前列腺结石）

唐生中华，年及冠，石垭人。1998年2月18日来诊。

小便频急涩痛，尿液浑浊，历治罔效，已逾半年。1998年2月12日，经广安医院B超检查示：前列腺大小为3.4cm×2.4cm，其内见一直径0.4cm的增强光团回声，膀胱充盈，壁光滑，其内未见占位；诊断为"前列腺结石"。

来诊时，形体消瘦，面色无华。自述尿频尿急，不能稍忍，量少而浑，排尿断续，余沥不尽，尿道窘迫胀痛，延及会阴，牵引少腹，午后尤为明显。伴腰部胀痛，劳则益剧。舌红苔黄腻，脉沉弦稍数。此属石淋范畴，当系下焦湿热，久聚成石所致。治当清热利湿，化石通淋。方用五苓散合三金汤加味。

处方：猪苓10g，白术12g，茯苓12g，泽泻18g，肉桂6g，车前子15g（包煎），川牛膝15g，金钱草30g，海金沙15g，鸡内金15g，冬葵子15g，路路通15g，天台乌药15g，橘核15g，瞿麦20g，草薢20g，滑石24g，小茴香12g，海浮石30g，王不留行15g。水煎温服。

此后两次来诊，皆以此方为基础，气虚乏力加黄芪、党参；腰痛加杜仲、续断。前后共进10剂，小便畅通，诸症消失。3月26日，送来广安医院B超复查单：前列腺大小为3.4cm×2.4cm，实质回声均质，未见明显占位。遂以参芪地黄汤加减善后。

按： 前列腺结石，亦属中医"石淋""砂淋"范畴。考其致病之由，不外肾气亏虚，气化不力，膀胱湿热郁结所致。《诸病源候论·淋病诸候》云："诸淋者，由肾虚而膀胱热故也。膀胱与肾为表里，俱主水。水入小肠，下于胞，行于阴，为溲便也。肾气通于阴，阴，津液下流之道也。若饮食不节，喜怒不时，虚实不调，则脏腑不和，致肾虚而膀胱热也。膀胱，津液之府，热则津液内溢而流于睾，水道不通，水不上不下，停积于胞。肾虚则小便数，膀胱热则水下涩。数而且涩，则淋沥不宣，故谓之为淋。"其或素喜肥甘辛热，或久居湿地，蕴生湿热，湿热下注，郁结膀胱；或房劳过频，肾阴亏虚，热结下焦，湿热熬煎水液，结为砂石。砂石不能随尿排出，却时刻影响排尿，致使尿频尿急，量少而浑，排尿中断，余沥不尽，尿道窘迫胀痛，延及会阴，牵引少腹。故当化气利水，通淋排石。方中泽泻、猪苓、茯苓、滑石、车前子，淡渗利湿，导水下行；白术健脾燥湿，气化利水；少佐肉桂，通阳温经，以利气化；金钱草、海金沙、鸡内金、瞿麦、海浮石，清热利湿，软坚化石；萆薢分清泌浊；天台乌药、橘核、小茴香，行气止痛，气行则水行；路路通、王不留行，走窜经络，并与滑利之冬葵子，软坚溶石之鸡内金、海浮石配合，即能促石消溶，移动排出；川牛膝引药下行，与瞿麦配合，兼有活血之用。全方有利水通淋，消溶结石之效。后又随症加减，服药 10 剂。结石消除之后，乃拟参芪地黄汤，补肾善后。

二十九、肾着（肾囊肿）

吕妇兴英，年四十四，中和人。1996 年 11 月 10 日初诊。

腰部疼痛，右侧为甚，逐年加重，已二十余年，服药已多，痛不稍减。11 月 8 日，岳池县医院 B 超检查示：右肾皮质部上极见 5.5cm×4.7cm 壁薄、边界清晰无回声区，后壁回声增厚；诊断为"右肾囊肿"。

来诊时，精神委顿，面目微浮。自云：腰冷如冰，沉重欲坠，胀痛右甚，凌晨尤剧。为祛腰寒，日围护腰，夜垫热袋。素畏风寒，四肢清冷，频繁感冒，小便短涩，大便溏薄，近又左臀疼痛。切脉沉细，舌淡苔白，边有齿痕。此寒湿伤腰，着而不行，病属肾着。治当温肾散寒，培土制水。用肾着汤合真武汤加减治之。

处方：干姜 15g，茯苓 15g，白术 15g，白芥子 15g，独活 15g，补骨脂 15g，防风 12g，黄芪 15g，怀牛膝 12g，附片 12g（先煎），天台乌药 12g，白芍 12g，炙甘草 8g，皂角刺 6g。4 剂，水煎温服。

二诊（11 月 17 日）：服上方 4 剂，小便增多，精神有振，面浮已消，臀部疼痛亦除，腰部冷痛稍减，右腰仍胀。苔薄白，脉沉缓。上方加减续进。

处方：干姜 15g，茯苓 15g，苍术 15g，白芥子 15g，独活 15g，杜仲 15g，肉桂 12g，补骨脂 15g，防风 12g，黄芪 15g，怀牛膝 12g，附片 12g（先煎），天台乌药 12g，橘核 12g，炙甘草 8g，皂角刺 6g。10 剂，水煎温服。

三诊（12 月 11 日）：腰部胀痛消除，惟阴雨天，左髋关节隐痛，大便干结。苔薄白，脉沉缓。改用肾着汤合当归四逆汤加减。

处方：干姜 12g，茯苓 15g，白术 24g，独活 15g，当归 15g，白芍 15g，细辛 6g，桂枝 12g，木通 12g，天台乌药 12g，防己 10g，麻仁 12g，炙甘草 6g。2 剂，水煎温服。并嘱去医院复查。

1997 年元旦去县医院复查。得知结果，大喜过望，电话专告："肾上已无囊肿矣。"

按：《金匮要略·五脏风寒积聚病脉证并治》云："肾着之病，其人身体重，腰中冷，如坐水中，形如水状，反不渴，小便不利，饮食如故，病属下焦，身劳汗出，衣里冷湿，久久得之，腰以下冷痛，腰重如带五千钱，甘姜苓术汤主之。"可见劳作汗出，衣湿感寒，侵袭人体，即为寒湿。病虽居于下焦，仲景制肾着汤，治从中焦，温补脾土，以消肾脏寒湿。然患者肾生囊肿，是水积肾脏。故以肾着汤燠土以胜水，真武汤温阳利水。两方合力，则积水易消。而囊肿外皮，实为筋膜，白芥子有化痰消膜之功，皂角刺有破坚透孔之妙，加入方中，磨消囊皮，透孔使破，则囊水易除。昔日行医乡下，遇疮痈日久未溃者，恒于药中加入皂角刺数枚，服后即溃。夫肾阳不虚，何能积水成囊？故以补骨脂、附片、怀牛膝，补肾助阳，且引药下行。黄芪、防风、白术合为玉屏风散，益气固表，以防感冒。乌药、橘核，理下焦之气而治腰痛。二诊腰部冷痛未除，故又加入肉桂、杜仲，以增温肾散寒之力；橘核善治"腰痛、肾痛"（《日华子本草》），入于方中，以助药力。

三十、胸痹、胸痛六例

例一：寒痰阻胸

谌君贵远，年近花甲，住渠河乡平桥村，其地距我校一望之地。

前日感寒，突觉胸痛，求治村医，予 2 日西药，服完未效。乃于 1989 年 10 月 30 日中午，来求余诊。谌君曾患腰腿痹痛，住院月余，痛不稍减。后经余愈，自后凡病皆求余医。

自述胸痛彻背，胸闷如压；咳而微喘，稀痰量多，短气；时有气冲咽喉，噫气连声；头昏微痛，倦怠乏力，纳呆便溏，泛恶欲吐，四肢欠温。舌淡苔白腻，切脉浮滑。此胸痹也，乃胸阳不足，复感寒邪，遂致寒痰凝滞，闭阻胸中，而成斯疾。治当通阳泄浊，豁痰开结。用枳实薤白桂枝汤加味。

处方：瓜蒌皮 15g，薤白 15g，半夏 15g，桂枝 15g，干姜 15g，枳壳 15g，厚朴 15g，防风 15g，白术 15g，陈皮 15g。2 剂。水煎取汁，兑入适量白酒，温服。

2 剂后，诸症缓解，再以理中汤加味善后。

按：人近老年，阳气渐衰，脾运失健，痰湿滋生，上犯心胸，清阳不展，气机不畅，心脉痹阻，每致胸痛彻背、胸闷如压、咳而兼喘、痰稀量多、短气等症；脾阳不振，则纳呆便溏、泛恶欲吐、四肢欠温；而舌苔白腻，亦为痰湿内阻之象。故当通阳泄浊，豁痰开结为治。方中瓜蒌涤痰散结，祛痰下气；薤白温通散结，行气止痛；半夏燥湿化痰；枳壳、厚朴，下气破结，消痞除满；桂枝既与防风祛风解表，又与干姜温通心脉、散寒化饮；郁金行气破结，活血止痛；白术、陈皮，醒脾开胃。诸药合用，共收通阳化痰、散结止痛、解表开胃之功。患胸痹者，责之阳虚，故胸痛止后，以理中汤扶阳善后。

例二：肝郁气滞

周妇成翠，年四十八，临溪人。

数日前，夫妻反目，对骂半日，气郁昏仆。其子见状，慌忙移床，灌以姜汤。少顷苏醒。遂招村医，予药数包。周赌气不愿服药，子媳苦劝，服下一包。历经数日，仍头晕胸痛，乃于 1989 年 10 月 11 日，来校求治。

询知头晕脑涨，胸紧如压，阵痛彻背窜胁，心情不舒，时时太息，脘腹胀闷，得嗳气或矢气稍舒。苔白薄腻，切脉弦细。细析脉症，应为肝郁化火，灼津成痰，痰气相搏，痹阻心脉所致。治当调畅气机，和血通脉。用柴胡疏肝散加味。

处方：柴胡 15g，赤芍 15g，枳壳 15g，香附 15g，陈皮 12g，川芎 12g，郁金 15g，甘草 5g，橘叶 15g。2 剂，水煎温服。

二诊（10 月 14 日）：上方服后，诸症悉除。稍停，又欣然语余曰："前日小女闻讯而归，儿女同责老头。老头笑认己错，不断发誓，再不相骂。吾闻而心舒。"余赞其夫："知错能改，善莫大焉！"随问："汝病已除，今来则何？"答曰："前症已除，昨日劳作，汗出脱衣，感寒头痛，项强不利，周身酸楚。"遂拟葛根汤加减予服。

按：口角何致成胸痹？《明医杂著》曰："肝气通，则心气和，肝气滞，则心气乏。"盖肝气通于心，肝气滞，则心气涩，故七情太过，心气不畅，发为胸痹。治当调畅气机，和血通脉。方中柴胡与枳壳相配，升降气机；白芍、甘草相伍，缓急止痛；香附、郁金、陈皮、橘叶，疏肝行气解郁；郁金并协川芎，活血止痛。全方共奏调畅气机、化痰散结、和血舒脉之功。

例三：气血瘀阻

郑翁传云，年六十三，居邻我校。

心胃气痛，时发时止，已有数年。近日频发，发则脘痛如绞，连及胸膺，痛彻胸背，头身汗出。少则数分钟，多则十余分钟，疼痛渐次缓解。或日发数次，或数日一发。1998 年 5 月 24 日，郑翁来诊。诊脉时，疼痛发作，翁按胸脘，轻声呻吟，头汗淋漓，扪之额冷，手冷甲青，面唇瞬间淡暗，乃停诊脉，即针刺双间使、双阴郄、上脘、膻中，平补平泻，约五分钟，疼痛渐缓，留针 30 分钟，疼痛消除。出针后再切其脉，沉细而迟，舌淡苔白，舌下青筋怒张。此非胃痛，实胸痹也。系心络痹阻，气血不通则痛。遂疏丹参饮、四逆散、瓜蒌类方剂合方治之。

处方：丹参 15g，檀香 10g（后下），砂仁 10g（后下），郁金 15g，柴胡 15g，赤芍 15g，枳壳 15g，瓜蒌皮 15g，半夏 15g，薤白 15g，甘松 15g，香附 15g，炙甘草 6g。2 剂，水煎温服。

患者觉针灸效佳，每日来校，求为针刺。除上穴外，或针心俞、内关、通里、巨阙等穴。共针 7 次，服药 3 剂，随访数年，竟未复发。

按：方用丹参饮活血祛瘀，行气止痛；四逆散疏肝理气，调理肝脾；瓜蒌薤白半夏汤，通阳散结，祛痰下气。诸药合用，共收理气活血、通阳止痛之效。

所刺诸穴，间使为手厥阴经穴，在掌后三寸，两筋间，治胸痹、心痛、胃痛，皆有良效。《针灸甲乙经》谓曰："胸痹引背时寒，间使主之。"《医宗金鉴》谓："间使主治脾寒证，九种心痛疟渴生……左右针灸自然平。"阴郄为手少阴经郄穴，仰掌取穴，在尺侧腕横纹上五分，有疏通手少阴气血之功；且郄穴主急性疾病，故取治心痛颇效。上脘为任脉穴位，在上腹正中线上，脐上五寸。虽为治胃痛之穴，针之亦治心痛。膻中为就近取穴，"主胸中痛"（《备急千金要方·卷三十·针灸下》），治心痛多效。诸穴配合，经气即通，气血随畅，故能迅速止痛。

例四：心脉瘀阻

刘翁柏龄，年六十有四，住中和二村。

胸脘隐痛，已有数年，因无大碍，偶尔服药。近数月疼痛频发，程度加重，甚则痛如锥刺。每次发作，经数分钟，或十余分钟，疼痛渐缓，或数日一发，或日发一二。求医数辈，悉按胃痛医治，偶有短效。1991年4月27日，赶场回家，绕道来诊，见面即谓："闻老师善治胃痛，特来求治。"落座稍息，正欲切脉，疼痛又发，顷刻头身汗出，面青唇紫，屈腰按胸，眉愁脸苦，哼唧连声。询其痛处，手指左胸，并断续相告："胸痛连背，痛如锥刺，胸憋如压，呼吸不畅，心中慌乱。"遂从衣袋，掏出自备阿托品，求余倒水服药。余递过水杯，翁服下2片。余切脉扪手，手冷至肘，脉沉弦而迟；舌淡如纸，边有瘀点，舌下青筋明显。乃告谓刘翁："君所患非胃痛，实真心痛耳，系心脉瘀阻所致。"翁曰："难怪药不见效，求老师快快止痛，已难忍耐。"急以针灸应急，取双侧内关、间使、通里、膻中，平补平泻。针约5分钟，翁面容始舒，未再呻吟，长吁而曰："疼痛缓和，胸次宽舒矣。"头汗渐止，唇有血色，手亦转温。留针30分钟，出针时精神已佳。余乃谓曰："日后应急，需备速效救心丸。"

中药选活血化瘀、行气止痛之血府逐瘀汤，配宣痹通阳、泄满降逆之枳实薤白桂枝汤加减投之。

处方：红花10g，桃仁15g，丹参15g，当归15g，赤芍15g，川芎15g，枳壳15g，桔梗12g，柴胡10g，香附15g，瓜蒌皮15g，厚朴12g，桂枝15g，薤白12g。水煎温服。

此后，每日午后来校针刺1次，连续10次；上方2剂后，改服保元汤合桃红四物汤加减。

处方：党参20g，黄芪30g，桂枝15g，桃仁15g，红花10g，赤芍12g，当归12g，川芎12g，生地黄15g，炙甘草6g。3剂，水煎温服。

刘翁病愈，膺服余术，家人生病，恒求余诊。至余退休离校，翁病未再复发。

按：《医门法律》云："胸痹总因阳虚，故阴得乘之。"于此可知，胸痹之致，在于阳虚。刘翁年逾六旬，胸阳已虚，或不慎风寒，或过食生冷，致阴乘阳位，发为胸痹；或脾胃虚弱，化生痰湿，上犯胸间，气血闭阻，发为本病。观其胸痛彻背，痛如锥刺，胸憋如压，呼吸不畅，头身冷汗，面青唇紫诸症，则知心脉痹阻，气滞血瘀。故取内关、间使、通里针刺，以疏通手厥阴心包经、手少阴心经之气血，并宁其心神；取膻中理气宽中，宣肺化痰。如此气血流畅，胸痛可止。再以红花、桃仁、丹参、赤芍、当归、川芎，行血化瘀，养血和血；厚朴、枳壳，理气宽胸，燥湿泄满；且枳壳、桔梗相伍，一降一升，使气机畅通，胸憋可缓；柴胡、香附，升达清阳，疏解郁气；桂枝温阳通脉，散寒宣痹；薤白、瓜蒌皮，行气散结，开胸涤痰。药服2剂，气血渐通，疼痛消除，乃以保元汤合桃红四物汤，益气培元，养血活血善后。

例五：痰浊闭阻

王君世光，年四十二。1991年5月7日初诊。

胸憋如压，心悸不宁，按抚稍舒，不时胸痛背胀，咳嗽气喘，痰多而稠，已有8年。观其舌淡而暗，边有紫斑，舌下青筋怒张；脉象细缓而结，参差不齐。此胸痹也，乃胸阳虚惫，痰浊壅塞，气机被阻所致。当温通胸阳，豁痰降逆。用桂枝甘草汤合二陈、瓜蒌薤白半夏汤，略加活血之品。

处方：桂枝15g，炙甘草8g，瓜蒌皮15g，薤白15g，半夏15g，茯苓15g，丹参15g，当归15g，远志10g，苏子12g，杏仁12g。3剂，水煎温服。

二诊（5月11日）：服上方3剂，咳喘缓解，痰亦减少，胸痛虽除，憋闷未减。脉仍细缓，时有结象，舌上瘀点如故。仍按上方加减。

处方：桂枝15g，炙甘草10g，茯苓20g，瓜蒌皮15g，薤白15g，半夏15g，远志10g，枳壳15g，当归15g，丹参15g，川芎15g。4剂，水煎温服。

三诊（5月21日）：脉律复常，未见结象；舌上瘀斑转淡，胸闷缓解，然动仍心悸。向来纳差，手指麻木，前未顾及，今并治之。酌加益气养血、健脾助运之品。

处方：黄芪30g，党参15g，白术15g，茯苓15g，半夏15g，陈皮12g，桂枝15g，当归15g，楂曲各15g，远志10g，瓜蒌皮15g，炙甘草8g。4剂，水煎温服。

按： 患者胸痛背胀，憋闷咳喘，痰多而稠，心悸不宁，舌淡暗有紫斑。此系心阳虚惫，痰浊壅塞，气机被阻，心血瘀滞所致。故应温阳宣痹，豁痰降逆。方中桂枝辛温，入心而益阳；炙甘草甘温，补中以益气。辛甘配合，阳气乃生，心阳乃复。再以薤白通阳散结，行气消滞；合瓜蒌皮、半夏、茯苓，开胸涤痰，止咳化痰；苏子、杏仁，降气消痰，止咳平喘；丹参、当归，活血通经，化瘀止痛。3剂后，阳复痹通，痰消咳缓，胸痛心悸亦除。二诊胸憋未减，舌上瘀点如故，乃气滞血瘀未解，故于方中加枳壳、川芎，以增理气活血之力。三诊唯心悸、纳差、指麻，故加入益气养血、健脾助运之品，以善其后。

例六：胸痹兼胃痛

雷妇树秀，年甫三旬，临溪人。1993年8月29日来诊。

胸痛彻背，胸憋短气，饥则胃痛，嘈杂干哕，不时泛吐清涎，甚则呕出稀痰。舌淡苔白，脉细缓。此胸痹而兼胃痛，两病并治。投枳实薤白桂枝汤合香砂六君子汤加减。

处方：枳实15g，瓜蒌皮18g，薤白15g，桂枝15g，厚朴15g，党参15g，白术15g，茯苓15g，陈皮15g，半夏15g，广藿香15g，砂仁15g，炙甘草6g。2剂，水煎温服。

二诊（9月8日）：服上方2剂，胸痛缓解，饥时未再干哕、呕涎。停药数日，仍未复发。唯胸憋短气，频频提气，胸中始舒，劳后尤为明显。舌淡苔白，脉沉细。前方加减续进。

处方：瓜蒌皮15g，薤白15g，桂枝15g，半夏15g，茯苓15g，黄芪30g，党参15g，厚朴15g，桔梗15g，炙甘草6g。2剂，水煎温服。

按： 心之与胃，一膜相隔，相互关联，相互影响。如《灵枢·经别》

云："足阳明之正，上至髀，入于腹里，属胃，散之脾，上通于心。"《素问·平人气象论》亦谓："胃之大络，名曰虚里，贯膈络肺，出于左孔下，其动应衣，脉宗气也。"可见心之与胃，经络相连，古有论述。而疾病方面，亦多影响。如《素问·至真要大论》云："寒厥入胃，则内生心痛。"细析本病，确如经文论述。既为心胃同病，治应两者兼顾。方以枳实薤白桂枝汤，通阳散结，理气泄满；以香砂六君子汤，益气健脾，行气和胃。两方合用，既可通阳散结，泄满开痹，又可益气健脾，化痰和胃。胸痹、脘痛除后，再加参、芪，益气善后。

三十一、胁痛三例

例一：气虚肝垂

唐世阳，男，50 岁，华蓥市阳和镇某单位干部。

右胁胀痛，已逾 7 年。近半年，病情渐重，胁痛延腹。1991 年 2 月 27 日，经华蓥市中心医院 B 超检查，诊为"肝下垂"。患者知病难医，终日垂头丧气。其单位唐和平，知余医术，荐求余诊。遂于 1991 年 3 月 26 日，乘车来诊。

询知右胁胀痛，上下不定，自觉痛处灼热，扪之体温无异；头昏脑涨，恶见日光，动则心悸气短，倦怠嗜卧，背寒肢冷，夜间低热，眠差多梦；口苦纳呆，大便稀溏，日二三次，小便短赤。舌淡胖有齿印，苔淡黄厚腻，满罩舌面，脉沉细缓。证属中气下陷，举脏无力，致使肝脏下垂。然中焦湿盛，不可骤补，当先祛湿调气，再益气举陷。

处方：干姜 10g，附片 10g（先煎），桂枝 10g，苍术 15g，黄柏 10g，薏苡仁 30g，杏仁 15g，草果（去壳）15g，楂曲各 20g，滑石 20g，泽泻 15g，厚朴 15g，广藿香 15g，冬瓜子 20g。水煎温服。

二诊（3 月 28 日）：仅服 1 剂，夜热即除，右胁胀痛、灼热大减，纳食有增，大便转条。苔转白腻，脉沉细缓。原方加减再进。

处方：干姜 10g，附片 10g（先煎），苍术 15g，黄柏 15g，薏苡仁 30g，茯苓 15g，楂曲各 20g，厚朴 15g，泽泻 15g，草果 12g，滑石 20g，甘草 5g。2 剂，水煎温服。

三诊（4月1日）：舌转淡红，苔转薄白，纳食知味，饮食增多，早晨口苦，右胁未再觉热，唯感胸胁背部，气息窜动，游走作胀；二便正常，脉沉而细。再温阳除湿。

处方：桂枝 15g，白术 15g，茯苓 15g，猪苓 15g，泽泻 15g，附片 10g（先煎），山楂肉 15g，薏苡仁 30g，厚朴 15g，茵陈 20g。3剂，水煎温服。

四诊（4月6日）：右胁仍胀，背有热气窜动，口微苦微渴，短气乏力。舌淡苔白，脉细缓。湿邪已祛，当补益中气，升提肝脏。

处方：黄芪 30g，党参 20g，焦白术 15g，当归 15g，升麻 10g，柴胡 12g，白芍 15g，熟地黄 15g，枳壳 20g，甘草 6g，肉桂 8g，山茱萸 15g。水煎温服。

此方共服 15剂，各症均除。6月8日，再经华蓥市中心医院B超复查：肝已复位。次日专来电话报喜。

按：中医虽无肝下垂病名，然可据脉症，进行辨治。患者除右胁胀痛外，尚见心悸气短，倦怠嗜卧，背寒肢冷，大便稀溏，日二三次，纳呆食少，舌淡胖有齿印，脉沉细缓等脉症。此为阳虚气陷之象，阳虚则背寒肢冷，大便稀溏；中气下陷，无力升举，而致肝脏下垂，且经B超检查确诊。肝既下移，气必受阻，故见右胁胀痛；气郁化热，则痛处灼热。本应升阳举陷，俾垂肝复位。然其头昏脑涨，恶见日光，苔淡黄厚腻，又系湿浊中阻之象。湿之不祛，强补其虚，反固湿邪。故应先除湿邪，再进升补。方用干姜、附片、桂枝，温阳散寒；苍术、薏苡仁、草果、滑石、泽泻、藿香，健脾燥湿，利水渗湿，湿祛脾健，大便转实；杏仁宣利肺气，气行则湿行；厚朴行气化湿；楂曲、冬瓜子，开胃醒脾，消食健胃；黄柏"泻己土之湿热，清乙木之郁蒸"（《长沙药解·卷二》），与苍术同用，清热燥湿。此方加减，6剂后舌转淡红，苔转薄白，纳食知味，食量增多，而右胁仍胀。知湿邪虽祛，气陷未升。故改用补中益气汤，升阳举陷；加白芍、熟地黄，养肝阴，益肝血；肉桂、山茱萸，温肝固阳，鼓舞气血，而使垂肝易升。守方 15剂，垂肝复位。

或问：肝脏下垂，何责之脾虚？答曰：脾脏属土，为气血生化之源，全身营养赖以供给。此外，脾犹主升清，夫升清者，非仅运化水谷精微，上输心肺，化生气血，营养全身，且兼升举内脏，俾内脏位置固定，不致下垂。苟脾脏受损，脾气亏虚，非但水谷精微匮乏，且其升举乏力，内脏因之下垂，或子宫下垂，或胃下垂、肾下垂、脱肛等病现焉。故诸般脏器下垂，皆当责之脾虚气陷耳。

例二：肝郁水停

伍君子田，年五十四，住华蓥市双河镇。

去年腊月中旬，见右胁作胀，初未在意，渐次胀而且痛，并起一核，大如覆杯。胁痛时剧时缓，剧则气窜攻冲，胁痛难忍，核硬拒按。瞬间气移胸脘，呕哕频作；或窜走脐腹，腹痛肠鸣，矢气频传。之后，疼痛缓解，胁间硬核亦软。历治罔效，经人介绍，乃于1989年9月17日，来就余诊。

症如上述，询得右胁绷紧如缠，时而泛酸，纳少难化；并见颜面及下肢浮肿，按之凹陷，良久乃起。舌淡红，苔白根厚，切脉弦缓。此肝郁气滞，脾失健运，水湿内停所致。当先利水消肿，和胃止呕，然后行气解郁。方用五苓散合二陈汤。

处方：桂枝15g，白术15g，茯苓15g，猪苓12g，泽泻20g，半夏15g，陈皮15g，生姜15g。2剂，水煎温服。

二诊（9月21日）：服上方2剂，小便增多，浮肿消退，未再呕哕，胁痛缓解，核亦缩小，夜间未再气窜游走。仍见右胁隐痛，脘腹痞闷，嗳气吞酸，食少难化，大便不畅。舌淡苔水黄根腻，脉细缓。水湿虽除，气郁未畅。改用越鞠丸合四逆散、左金丸，行气解郁，调肝和脾。

处方：香附15g，川芎12g，苍术15g，建曲20g，栀子10g，柴胡15g，白芍15g，枳壳15g，吴茱萸6g，川连12g，甘草6g。2剂，水煎温服。

三诊（9月27日）：上方服后，胁痛本愈，诸症缓解。昨日感冒，右胁又痛，微恶风寒，头额微痛，时而干哕、嗳气泛酸，胸脘痞闷，舌淡红，苔薄黄腻，脉弦缓。上方增损再进。

处方：柴胡15g，白芍15g，枳壳15g，半夏15g，苍术15g，防风15g，香附15g，郁金15g，川连12g，吴茱萸6g，建曲15g，栀子10g，川芎15g，苏叶15g。水煎温服。

感冒愈后，胁痛亦缓。患者恐其反复，续进2剂，未再复发。

按：《灵枢·五邪》云："邪在肝，则两胁中痛。"常见之胁痛，或因肝气郁结，或因肝阴亏虚，或因瘀血停着，诸多因素，而当细审。本例患者，右胁胀痛起核，气窜游走，呕哕吞酸，食少难化，脉见弦缓。本为肝气郁结所致，然肝郁日久，殃及脾脏，脾失健运，水湿内停，溢于肌肤，又致水肿。故初诊先以五苓散合二陈汤，化气行水，和胃止呕。2剂后，水去肿消，呕哕并除，胁转隐痛，核亦缩小。犹见脘腹痞闷、嗳气吞酸、食少难化、大便不畅等症，是肝郁未疏，气郁未解。乃以越鞠丸合四逆散，调理肝脾，行气解郁。方中柴胡、香附、枳壳，疏肝解郁，行气止痛；川芎为血中气药，既能活血祛瘀，又助香附行气；苍术燥湿运脾，而除湿郁；建曲消食导滞，以治食郁；栀子、黄连，清热泻火而治火郁；白芍调肝益脾，与甘草合用，缓急止痛；吴茱萸开郁化滞，降逆止酸，并缓栀、连之寒。方药服后，胁痛等症均除。不慎感冒，病又复发，遂于二诊方中，加入防风、苏叶，疏风解表。连进3剂，终未复发。

例三：肝胆郁滞

王妇先菊，年三十二，住华蓥市高兴镇。

胁痛多日，连服西药，疼痛未减。7月25日，伊夫陪同，去华蓥市中医院求治，经B超检查，诊为"胆囊炎"，并开回头孢氨苄、消炎利胆片等药。初服胁痛缓解，越日疼痛又剧。7月28日，其夫再次陪伊，来校求诊。

自述双胁疼痛，右侧为甚，痛延脘腹，牵引肩胛，隐痛不舒，咽喉干燥，痰稠黏喉，咳则干哕，口苦乏味，纳少厌油，食后腹胀，嗳气连连。舌红苔白，脉弦缓。此肝郁不舒，胆失和降。治当疏肝利胆，理气和胃。用柴胡疏肝散加减治之。

处方：柴胡15g，白芍15g，川芎12g，香附15g，郁金15g，栀子15g，虎杖15g，半夏15g，延胡索15g，丹参15g，玄参15g，麦冬12g，桔梗12g，八月札15g，楂曲各20g，甘草5g。2剂，水煎温服。

二诊（8月1日）：上方服后，咽干、喉痰已除，胁仍胀痛，右胁如撑，肩胛隐痛，嗳气纳呆。舌苔薄黄，脉沉弦。肝郁未舒，气滞未解。仍当疏肝利胆，理气通结。用大柴胡汤加减。

处方：柴胡15g，白芍15g，枳壳15g，半夏15g，黄芩15g，大黄10g（后下），厚朴12g，延胡索15g，川芎12g，木香12g，川楝子12g，郁金15g，青皮12g，鸡内金15g，虎杖15g，金钱草20g，甘草6g。2剂，水煎温服。

三诊（8月5日）：服上方2剂，大便溏泄2次，双胁及脘腹胀痛，均得缓解。嗳气已少，肩胛亦舒，唯口苦乏味，纳谷未复，颈部胀痛。舌淡红，苔薄白，脉沉缓。二诊方稍作加减续进。

处方：柴胡15g，白芍15g，枳壳15g，半夏15g，黄芩15g，栀子15g，厚朴12g，木香12g，楂曲各20g，郁金15g，大黄10g（后下），青皮12g，虎杖15g，金钱草20g，金银花15g，八月札12g，甘草6g。2剂，水煎温服。

四诊（8月27日）：初愈停药，并连日收割稻谷，劳而复发，胁又隐痛，脘腹微胀，口渴口苦，右肩胛不舒。舌淡红，苔薄白腻，脉弦缓。治宜疏肝理气利胆。

处方：柴胡15g，半夏15g，黄芩15g，青皮12g，枳壳12g，厚朴12g，陈皮12g，苍术15g，茵陈20g，栀子12g，大黄10g（后下），金钱草30g，金银花15g，佛手15g，郁金15g，甘草6g。水煎温服。

痛止去大黄，又进5剂，未再复发。

按：胆囊炎为西医病名，当属中医胁痛、腹痛范畴。患者以胁痛为主，故按胁痛辨治。胁痛病因，或情志不畅，或饮食不节，致肝胆郁滞，失于疏泄，不通则痛。肝胆居右，故胁痛以右为甚；木郁克土，则运化失健，湿浊内生，故见食少厌油；湿浊郁久化热，耗伤津液，故口燥咽干、痰黏难咳。治宜疏肝解郁，和胃利胆。初用柴胡疏肝散加减投之，方中柴胡、郁金、香附，疏肝解郁，理气止痛；延胡索、川芎、丹参，理气解郁，活血止痛，并助柴胡解肝经郁滞；栀子、虎杖，清热利湿；芍药、甘草，养血柔肝，缓急止痛。诸药相伍，共收疏肝利胆、行气止痛之效。因有咽干痰滞难咳，故加入玄参、麦冬、桔梗，清热生津，利咽祛痰。二诊胁仍胀痛，右胁如撑，肩胛隐痛，嗳气未除，胃纳未开，是胆郁未通，不通则痛，且胆以通降为顺。故改用大柴胡汤加减，疏肝利胆，理气通结。服后诸症消除。秋收劳累，胁痛复发，亦按二诊方，稍作加减，连服数剂，未再复发。

三十二、腰痛六例

例一：瘀血腰痛

袁民，男，年三十，赛龙人。1999 年 8 月 1 日初诊。

初中毕业，跟随亲友，学做砖工。此后南下广东，从事房屋装修工作。终日躬身蹲地，铺砌地板。1999 年春节刚过，房主催促，袁与工友提前开工。一日，久蹲脚麻，起身舒腰，孰料动作过快，闪伤腰部，剧痛难忍，不能动弹。工友见状，抬入医院，输液服药，住院月余，痛缓出院。虽可站立，慢步行走，然不持久，尤难蹲地、弯腰，已无挣钱之能。坐吃山空，每况愈下。为获早日复工，多处求医，仍不能愈。逐日花销，难以维系，遂别工友，独自回家。为求康复，连求数医，仍无进展。后闻余暑假回乡，乃来求治。

切脉沉细，舌淡苔白厚，边有齿印。观其腰部，并无肿胀，扣之亦不疼痛，并可左右扭动，唯弯腰蹲地，疼痛难忍。乃嘱上卷裤管，露出膝弯，见其双侧委中附近，青筋怒张。遂于左右委中消毒后，以三棱针点刺青筋（静脉血管），血液喷射，湿地大片，初为黑色，渐次转红，遂用棉球按穴止血。嘱其缓慢扭腰、弯腰、下蹲。彼遵余嘱，反复操作，喜谓："弯腰、下蹲，已无明显疼痛矣。"中药按活血化瘀，壮骨养筋立法。疏身痛逐瘀汤加减。

处方：当归 15g，没药 15g，川芎 15g，桃仁 15g，红花 12g，独活 15g，秦艽 12g，香附 15g，桂枝 15g，狗脊 15g，白芍 15g，木瓜 20g，补骨脂 15g，附片 15g（先煎），天台乌药 15g，土鳖虫 12g，川牛膝 15g，甘草 5g。2 剂，水煎温服。

服 2 剂后，腰痛消除，为壮腰脊，又疏益气养血，壮腰补肾之剂（黄芪 30g，当归 15g，续断 15g，杜仲 15g，狗脊 20g，桑寄生 15g，熟地黄 20g，怀牛膝 15g）予服。国庆前，又去广东上班矣。

按：腰闪扭伤，多因用力过猛，或突发猛力，闪扭腰肌筋骨，以致气血瘀阻，不通则痛。治应活血化瘀，理气止痛；并宜温性药物，以血得温则行，遇寒则凝故尔。然医院治以冰凉药液，连输不辍，岂非滞气凝血乎？是以数月不得弯腰蹲地。来诊时，查其委中，青筋怒张，便知瘀血内阻。故先行委中点刺，放血祛瘀，再疏身痛逐瘀汤加减内服，使血活气畅。方中桃仁、红花、当归、川芎，活血祛瘀；没药、香附、乌药，行血气，止疼痛；土鳖虫"善化瘀血，最补损伤"（《医学摘粹·本草类要·攻药门》），加入方中，以增破血逐瘀之力；木瓜舒利筋骨；狗脊、牛膝、补骨脂，补肝肾，强腰脊；以其输液日久，阳损湿留（观舌淡苔白厚便知），气血瘀滞，故入附片、桂枝，温通经络；秦艽、独活，祛风除湿，则阳和湿祛，气血流畅；甘草调和诸药。各药协同，可收活血理气、祛瘀通经之效。患者闪腰即受伤者，亦与肝肾不足，筋骨不坚有关。故疼痛止后，又以补肾壮腰之品，固本善后。

"腰背委中求"，委中为治腰痛要穴，故取之。点刺放血者，乃尊《灵枢·小针解》"宛陈则除之者，去血脉也"而施之。宛通郁；宛陈，日久瘀积之恶血也。放出恶血，经气畅通，腰痛即可缓解。

例二：腰痛呕血

瘀血腰痛，亦有未经闪伤、跌打而致者。1995 年 11 月 24 日，治一唐姓女，名厚超，年四十九。腰痛每月一发，发则数日不解，初则但胀，继而兼痛，逐日加重，以致腰痛如折，屈而难伸，热熨稍缓。必待呕血数口，腰痛渐缓，已而痛止，亦如常人。下月复作如前，垂两年矣。腰痛时伴小腹作胀，腰尻腿脚酸痛乏力。舌淡暗苔薄白，舌下青筋明显，脉沉细涩。据其舌脉，及刺痛不移，即可断为瘀阻腰痛。然呕血数口，腰痛何随之缓解？沉思良久，不得其解。乃询："汝月汛若何？"伊曰："断经逾二年矣。"因思：腰痛应时，痛甚呕血，之后腰痛渐解，经水断绝，其倒经乎？然倒经多因血热妄行所致，此则并无血热之象，却有瘀血之征，权以活血祛瘀为治。唯其年已七七，"任脉虚，太冲脉衰少"，酌加补益肝肾之品。

处方：红花 12g，桃仁 15g，乳没各 15g，土鳖虫 12g，乌药 15g，香附 15g，当归 15g，川芎 15g，白芍 15g，生地黄 15g，续断 15g，杜仲 15g，鹿角 15g，川牛膝 12g，独活 12g，细辛 6g，狗脊 15g。水煎温服。

连进 3 剂，腰痛竟止，下月未再腰痛。

按：方中红花、桃仁、乳没、土鳖虫，活血通经，散瘀止痛；乌药、香附，行气止痛，气行则血行；当归、川芎、白芍、生地黄，养血调血；续断、杜仲、鹿角、川牛膝，通补督脉，益肾壮腰，牛膝兼能行血；独活、细辛、狗脊，祛风除湿，散寒止痛。全方意在于活血化瘀，补肝强肾，兼祛风湿。如此虚而补之，瘀而逐之，腰痛安能不除？惜未询问，腰痛愈后，月经是否再至。

例三：阳虚腰痛

王德珍，女，35岁，中和人。

腰痛5年，绵绵不休，屡服六味地黄丸、八味肾气丸、壮腰健肾丸等成药，又多处求医，未获良效。1993年2月24日，来就余诊。

观其面白无华，虽春光融融，犹重棉不减。询知腰痛酸软，劳则加剧，房后亦然。俯仰不能，平卧稍缓，腿膝无力，手足不温。秋冬畏冷，倍于常人，口淡不渴。舌淡苔白，脉沉细。此阳虚腰痛。治当温阳止痛。方用阳和汤加味。

处方：麻黄5g，熟地黄30g，干姜10g，肉桂10g，白芥子10g，鹿角霜15g，杜仲15g，续断15g，狗脊15g，补骨脂15g，甘草6g。2剂，水煎温服。

二诊（2月28日）：服上方2剂，腰痛大减，可左右扭动，前弯后仰，唯腰部尚觉重着。上方加入苓、术，即有肾着汤意，两方配合，加减再进。

处方：熟地黄30g，白芥子10g，麻黄5g，干姜10g，肉桂10g，白术15g，茯苓15g，怀牛膝15g，土鳖虫10g，杜仲15g，续断15g，狗脊15g，甘草6g。水煎温服。

3剂药后，腰痛遂除。

按：肾为先天之本，主骨生髓，其府在腰。肾脏亏虚，骨髓不充，则腰痛绵绵，腿膝无力。劳则耗气，房劳伤精，是以腰痛益剧。肾虚阳不外达，故手足不温，面白无华；秋冬天阳不足，故畏冷倍于常人。口和舌淡，脉来沉细，皆阳虚之象。故当温补肾阳。方中熟地黄滋补肾阴，益精填髓；鹿角霜、补骨脂、杜仲、续断、狗脊，温肾助阳，强筋健骨；肉桂、干姜，温阳散寒；白芥子既祛皮里膜外之痰湿，又治"筋骨腰节诸痛"（《本草纲目》）；麻黄虽为表药，然与肉桂配伍，又能深入肝肾，而祛陈寒，故张景岳《本草正》云："若寒邪深入少阴、厥阴筋骨之间，非用麻黄、官桂不能逐也。"甘草调和诸药。2剂后，腰痛大减，且可扭动俯仰。二诊时，唯觉腰部重着，则是寒湿未除，故加入苓、术，培土利湿，即有肾着汤意。3剂后，阳回寒散，土旺湿除，腰痛遂愈矣。

例四：寒湿腰痛

陈妇功婵，年三十六，住赛龙五村。1991年7月24日来诊。

自述腰冷重痛，由来已久，平卧痛缓，起身疼痛如折。然活动片时，痛可渐缓。不胜劳作，已达年余。服药虽多，疗效甚微。来诊时，下肢浮肿，午后尤甚，按之凹陷，良久方起，小便短少。舌淡苔白厚润，切脉沉缓。此肾着而兼水肿也。乃寒湿伤腰，着而不行，兼膀胱气化不利所致。当散寒利湿，化气行水为治。方用肾着汤合五苓散加减。

处方：干姜15g，白术15g，茯苓15g，猪苓15g，泽泻18g，桂枝15g，附片15g（先煎），狗脊15g，天台乌药15g，杜仲15g，川牛膝15g。2剂，水煎温服。

二诊（7月27日）：上方服后，小便频多，下肢浮肿渐消，腰温痛缓，不再沉重，唯稍劳腰仍酸痛。时药店有青蛾丸出售，乃令自购服之。次年春节回乡，伊以他病来诊，告知腰痛已愈。

按：《金匮要略》云："肾着之病，其人身体重，腰中冷，如坐水中，形如水状，反不渴，小便自利，饮食如故，病属下焦；身劳汗出，衣里冷湿，久久得之，腰以下冷痛，腰重如带五千钱，甘姜苓术汤主之。"腰为肾之府，寒湿伤及腰部，着而不行，故名肾着。然患者又见下肢浮肿，按之凹陷，小便短少，是兼膀胱气化不利耳。故用肾着汤合五苓散，燠土制水与化气利水并举；加入附片，更能"暖水燥土，泄湿除寒"（《长沙药解》），并助膀胱气化；狗脊、杜仲、牛膝，补肾温阳，强腰止痛；天台乌药顺气止痛，疏散寒凝。诸药配合，共奏散寒利湿、利水消肿之功。末以青蛾丸补肾强腰，以图巩固。

例五：肾虚寒凝（腰椎间盘突出症）

冉生仲平，年二十四，赛龙人。

1995年秋后，赴渝打工，从事建筑。一日运砖，腰突剧痛，下引左侧腿膝，痛不能行，入院治疗。腰痛时缓时急，不任重活矣。老板仁慈，安排轻活，并助医治。至次年 5 月 22 日，经解放军第 324 医院 CT 检查示：腰椎 4/5、腰 5/骶 1 椎间盘突出（向后偏左）。知病难愈，辞工回家。1996 年 5 月 24 日，来就余诊。

自云腰及左腿，冷痛麻木，终日不舒，平卧可缓，站立痛起，弯腰或用力，疼痛加剧，咳嗽喷嚏，亦致腰痛，并放射至左侧腿膝，每逢阴雨，腰痛加重。舌淡苔薄白，六脉沉缓。此肝肾亏虚，兼受寒湿而痛也。治当养肝温肾，散寒除湿。用独活寄生汤加减。

处方：独活 15g，桑寄生 15g，杜仲 15g，怀牛膝 15g，北细辛 6g，续断 15g，熟地黄 20g，当归 15g，赤白芍各 15g，川芎 15g，木瓜 30g，鸡血藤 30g，威灵仙 15g，乳香 15g，没药 15g，土鳖虫 10g，桂枝 15g，葛根 30g，蜈蚣 2 条。水煎温服。

二诊（6 月 14 日）：服上方 7 剂后，腰痛大减，腰腿亦温，腿麻亦除。唯行走左膝微痛，夜间伸腿，膝弯绷紧作痛。脉沉缓，舌苔薄白。原方加减再进。

处方：独活 15g，桑寄生 15g，杜仲 15g，续断 15g，鸡血藤 30g，威灵仙 15g，当归 15g，白芍 15g，赤芍 15g，木瓜 30g，豹骨 15g，络石藤 15g，海风藤 15g，土鳖虫 10g，蜈蚣 2 条，木通 15g，甘草 6g，川牛膝 15g。4 剂，水煎温服。

多年后，乡遇再生，喜谓余曰："自老师治愈后，又外出打工 20 余年，未再复发。工友中，曾有患病同余者，辄荐服老师处方，亦有效验。"

按：《素问·痹论》曰："痹在于骨则痛，在于脉则不仁。"肾主骨，肝主筋，邪客筋骨，日久必损伤筋骨，耗伤气血，致骨无作强之用，筋无束骨之力，稍有不慎，则腰椎突出。盖腰为肾之府，膝为筋之府。肝肾不足，则腰膝疼痛，麻木无力。治当祛风散寒除湿，补益肝肾气血。方中独活祛风除湿，通痹止痛，善祛下焦风寒；桂枝、细辛，温经散寒，细辛且入肾经，搜风散寒除湿；桑寄生、杜仲、续断、牛膝，补肝肾，壮筋骨，且牛膝兼能活血，桑寄生兼除风湿；当归、川芎、白芍、熟地黄、鸡血藤，养血活血；乳香、没药、土鳖虫、蜈蚣，镇痛而走窜经络，兼能活血祛风；木瓜解挛而止痛；甘草和中而调药。二诊痛缓腿温，故去桂枝、乳香、没药，加入豹骨、络石藤、海风藤，以增祛风通络、强壮筋骨之力。

方药服后，便收补肝肾、祛风寒、止疼痛之效。

例六：肝肾亏虚，风湿闭阻（腰椎骨质增生）

李妇开芬，年逾五旬，文昌乡人。

腰痛数年，劳则痛甚，服药短暂缓解，数日复发如故。1997年8月21日，经岳池县医院诊为"腰椎骨质增生"，开药回家。后又照方购药，至次年4月初，腰痛未愈。患者家离我校数十公里，素不知我。有我校中医班学生，为李至亲，周末回家，专去李处，荐就余治。遂于1998年4月14日，乘车来诊。

自谓腰痛酸重，不能俯仰，久坐、久站、久卧均痛，劳则益剧。伴胃脘胀痛，心悸嘈杂，带下多年，量多色黄，异味极臭，阴痒夜甚。舌苔薄黄而腻，脉沉细缓。此腰痛、胃痛、带下，三病夹杂，实因肝肾亏虚，风寒湿邪袭入，痹阻筋骨，气血郁滞所致。治以腰痛为主，当补肝养肾，理气活血，止痛除痹。用独活桑寄生汤加减治腰痛，合四妙散治黄带。

处方：独活15g，桑寄生15g，杜仲15g，巴戟天15g，威灵仙15g，狗脊20g，川牛膝15g，鹿角片12g，蜈蚣2条，土鳖虫10g，当归15g，白芍15g，黄柏15g，苍术15g，薏苡仁30g，补骨脂15g，蛇床子12g，天台乌药15g，木香12g。水煎温服。

二诊（6月11日）：上方已服10剂，腰痛大减，胃胀痛竟除。尚觉腰胀，带下色黄，黏稠染裤，口苦涩。舌苔薄黄腻，脉沉缓。再补肾壮骨，除湿止带。

处方：生黄芪30g，鹿角片10g，肉桂10g，蜈蚣2条，土鳖虫10g，杜仲15g，巴戟天15g，木瓜30g，当归15g，白芍15g，狗脊15g，桑寄生15g，独活15g，龙胆15g，黄柏15g，土茯苓30g，海螵蛸20g，白果15g，滑石20g，升麻10g，甘草6g。水煎温服。

8月10日，患者带邻居来诊，谓：上方服至6剂，腰痛带下均愈，为防复发，又配6剂，磨成细粉，每服1匙，一日3次，至今尚未服完。

余退休后，定居岳池，一日遇伊，喜曰："老师现住城里，我亦移居县城，今后求老师看病方便矣。"又告：腰痛愈后，迄未复发。

按： 腰椎骨质增生，属中医痹证范畴，多见于中老年人，以中年之后，肝肾渐虚，风寒湿邪，感而难出，痹阻筋骨，气血瘀滞，不通而痛。

李妇腰痛，数年难愈，即如是也。故宜补肝养肾，理气活血，除痹止痛。方中独活，善理下焦风湿，通痹止痛；杜仲、巴戟天、桑寄生、狗脊、川牛膝，祛风湿，补肝肾，强筋骨；补骨脂、鹿角片，温肾壮阳，强筋健骨；川芎、当归、白芍、土鳖虫，养血逐瘀；蜈蚣、威灵仙，祛风除湿，通络止痛；木香、天台乌药，理气止痛，疏散凝滞。以其带下日久量多，色黄而臭，阴痒，故入黄柏、苍术、薏苡仁、蛇床子，清热燥湿，除带止痒。10剂后，胃痛已，腰痛缓，带下仍多。乃于上方加减，增强清热利湿、除带止痒之剂，连续服用，终得治愈。

三十三、湿热

刘妇玲翠，年四十二，中和人。1990年7月30日初诊。

患病半月，初见头痛身楚、微恶风寒、午后发热等症，服药打针，病减难愈。来诊时，见午后身热，汗出黏手，头重痛，身酸楚，微恶风寒，口渴饮少。黎明热退汗止，诸症缓解。周而复始，半月不愈。伴纳呆口苦，脘痞腹胀，时而微痛，大便初结后溏，小便滞涩不畅。舌苔白腻中厚，脉细缓。此湿热证也，湿热外稽卫表，内滞中焦所致。治当双解内外，芳香宣化，清热化湿。用三仁汤加减。

处方：杏仁10g，白豆蔻10g，薏苡仁30g，滑石20g，厚朴15g，半夏15g，黄芩15g，苍术12g，广藿香15g，防风10g，白芷10g，建曲10g，通草5g。2剂，水煎温服。

二诊（8月1日）：上方服后，得微汗而热退，头清身爽，小便增多，大便转条，脘痞消除，纳谷知味，食量增多，精神转佳。唯觉右额隐痛，腰酸乏力，时见懊恼。舌苔薄白腻，脉象濡缓。余邪未尽，原方加减续进。

处方：白豆蔻10g，薏苡仁20g，杏仁15g，秦艽15g，防己15g，广藿香15g，厚朴15g，茯苓15g，半夏15g，南沙参15g，栀子15g，鲜石菖蒲15g。2剂，水煎温服。

三诊（8月7日）：上方服后，诸症均除，然过早户外劳动，又犯油腻饮冷，致头昏脑重，微恶风寒，身酸肢软，脘痞腹胀，口苦乏味，纳呆又减，带多而臭。舌淡苔薄黄腻根厚，脉濡缓。此湿邪未净，而感风伤食，表郁湿滞。当解表除湿清热。

处方：苍术 15g，柴胡 15g，黄芩 15g，白芷 15g，薏苡仁 30g，秦艽 15g，黄柏 15g，广藿香 15g，小茴香 15g，滑石 30g，甘草 6g，香薷 15g。水煎温服。

四诊（8月8日）：头昏脘痞均除，尚感倦怠乏力，下肢酸软，舌淡苔白薄腻，脉弦细。健脾除湿，养胃进食，以资巩固。

处方：党参 15g，薏苡仁 30g，苍白术各 15g，茯苓 15g，炒白扁豆 15g，砂仁 10g，滑石 20g，楂曲各 15g，谷麦芽各 15g，陈皮 15g，半夏 15g，炙甘草 6g，荷叶半张。2剂，水煎温服。

按：湿热，亦称湿温，为温病之一，常见于夏秋季节。是时天热多雨，湿热交蒸，苟脾胃素虚，内湿较盛之体，感触斯邪，每病湿热。故薛生白《湿热病篇》云："太阴内伤，湿饮停聚，客邪再至，内外相引，故病湿热。"湿热发病，证兼卫气。观本例患者，头重痛，身酸楚，微恶风寒，卫表证也；纳呆口苦，脘痞腹胀，时而微痛，大便初结后溏，苔白腻中厚，湿阻中焦气分证也。故当卫气同治，以芳香宣化、清热化湿为法。方中防风、白芷、杏仁，宣肺疏表，祛风胜湿；广藿香、白豆蔻、厚朴、苍术、半夏、芳香化浊，苦温燥湿；薏苡仁、滑石、通草、黄芩，渗湿泄热；建曲消食和胃。全方三焦同治，上下分消，服后湿热之邪，或从汗解，或随尿出。二诊后诸症均除。然过早劳动，兼伤油腻生冷，又致头昏脑重，微恶风寒，腰酸肢软，脘痞腹胀，口苦乏味，纳呆又减，带多而臭。此湿邪未清，又感风邪，仍按解表、除湿、清热组方而愈。末以六君子汤加减健脾除湿善后。

或问：吴鞠通治湿温有"三禁"，其中"汗之则神昏耳聋，甚则目瞑不欲言"，尔何以防风、白芷汗之？答曰：防风辛润，白芷辛香，发汗之力，非麻桂羌活猛烈。唯取辛散芳化，只求微汗，未曾大汗，故可用之。

三十四、泻痢五例

例一：脾虚泄泻

蒋元伦，华蓥市阳和人，年甫五旬，吾校职工蒋君元亨之族弟也。腹泻5年，屡治不愈，体渐虚弱。一日周末，元亨回乡，途遇元伦，见其瘦骨嶙峋，须发斑白，惊问："贤弟小吾数齿，何艾发衰容，老态龙钟？"元伦答曰："兄有不知，吾患泻痢，久治不愈，身体日衰，料无生意，惟待毙耳。"遂将患病及治疗始末相告。元亨闻而唏嘘，乃谓弟曰："我校中医老师，行医多年，不如随我一往，求为诊治，或有转机。"彼诺之。次日，即1991年1月6日，随元亨来诊。

见其形销骨立，面皱色黄，神疲倦怠。尚未切脉，急欲登圊。出而询知大便溏薄，日夜达十余次，水谷不化，夹有白色黏冻，欲便腹痛，便后痛止，但无后重。纳谷乏味，食少难化，食后脘胀不舒，小便短赤，频繁感冒。近又感冒风寒，头项强痛，周身酸软，汗出恶风。舌淡红苔薄白，脉浮缓。此脾虚致泻，治应补脾健胃。然又感冒，当先解其表，再补脾止泻。解表用桂枝加葛根汤合玉屏风加减。

处方：葛根30g，桂枝15g，白芍15g，白术15g，茯苓15g，黄芪15g，防风15g，川连15g，木香15g，白芷15g，炙甘草6g，大枣10g，生姜10g。2剂，水煎温服。取微汗，忌冷风、油腻。

二诊（1月14日）：上方服后，得微汗出，头项强痛、身楚均除，恶寒亦罢。昨泻减为6次，谷食不化，便中白色黏冻仍多，口苦乏味，食欲未开，食后脘闷，头晕耳鸣，身困乏力。舌红苔薄黄，脉缓无力。腹泻者，责之脾虚湿甚也。治当健脾燥湿。用参苓白术散加减。

处方：党参15g，白术15g，茯苓15g，山药15g，薏苡仁30g，莲子15g，芡实15g，白扁豆15g，砂仁10g，木香15g，泽泻15g，炙甘草6g，鸦胆子12g（去壳用龙眼肉包吞，每次20粒）。3剂，水煎温服。

三诊（1月22日）：服上方3剂，日泻减为3次，便中黏冻已少，纳谷增多，食后脘腹仍胀，艰于消化。舌苔薄白，脉沉缓。前方加山楂、神曲各20g，续进3剂。

四诊（1月30日）：脐腹冷而隐痛，大便日泻二三次，粪中白冻已少，消化仍差，溺少而黄，四肢清冷。舌苔粗白，脉沉缓无力。改用附子理中丸加味，温补脾肾。

处方：党参15g，干姜15g，白术15g，附片10g（先煎），砂仁10g，木香12g，天台乌药15g，滑石20g，怀山药15g，莲子20g，楂曲各20g，炙甘草6g。3剂，水煎温服。

后守此方，稍作加减，连进11剂，泻止，诸症亦瘥。

按：张景岳《景岳全书·泄泻》云："泄泻之本，无不由于脾胃。盖胃为水谷之海，而脾主运化，使脾健胃和，则水谷熟腐，而化气化血，以行营卫。若饮食失节，起居不时，以致脾胃受伤，则水反为湿，谷反为滞，精华之气，不能输化，乃致合污下降，而泻痢作矣。"患者脾胃虚弱，脾气不升，水谷不化，故大便溏薄，日泻十余次；脾失健运，故纳少难化，食后脘胀；泻下日久，脾胃益虚，化源匮乏，气血不足，是以形销面黄，神疲倦怠，频繁感冒。初诊新有感冒，故用桂枝加葛根汤加减先解其表；表解后再以参苓白术散，健脾止泻。方中用四君子汤，健脾益气，以补脾胃之虚；薏苡仁、山药、莲子、芡实、白扁豆，皆能补益脾气，渗湿止泻；木香、砂仁，醒脾和胃，行气化滞；鸦胆子善治"冷痢久泻"（《岭南采药录》）；泽泻利小便而实大便。四诊见脐腹冷而隐痛，四肢清冷，脉沉缓无力，系脾肾阳虚，乃改用附子理中丸加味，温补脾肾，散寒止痛。守方续进，终获康复。

例二：湿热下痢

徐妇明清，年四十五，渠河人。

患痢月余，间断服药，近日转重。1992年4月30日，来就余诊。

舌苔黄腻，切脉沉细而数。询知痢下赤白，里急后重，日夜十余次，肛痛灼热。并告前年秋天，曾患便血，经月不止，后经广安县医院肠镜检查，见直肠下段，生一形状不规则肿块，大小如李。住院治疗，便血已愈。此后大便溏薄，但不腹泻。若食油腻，肠鸣泻作，便泻一次，又转正常。上月春播，帮工邻家，午餐过食肥腻，之后饮水又多，当晚腹泻，一泻至今。又询他症，则有口苦微渴，进食干哕，消化不良，食后脘痞，小便短黄。此湿热痢也，乃湿热交滞肠中，气血凝滞，而成痢疾。治当清热除湿，理气调血。方用半夏泻心汤合芍药汤加减。

处方：半夏15g，川连15g，黄芩15g，干姜15g，南沙参15g，白芍15g，当归15g，木香15g，槟榔片15g，滑石18g，楂曲各20g，甘草6g。2剂，水煎温服。

二诊（5月4日）：服上方2剂，里急后重缓解，便中未见血液，而白黏未尽，痢下日仅二三。苔转白腻，脉弦稍数。方药既效，不需更方，续进2剂。

三诊（5月8日）：诸症已除，精神转佳，惟近两日，鸡鸣腹痛，即起登圊，大便稍稀不溏，解出较畅，白冻已少，此后终日未便。舌淡苔白腻，脉沉细缓。此脾气虚弱，肝气乘之。盖鸡鸣之际，甲木用事，木气过旺，乘其土位，脾失健运，水谷不化，而成泻下。治当补脾泻肝。用痛泻要方合参苓白术散加减。

处方：防风15g，白芍15g，白术15g，陈皮10g，党参15g，茯苓15g，山药18g，薏苡仁30g，芡实15g，炒白扁豆15g，砂仁10g，木香15g，甘草6g。水煎温服。

3剂后，大便正常。

按：徐妇曾患便血，愈后食油即泻，则脾虚可知。而帮工邻家，却疤愈忘痛，过食肥腻，渴又饮冷，停积肠胃，不能消化，积而成泻，治未及时，转而成痢。气血不畅，传导失常，故见里急后重。湿热积滞，寒热不调，气血受伤，则痢下赤白。湿热下注，故肛灼而痛，小便短赤。邪阻胃肠，胃气不降，则进食干哕，食后脘痞。故当清热除湿，理气和血。方中白芍、当归，调血和营，以治脓血；木香、槟榔片，理气行滞，以除后重；黄连、黄芩、滑石，清热除湿；半夏降逆止哕；干姜温散寒湿，并防芩、连过寒伤胃；南沙参、甘草益气固中；楂、曲消食和胃。4剂后诸症均除，精神转佳，又见鸡鸣腹痛，即起登圊。乃按肝脾不和，肝旺脾虚，投痛泻要方合参苓白术散而愈。

例三：阳虚湿盛

吉君中明，年四十有一，家住中和。

不惑之年，泄泻数载，求医虽多，取效甚微。唯某医药方平稳，可得短效。一日泻甚，复往求诊。某医见而即曰："汝病我已多次疏方，效均不佳，已无良策可施，不如前往重庆医治。"吉曰："家境萧然，你都知晓，怎能成行。"某医忽谓："既如此，可去职中请唐老师试试。"吉无奈，乃于1992年7月1日，来就余诊。

观其形体消瘦，睑浮面黄。询知日泻四五次，分别在晨起及三餐饭后，得油泻增，进冷亦然。便稀如水，并不腐臭，无里急后重。纳食乏味，食后脘胀呃逆，渴喜热饮，倦怠乏力，畏寒怕冷，而以四肢、腰背为甚，小便短黄，肛痛辣热。舌淡苔水黄而腻，脉沉细缓。此脾肾阳虚，湿盛作泻。治当温补脾肾，除湿止泻。用附子理中汤合五苓散加减。

处方：党参15g，白术15g，干姜15g，附片12g（先煎），桂枝15g，茯苓15g，泽泻15g，楂曲各20g，木香15g，川连12g，砂仁10g，炙甘草6g。2剂，水煎温服。

二诊（7月7日）：服上方2剂，小便增多，睑肿消退，畏寒消除，纳食稍增，未再呃逆。日便2次，初成条形。患者窃喜，欲释往日郁闷，掘蚓垂钓，时未近晌，钓获已多。午餐烹煮，香诱馋涎，久禁油腻，今实难忍，开怀啖食，饭量亦增。午后腹胀，夜难安枕，继而泻作，晨起泻甚，里急后重，泛恶嗳腐，不思饮食，遂又来诊。观其苔转白厚，脉见沉缓。此"饮食自倍，肠胃乃伤"，食积胃肠，清气不升，浊阴不降，以致腹胀而泻。拟砂半理中汤合香连丸加味予服。

处方：党参15g，白术15g，干姜15g，砂仁10g，半夏15g，川连15g，木香12g，楂曲各20g，葛根30g，甘草6g。2剂，水煎温服。

三诊（7月11日）：上方服后，腹泻日仅2次，已无里急后重之苦，纳食有增，食后腹胀，但无呃逆。舌苔薄白，脉沉缓。此脾虚未复，运化未健。仍需温中健脾，养胃助运。

处方：党参15g，白术15g，干姜15g，怀山药20g，半夏15g，砂仁10g，木香15g，葛根30g，楂曲各20g，炙甘草6g。2剂，水煎温服。

四诊（7月17日）：泻止食增，唯消化不良，大便日解1次，偏稀不溏。舌淡苔薄白，脉象沉缓。乃于上方去葛根、半夏，加谷芽、麦芽、鸡内金再进，并嘱饮食调养。

处方：党参15g，白术15g，干姜15g，怀山药20g，谷麦芽各15g，砂仁10g，木香15g，鸡内金15g，楂曲各20g，炙甘草6g。2剂，水煎温服。

2剂后，大便正常，饮食调养，月余渐康。

按：《素问·阴阳应象大论》曰："湿胜则濡泻。"湿胜者，脾必虚也。脾虚则运化无权，清浊不分，水湿并走大肠，而致腹泻。脾运失健，胃气不降，故食后脘胀、呃逆。脾虚久泻，化源不足，故形体消瘦、睑浮面黄、倦怠乏力。久病不愈，必穷及于肾。盖"肾为胃关，开窍于二阴，所以二便之开闭，皆肾脏所主，今肾中阳气不足，则命门火衰……阴气盛极之时，则令人洞泻不止"（《景岳全书·泄泻》）。患者畏寒怕冷，四肢、腰背为甚，足见其脾肾阳虚，故用附子理中汤，温补脾肾；更以五苓散化气利水，而实大便；合香连丸清热燥湿，以除肛门辣痛。楂、曲消食助运。服后阳复脾健，湿除泻减，而过早进油，食积肠胃，清浊不分，又致腹胀泻下。故用砂半理中汤，化湿开胃，温中止泻；合香连丸，清热化湿，行气降浊；加楂、曲消积助运，葛根升清止泻。泻减之后，仍不离温中健脾，养胃助运，并嘱注意饮食调养，终得治愈。

例四：湿热下痢

邓妇可秀，年四十有六，临溪人。

痢下赤白，日十余次，已历5日。曾服西药、输液3日（用药不详），又服中药1剂，未能控制，乃于1996年9月16日，来求余诊。

询知脘腹胀痛，频频如厕，里急后重，痢下赤白，肛门灼痛，小便短赤，口苦而渴，纳差乏味。舌红苔黄厚腻，脉沉滑数。此湿热痢，乃肠道湿热积滞，传导失职所致。治当清热利湿，调气和血。乃疏葛根芩连汤、芍药汤、平胃散合用。

处方：葛根30g，黄连15g，黄芩15g，白芍15g，当归15g，槟榔片15g，肉桂3g，木香15g，楂曲各20g，苍术15g，厚朴15g，陈皮15g，大黄6g（后下），甘草6g。2剂，水煎温服，每日1剂。

二诊（9月18日）：上方服后，痢下大减，便无血迹，仅有少量白色黏冻；腹痛消除，纳食有增，肛灼缓解，仍觉坠胀。舌苔白厚，脉象沉弦缓。上方加减续进。

处方：白芍15g，当归15g，槟榔片15g，黄连15g，黄芩15g，葛根30g，山楂20g，神曲15g，滑石20g，薤白15g，苍术15g，甘草6g。水煎温服。

三诊（9月26日）：上方服后，痢止，诸症缓解；唯口淡乏味，胃纳欠佳。舌苔粗白，脉象弦缓。湿热虽去，脾胃尚虚。当益气扶脾，以善其后。用香砂六君子汤加减。

处方：党参15g，白术15g，茯苓15g，陈皮15g，怀山药20g，砂仁10g，木香15g，楂曲各20g，谷麦芽各15g，甘草6g，炒冬瓜子15g。水煎温服。

按：患者症见腹痛，里急后重，痢下赤白，肛门灼痛，小便短赤，舌红苔黄厚腻，脉沉滑数。证属湿热下痢。盖湿热积滞肠中，气血被阻，传导失职，是以脘腹胀痛、里急后重。湿热化毒，熏灼肠道，伤害膏脂而成黏冻，灼伤肠络而出血液，故见痢下赤白；湿热下注，则肛门灼痛、小便短赤；热伤津液，则口苦口渴；舌红苔黄腻，脉滑数，亦为湿热内阻之象。故以清热利湿，调和气血之法治之。方中黄连、黄芩，清热燥湿，厚肠止痢；白芍、当归、甘草，养血和营，缓急止痛；槟榔片、木香，理气消滞，而除后重；山楂、神曲、苍术、厚朴、陈皮，燥湿运脾，和胃消食；葛根升清气而止泻痢；肉桂佐芩、连，而防苦寒伤胃；大黄通因通用，导湿热外出。2剂后湿祛热清，气血调和，痢下大减。三诊时，痢止脾虚，故以香砂六君子汤加减善后。

例五：五更泄、脐下悸

陈妇世福，年近五旬，赛龙人氏。

泄泻近月，初未在意，渐次病重，方购痢特灵服之。1990年8月14日赛龙逢场，伊药店购药，见余坐诊，候诊者甚多，乃坐等求诊。

询知黎明肠鸣，绕脐腹痛，急起登圊，大便稀溏，完谷不化，泻后痛止。早餐后再次如厕，解出略少。苟食油腻，泻次陡增。伴头晕目眩，形寒肢冷，腰膝酸软，疲乏无力，脘腹胀满，脐下跳动，小便清长，夜尿频多。舌淡胖有齿印，苔薄白润，脉沉缓。诊毕，谓陈妇曰："汝所患病，五更泄兼脐下悸也，非痢特灵可愈。"伊即问："如何能愈？"余曰："今为汝拟古人治此效方，服下当有效验。"伊闻而促余开方。遂疏苓桂甘枣汤合四神丸加减予之。

处方：干姜15g，五味子12g，肉豆蔻12g，补骨脂15g，茯苓20g，桂枝15g，炙甘草8g，大枣12g。2剂，扬甘澜水煎药，取头两煎药汁，混合后温分三服。

二诊（8月17日）：患者喜告：晨泻及头目眩晕、脐下悸动、形寒肢冷等症，均已缓解，今晨未再登圊。切脉沉缓。是药已中的，上方加减续进。

处方：茯苓15g，桂枝12g，炙甘草6g，大枣10g，干姜12g，白术15g，山茱萸15g，肉豆蔻12g，补骨脂15g。2剂，扬甘澜水煎药，取头两煎药汁，混合后温分三服。

按：五更泄，又称肾泄。缘由肾阳不振，命门火衰，阴寒内盛所致。五更之际，阴气偏盛，阳气未复。张景岳《景岳全书·泄泻》认为："阳气未复，阴气极盛，命门火衰，胃关不固，而生泄泻。"泻后腑气始通，肠道即安。肾阳亏虚，故腰膝酸软，形寒肢冷；命火衰微，温煦无力，故小便清长，夜间尿频。而脐下悸，亦因肾阳虚衰，水气乘虚而动。此二者相互关联，同时发病。其舌淡胖有齿印，苔白润，脉沉细无力，亦为脾肾阳虚之征。方中补骨脂补命火，散寒邪；干姜温中散寒；肉豆蔻温脾止泻；五味子收敛固涩；大枣补益脾胃；配苓桂甘枣汤，温阳降逆，培土制水。两方合用，共收温肾暖脾、止泻止悸之效。

甘澜水又名劳水，即取水置盆中，以勺扬之千遍，使水面水珠相逐，取之煎药。《中国医学大辞典》云："盖水性咸而体重，劳之则甘而轻，取其不致阴滞，而有益脾胃也。"

三十五、水肿二例

例一：气虚水肿

李应珍，女，年二十七。1992年7月21日来诊。

周身浮肿，劳则益甚，按之没指，松手即起，已达2年。伴倦怠乏力，头晕目眩，心悸短气，动辄汗出，精神不振，下肢沉重，阴雨畏寒；纳呆难化，大便溏薄，日三四次，尿少而清；经水超前，逾期不净。舌苔薄白，脉沉细缓。此脾胃气虚，脏腑失养，致使水液代谢失常，发为水肿。当补中益气，健脾行水。用补中益气汤合参苓白术散加减投之。

处方：黄芪30g，党参15g，白术15g，当归15g，柴胡10g，升麻10g，陈皮15g，芡实15g，山药15g，茯苓15g，薏苡仁20g，桂枝10g，附片 10g（先煎），腹皮 10g，甘草 6g。水煎温服。

二诊（7 月 24 日）：服上方后，头面上肢浮肿消退，眩晕、心悸、短气减轻，精神转佳，纳谷有增，大便呈条，日解 2 次。舌苔薄白，脉沉细。药已中病，加减再进。

处方：嫩黄芪 30g，党参 15g，白术 15g，陈皮 15g，当归 15g，柴胡 10g，升麻 10g，桂枝 10g，茯苓 10g，芡实 15g，薏苡仁 20g，山药 15g，甘草 6g。3 剂，水煎温服。

三诊（8 月 7 日）：3 剂服完，身肿全消。停药 1 周，面目下肢，又见微肿，口苦咽干，脘腹作胀，时见寒热往来；经水昨至，乳房作胀。舌苔薄白，脉沉细缓。此气虚水肿兼少阳证。用小柴胡汤加薏苡仁、茯苓、白术，合四物汤投之。

处方：柴胡 15g，半夏 15g，黄芩 15g，党参 15g，陈皮 12g，白术 15g，茯苓 10g，薏苡仁 20g，当归 15g，川芎 15g，生地黄 15g，白芍 15g，香附 15g，甘草 6g。2 剂，水煎温服。

此方服后，浮肿又消，余症亦解，乃拟十全大补汤善后。

按：患者浮肿日久，劳则益甚，伴倦怠乏力，头晕目眩，心悸短气，动辄汗出，精神不振，下肢沉重，阴雨畏寒，大便溏薄，纳呆难化。此皆气虚脾弱之象。盖中阳不足，脾胃气虚，化源不足，脏腑失养，水液代谢功能失常，发为水肿。至于经水超前，过期不净，亦为气不摄血之故。故用补中益气汤合参苓白术散，补益中气，健脾化湿；加腹皮宽中利气，行水消肿，《本草述》谓其"治虚肿，用大补气之味，而少入腹皮……能导壅顺气"，然用量宜轻，且不久用；夏季阴雨，犹畏寒冷，是肾阳亦虚，故入附片、桂枝，温肾通阳，以利阳回肿消。前之诸医，皆以利尿为务，未谙脾胃气虚，脏腑失养，水液代谢失常之故耳。

例二：阳虚水肿

杨君明林，年甫五旬，中和镇人。1992 年 9 月 25 日来诊。

头面下肢，反复浮肿，利尿西药，一服即消，停药 2 日，浮肿如故，已逾年矣。其子杨勇，就读我校中医专业，经学 2 年，颇喜中医，乃劝其父，改服中药。杨虽固信西医，然经治年余，殊无良效，遂听子言，随同来诊。

见其面色暗黄，睑浮颐肿。金风初起，便着棉褂。自述晨起面肿明显，午后脚肿尤甚。扪其膝下不温，按有凹陷，良久乃起。再询他症，则谓：动辄气喘心累，小腹作胀，延及腰尻；尿清而频，每次量少；纳呆腹胀，大便初硬后软，解出艰难。切脉沉细而缓，舌淡胖苔白滑，边有齿印。此脾肾阳虚，水泛为肿。治宜温补脾肾，化气利水。用真武汤合五苓散加减治之。

处方：附片15g（先煎），白芍15g，白术15g，茯苓15g，党参15g，桂枝15g，猪苓12g，泽泻20g，麻仁15g，大腹皮15g，天台乌药15g，生姜20g。3剂，水煎温服。

二诊（10月4日）：3剂药后，浮肿大消，唯傍晚踝部轻度浮肿，纳呆肠鸣，食后腹胀，大便仍滞。昨日伤风，咳引右胁作痛。舌淡苔白稍厚，脉沉细缓。上方加减续进。

处方：党参15g，桂枝15g，白术15g，茯苓15g，猪苓10g，泽泻15g，白芍15g，附片10g（先煎），柴胡15g，枳壳15g，青皮15g，杏仁15g，薏苡仁20g，甘草6g，生姜10g。2剂，水煎温服。

三诊（10月8日）：傍晚踝下未再浮肿，咳止，胁痛消除，纳谷稍增，食后仍觉脘胀。舌淡苔白，脉沉缓。脾虚未复，乃以六君子汤加味，益气健脾善后。

处方：党参15g，白术15g，茯苓15g，半夏12g，陈皮12g，柴胡12g，楂曲各20g，山药20g，谷麦芽各15g，炙甘草6g。3剂，水煎温服。

按： 张景岳《景岳全书·水肿论治》云："凡水肿等证，乃肺脾肾三脏相干之病。盖水为至阴，故其本在肾；水化于气，故其标在肺；水惟畏土，故其制在脾。今肺虚则气不化精而化水，脾虚则土不制水而反克，肾虚则水无所主而妄行。"杨君水肿，西药利尿，肿可消而复肿者，实脾肾阳虚，气化不利之故。盖脾虚失运，故纳呆腹胀、大便艰难；脾虚不能升清，则水湿不得下行，泛滥肌肤，而成水肿；脾肾阳虚，故天未寒冷，便着棉褂，膝下不温；且肾阳不足，命火衰微，膀胱不温，气化失常，开阖不利，水液难出，虽久服利尿西药，仍难消肿。据此当温补脾肾，化气利水。方用五苓散温阳化气，利水消肿；加入党参，即是春泽汤，更能补脾益肺。脾气健旺，则能升清，肺气充足，方可通调水道。而真武汤，既能温肾燠土，又能利水渗湿；加麻仁润肠通便；合大腹皮、天台乌药，行气利水。诸药配伍，脾肾阳复，气化启动，水遂排出。肿消后以六君子汤加减，健脾益气，以善其后。

三十六、嘈杂二例

例一：脾胃虚寒

汤大珍，学生陈辉之母，年四十三，住兴隆镇。

一日，陈辉来询："家母患'嘈慌'之病，中药可否治愈？"吾地谓嘈杂为"嘈慌"。余曰："'嘈慌'，中医称为'嘈杂'，服药可愈。"陈生又谓："病已数年，多处医治，均未获效。"余曰："暑假可带母来诊治。"1998 年 7 月 29 日，陈生带母来诊。

观其体修而瘦，面色少华。自述每觉饥饿，胃脘即嘈，隐隐辣痛，口涎涌吐，稍进食物，或得温熨，心嘈即止，以致田中劳作，身带饼干，觉饥即食，嘈止心舒。然三餐进食，口淡乏味，稍食辄饱，嗳气脘痞，晨即登圊，餐后又便，大便稀溏，易疲嗜卧，动辄汗出，频频感冒。舌苔薄白而润，脉沉弦缓。此脾胃虚寒，当健脾暖土，用香砂六君子汤加味。

处方：党参 15g，白术 15g，陈皮 15g，茯苓 15g，半夏 15g，砂仁 10g，木香 15g，山药 20g，炒白扁豆 15g，炙甘草 6g，生姜 10g。水煎温服。

9 月开学，陈生来告："家母服药 8 剂，嘈杂已除，纳增食馨，体重亦增。"

按：《张氏医通》云："嘈杂与吞酸一类，皆由肝气不舒，木挟相火乘其脾胃，则谷之精微不行，浊液攒聚，为痰为饮。其痰亦从木气化酸，肝木动摇中土，故中土扰扰不安，而嘈杂如饥状。"患者嘈杂，数年不愈，实脾虚胃寒所致。其正餐乏味，食少易饱，嗳气脘痞，晨即登圊，餐后又便，大便稀溏，易疲嗜卧，动辄汗出，频频感冒，皆脾虚不运，兼气虚失固之象。故当益气健脾，暖胃止嘈。方用香砂六君子汤加山药、白扁豆，温健脾胃，燥湿化痰。中土得安，嘈杂自已。

例二：胃燥阴亏

林妇德珍，年四十八，伏龙人。1995 年 10 月 10 日来诊。

嘈杂半年，日夜不宁，胸脘懊憹，不可名状。服药虽多，病莫能愈。一日搭车，欲去县城求医。车遇闺友，欣喜若狂，拉手寒暄，友问所往，林备言之。友知林病，即荐余诊。林遂转车来校。

切脉弦细无力。询得嘈杂不宁，胃脘隐痛，口咽干燥，频欲饮水，所饮不多，大便干结，状如羊屎，三四日一行。食喜粥羹，且难求饱，放碗觉饥，终日欲食。伴膝腓酸痛，夜卧双腿不安。舌红少津，苔薄白。此胃阴亏虚所致。当以甘凉生津，养阴润燥治之。方用益胃汤合芍药甘草汤加味。

处方：沙参 15g，麦冬 15g，生地黄 18g，玉竹 15g，白扁豆 15g，山药 15g，白术 15g，白芍 15g，木瓜 30g，松节 30g，甘草 8g，谷芽 15g。3剂，水煎温服。

1996 年元旦，以双膝腓肌酸痛来诊，告谓：服药 3 剂，嘈杂已愈。

按：《临证指南医案·嘈》华岫云按语谓："脾属阴，主乎血；胃属阳，主乎气。胃易燥，全赖脾阴以和之；脾易湿，必赖胃阳以运之。故一阴一阳，互相表里，合冲之德，而为后天生化之源也。若脾阴一虚，则胃家饮食游溢之精气，全输于脾，不能稍留津液以自润，则胃过于燥而有火矣。故欲得食以自资，稍迟则嘈杂愈甚，得食则嘈可暂止。"可见胃燥阴亏，脾阴不济，则嘈杂难安，求食自资。以其胃燥阴亏，不能上濡，则口咽干燥，纳谷呆滞，喜食粥羹；不能下濡，则大便干结，状如羊屎。当以甘凉生津，养阴润燥之益胃汤治之。方中生地黄、麦冬，养阴清热，生津润燥；沙参、玉竹，生津养液，助生地黄、麦冬益胃养阴；白扁豆、山药、白术，健脾养胃，益气补中；又因膝腓酸痛，故合芍药甘草汤，酸甘化阴，既可资胃阴不足，又能柔筋止痛；木瓜、松节，舒筋利节，以缓膝痛。3 剂后胃阴渐复，嘈杂遂愈。后以他法，愈其膝腓不安。

三十七、痹证六例

例一：寒痹化热

谌君贵远，年近六旬，渠河乡人，退伍老兵。

年未及冠，赴朝抗美。曾阵地卧雪数日，屡溃美军，因立战功 2 次。

1955 年，复员回家，颇受干群尊重。1989 年春节刚过，谌君闲坐无聊，欲寻活干。是日正月初四，天气晴朗，乃脱鞋卷裤，提锄下田，翻挖备耕，以作育秧之地。时虽立春，寒气未撤，赤脚水田，受冻过久，当晚左腿疼痛。遂请医治，服药乏效，更医数辈，其痛益剧。子女将渠抬送中和医院，住院医治。然家中贫困，颇难支付住院费用。以其为入朝老兵，且立战功，村社干部，为其申请困难救济。县民政局查其实情，拨款三百，专供住院之需。医治近月，疼痛未缓，而拨款告罄，遂出院回家。彼内弟唐瑞才，居邻我校，与余熟识。4 月 8 日晚，来校商治谌病，余询病情后，允为其诊治。

次日早晨，谌君二子，绑椅抬至。观患者形销色悴，痛苦面容，呻吟不已，左膝屈而难伸，强伸痛剧，且有挛急。自云：正月初四夜间，突然发病，痛起左足无名趾，沿膝下前侧（足阳明经脉），上行至膝，然后痛分两路，前沿大腿内侧，止于腹股沟，后沿大腿后侧，止于尾尻，痛无止息。扪其下肢，左右体温无异，纳食二便正常。舌红苔白，脉象弦缓。其痛剧烈，当属痛痹，然痛处并无寒冷之感，扪之亦温。权衡再三，急则治标，解其挛痛，先施针灸。再以芍药甘草汤加味投之，舒筋解挛，缓急止痛。

针刺左侧解溪、足三里、髀关、委中、殷门、环跳，平补平泻，留针30 分钟，中间行针 2 次。出针后，其痛可忍。

处方：白芍 60g，甘草 30g，木瓜 30g。2 剂，水煎温服，每日 1 剂。

二诊（4 月 11 日）：服上方 2 剂，腰尻腿脚，疼痛如故，膝仍难伸。乃思患者早年赴朝，有卧雪之史，体内或蓄陈寒；近又水田受冻，新寒引发陈寒，以致痹痛难愈。改用当归四逆汤加减，温经散寒，养血通络。

处方：当归 15g，白芍 30g，北细辛 6g，桂枝 15g，乳没各 15g，木通15g，木瓜 30g，防己 15g，甘草 15g。水煎温服，针刺同前。

三诊（4 月 12 日）：腰尻疼痛缓解，大腿内侧及膝踝间疼痛仍剧，舌边红苔薄黄，脉弦数。是寒邪郁久化热。上方加忍冬藤，清热解毒，疏风通络。

处方：赤白芍各 30g，当归 15g，北细辛 6g，木通 15g，桂枝 15g，防己 15g，乳没各 15g，甘草 20g，川牛膝 15g，忍冬藤 30g。水煎温服，针刺同前，每日 1 次。

四诊（4月16日）：上药服后，膝至腹股沟疼痛大为缓解。恰有内戚探病，送来一只已宰雄鸡，并谓："谌兄久病不愈，恐体虚之故，特送雄鸡一只，以补其虚，虑谌兄吝而不杀，故宰而送之。"谌妻遂炖之予食。孰知食后，反致腹泻，腿痛复剧，膝部绷紧，屈伸不利。苔转黄腻，脉象弦数。当责鸡汤，生热助湿。上方加清热除湿之品再进。

处方：白芍30g，苍术15g，黄柏15g，茯苓15g，秦艽15g，威灵仙15g，五加皮15g，独活15g，乳没各15g，木瓜30g，川牛膝15g，防己15g，当归15g，川芎12g，甘草15g。2剂，水煎温服。

针刺阳陵泉、阴陵泉、足三里、足五里、三阴交，留针60分针，每15分钟行针1次。

五诊（4月19日）：膝以下疼痛已除，可站立慢行数步，唯大腿内侧及腹股沟，活动时疼痛明显，静卧痛缓。舌苔仍黄腻，脉弦滑。乃以四妙散合桂枝芍药知母汤加减续进。

处方：苍术15g，黄柏15g，薏苡仁30g，川牛膝15g，木瓜30g，白芍30g，甘草15g，海桐皮20g，当归15g，桂枝15g，知母15g，防己15g，草乌6g(先煎)，威灵仙15g，秦艽15g。2剂，水煎温服，针刺同前。

六诊（4月23日）：服上方2剂，疼痛大减，已可步行来校（约一公里）诊病，唯行走时臀部轻度疼痛，膝部僵滞，屈伸不利。脉弦滑，舌苔黄腻。药已对证，加减续进。

处方：苍术15g，黄柏15g，乳没各15g，丹参15g，海桐皮30g，秦艽15g，威灵仙15g，石南藤15g，海风藤15g，木瓜30g，白芍30g，甘草10g，川牛膝15g，薏苡仁30g，防己15g，川乌6g（先煎），五加皮15g，当归15g，川芎15g，续断15g。2剂。水煎温服，针刺同前。

七诊（4月27日）：行走大腿内侧已不觉痛，外侧及腰尻尚觉轻微酸痛，且觉烘热。舌苔黄腻，根部稍厚，脉弦滑。病退症减，上方减味续进。

处方：苍术15g，黄柏15g，独活15g，狗脊15g，薏苡仁30g，续断15g，木瓜30g，川牛膝15g，乳没各15g，桂枝15g，干姜15g，北细辛6g，忍冬藤30g。2剂，水煎温服。

八诊（4月30日）：坐卧已安，不觉疼痛，行走膝僵，腰尻髋臀微觉酸胀。舌苔白润，脉弦细。

处方：苍术15g，黄柏15g，薏苡仁30g，木瓜30g，桂枝15g，白芍 15g，知母 15g，防己 15g，威灵仙 15g，防风 15g，川牛膝 15g，续断 15g，狗脊 15g，海桐皮 30g，麻黄 6g。水煎温服。

此方服 2 剂后，未再服药。愈后除务农之外，兼做豆腐，走村贩卖，逾 80 方歇业。迄今三十余年，未曾复发。其后，岁时馈问不绝。

按： 患者年近六旬，营气已亏，卫阳不固，皮毛空疏，腠理不充，却寒冬下水，受冻过久，寒邪袭之，而痹痛作矣。然痹证非独寒邪，《素问·痹论》有"风寒湿三气杂至，合而为痹也。其风气胜者为行痹，寒气胜者为痛痹，湿气胜者为着痹也"之论。故谌君之痹，当以寒气为主，而兼风湿。初诊时，膝屈难伸，伸腿痛剧，时有挛急，且双腿体温无异，故以针灸应急；用芍药甘草汤加木瓜，舒筋解急，缓急止痛。二诊时疼痛未减，膝仍难伸。乃据受冻而起，疼痛剧烈，从寒痹论治。改用当归四逆汤加味，温经散寒，养血通络治之。服后疼痛缓解，然过早食鸡致泻，且助湿生热，壅滞病邪，疼痛又剧，苔转黄腻。四诊方遂加入清热除湿之品，膝下疼痛渐除，且可站立、慢行数步，而大腿内侧及腹股沟活动仍疼痛明显。故五诊加入桂枝、知母、川乌等品，寓桂枝芍药知母汤意，欲收祛风除湿，通阳散寒，兼以清热之效。服后疼痛大减，可来校诊病。遂守此方，随症加减，终获治愈。

例二：着痹

邓妇吉芳，年甫四旬，中和镇人。1989 年 4 月 2 日初诊。

右踝以下，肿痛重着，活动痛甚，行走拄杖，足掌麻木，已历三月。1989 年 4 月 2 日，伊夫来校，邀余出诊。是日周末，遂随前往。切脉沉缓，舌淡苔黄腻。自谓：右踝如烤。以手扪之，并不觉热。肤色淡红，微有肿胀，按之呼痛。余询："疼痛移动否？"答曰："唯此而痛，并不游走。"又询他症，则曰："脚掌厚重，踩地麻木；口苦乏味，纳谷较差耳。"综合脉症，当属着痹。乃感受湿邪，并兼风寒，郁久化热所致。治当渗湿散寒，祛风通络，兼以清热。用薏苡仁汤合二妙散加减。

处方：薏苡仁 30g，川芎 10g，当归 15g，羌活 15g，独活 15g，麻黄 10g，草乌 6g（先煎），苍术 15g，黄柏 15g，松节 30g，蚕沙 30g，防己 12g，川牛膝 15g，木通 15g。2 剂，水煎温服。

针刺解溪、昆仑、然谷、丘墟、悬钟，平补平泻，留针 30 分钟，每

10分钟行针1次。出针后踝痛缓解。

二诊（4月6日）：服完2剂，可来校诊病，且告谓：疼痛大减，踝肿稍减，口苦除，纳知味。而足掌麻木未减，行走右脚酸胀沉重，踝关节尚觉微热。舌淡红，苔薄白，脉沉而缓。效不更方，前方加减再进。

处方：苍术15g，黄柏15g，薏苡仁30g，当归15g，麻黄10g，川乌6g（先煎），防己15g，羌活15g，独活15g，黄芪30g，木通15g，蚕沙30g，松节30g，川牛膝15g，豨莶草15g，威灵仙15g。3剂水煎温服。针刺同前。

三诊（4月14日）：右踝肿胀全消，行走时太溪及解溪处，尚觉微痛，小腿酸重乏力。舌淡苔薄黄，脉沉缓。上方加减续进。

处方：黄芪30g，白芍15g，当归15g，豨莶草20g，木瓜30g，防己15g，萆薢20g，松节30g，黄柏15g，苍术15g，薏苡仁30g，威灵仙15g，川牛膝15g，独活15g，木香15g，茯苓15g，甘草6g。3剂，水煎温服。

针刺太溪、三阴交、解溪，平补平泻，留针30分钟，每10分钟行针1次。

按：此湿胜之着痹也。其踝部肿痛，下肢重着，足掌麻木，均为湿邪偏胜之象。湿性重浊，故痛有定处，麻木重着。湿郁化热，而非实热，故自觉里热，扪之不热。舌苔黄腻，亦为湿邪化热之象。治当渗湿通络，祛风散寒，兼以清热。方中薏苡仁、苍术，健脾利湿；二活、防风、蚕沙，祛风胜湿；川乌、麻黄，散寒除湿；当归、川芎、牛膝，养血活血，牛膝兼引药下行；黄柏、防己，清热除湿利水；松节、木通，利关节，通经络。二诊足掌仍麻木，右脚酸胀沉重，故加入豨莶草，以"止麻木，通利关节，驱逐风湿"（《玉楸药解》）。三诊时仍觉右下肢沉重乏力，故加入黄芪、甘草补气，加白芍与当归养血，则气血得补，筋骨可荣，经络通畅，则余邪易去。本病自始至终，不离渗湿通络、祛风散寒大法，略兼清化郁热；同时辅以针刺，俾经络、气血畅通，以利痹证康复。

例三：湿热痹

李君义连，年近六旬，合川石龙人。1992年7月3日搭车来诊。

翁缓慢下车，女婿搀扶，跛行而至。告谓：左侧腰腿痹痛，已治数月。其子医校毕业，就职合川某医院。曾去该院治疗，疼痛缓解，带药回家，药尽数日，疼痛复作。后延中医，服药多剂，效仍不佳。昨有戚人探病，荐来求诊。随出所服中药处方，计十余张。阅之，多为祛风除湿、活血通络之品。

切脉沉弦而数，舌红苔黄厚。询其何处痛甚，指左侧腰膝。余查其腿膝腰部，仅左膝微浮。又自腰按至膝部，问："痛否？"答曰："稍有痛觉。"并告："静坐或平卧，仅觉微痛，行走始痛，久走痛剧，腰腿灼热，周身汗出。"又询得下肢沉重，左腿为甚，身困乏力，头脑昏闷，口苦纳差，小溲短赤。脉症合参，当属湿热痹也。盖湿性重着黏滞，病邪难去，故久治不愈。宜清热利湿，宣痹止痛。用四妙散合宣痹汤加减。

处方：苍术 15g、黄柏 15g、薏苡仁 30g、木瓜 30g、秦艽 15g、海桐皮 20g、木通 12g、防己 12g、滑石 18g、连翘 15g、晚蚕沙 30g、赤小豆 18g、豨莶草 15g、北细辛 6g、松节 30g、川牛膝 12g、甘草 6g。2 剂，水煎温服。

服完 2 剂，疼痛大减。遂按上方，稍有加减。来诊 4 次，服药 8 剂，终获治愈。

按：仲景《金匮要略·脏腑经络先后病脉证》云："湿伤于下，雾伤于上，风令脉缓，寒令脉急，雾伤皮腠，湿流关节。"然人体质，有偏寒偏热之异。如其素体阳盛，内热蓄积，若感湿邪，湿与热搏，流入关节，遂成湿热痹证。其证多见于下肢，症见关节酸痛或肿痛重着，痛处灼热，受热加重，遇凉稍缓，小便短黄。本案患者见症，亦如是也，故治宜清热利湿，宣痹止痛。方中苍术、黄柏、薏苡仁，除湿宣痹；木瓜化湿舒筋；前三味与防己、木瓜并用，清热利湿，通络止痛，为方中主药。松节、蚕沙、豨莶草，除湿行痹，通利关节，协助主药通络止痛；连翘、木通、滑石、赤小豆，清热利湿，导湿外出；细辛辛温，既善止痛，又防寒凉太过，且主"百节拘挛，风湿痹痛"（《神农本草经》）。各药配合，共收清热利湿、宣痹止痛之效。

例四：寒湿痹

吴妇清琼，年三十八，住伏龙乡。1989 年 8 月 1 日初诊。

余年来，每届夜间，膝腓酸痛，麻胀且冷，秋冬尤甚，辗转反侧，难以入寐，需着力敲打揉按，或行走至疲，方能入眠。白昼酸痛不显，然行走稍久，亦觉腿膝胀痛。曾有西医诊为"不宁腿综合征"，予药罔效。舌淡苔薄白腻，切脉沉细而缓。此阳虚体质，感受寒湿，留滞不去，日久成痹。法当温散寒湿，通络止痛。方用当归四逆汤合麻附细辛汤加减。

处方：当归15g，白芍15g，北细辛6g，桂枝15g，木通10g，麻黄10g，附片12g（先煎），薏苡仁30g，威灵仙15g，秦艽15g，木瓜30g，松节30g，茯苓15g，苍术15g，防己15g，甘草6g。2剂，水煎温服。

二诊（8月4日）：服上方2剂，膝痛稍减，酸软如旧，膝冷需温，夜仍敲打腿膝，方能入睡。舌淡苔薄白，脉沉细缓。上方温阳散寒，稍嫌不足，加草乌6g，再进。

处方：当归15g，白芍15g，北辛6g，桂枝15g，木通10g，独活15g，制草乌6g（先煎），附片10g（先煎），干姜12g，薏苡仁30g，威灵仙15g，秦艽15g，木瓜30g，松节30g，川牛膝15g，茯苓15g，防己15g，甘草6g。水煎温服。

三诊（8月7日）：仅服1剂，膝痛腓酸大减，稍事捶打，即可入睡。效不更方，原方续进2剂。

四诊（8月14日）：白昼行走，未再酸痛，夜间膝冷腓酸，虽未消除，然下肢连续屈伸，亦可入眠。舌苔薄白，脉沉缓。上方加减再进。

处方：桂枝15g，当归15g，白芍15g，细辛3g，防己15g，木瓜30g，干姜15g，独活15g，制草乌6g（先煎），秦艽15g，威灵仙12g，淫羊藿15g，川牛膝15g，黄芪30g，甘草8g。水煎温服。

五诊（8月17日）：膝冷腓酸均除，唯行走腿膝乏力，且易倦怠。舌淡苔薄白，脉细无力。乃气血亏虚所致。拟十全大补汤，扶正善后。

处方：党参15g，白术15g，茯苓15g，熟地黄20g，当归15g，川芎12g，白芍12g，黄芪30g，肉桂10g，防风15g，薏苡仁30g，淫羊藿15g，甘草6g。4剂，水煎温服。

次年暑假，遇而询之，告谓：膝腓酸痛，未再发矣。

按： 患者膝腓酸痛，入夜不温，经年不愈者，皆因体虚，腠理空疏，感受寒湿所致。寒湿俱为阴邪，旺于阴分，夜间阳消阴长，体内阳气，更难下达，膝腓失于温养，故酸痛难安。敲打揉按，能促气血流通，膝酸可缓，因能入寐。故宜温散寒湿，通络止痛。方中当归、白芍，养血和营；

桂枝、北细辛，温经散寒，温通血脉；麻黄开表逐邪，附片助阳散寒，且能止痛；若寒入筋骨，麻、附合用，更利透寒外出；茯苓、苍术、薏苡仁、木通，健脾燥湿，通经利湿；秦艽、威灵仙、松节、防己、木瓜，祛风除湿，舒筋利节，通络止痛；甘草调和诸药。二诊时酸软亦然，膝冷需温，故加入草乌，以增温经止痛之力；并以独活易麻黄，更增祛风除湿之效。后随症加减，至五诊时，膝腿酸痛均除，唯显乏力倦怠，是正气未复之故，乃以十全大补汤加减，扶正善后。

例五：风寒湿阻（足跟痛）

邓吉芸，女，年四十五，临溪人。1993 年 9 月 17 日来诊。

足跟疼痛，左侧为甚，已有 3 年。初时隐痛，今年加剧。查其外形不红不肿，按之亦不觉痛，唯行走触地，瞬间剧痛，不能移步，需静坐片时，方可踮脚而行。舌苔薄白，脉细缓。此属痛痹，乃肝肾亏虚，气血不足，筋脉失养，复感风寒湿邪；或行走过多，长期劳损；或局部外伤所致。治宜活血通络，散寒止痛，兼补肝肾。方用当归四逆汤加味。

处方：当归 15g，白芍 30g，北细辛 6g，桂枝 15g，木通 12g，独活 15g，威灵仙 20g，松节 30g，熟地黄 20g，木瓜 30g，甘草 10g，川牛膝 15g。水煎 2 次，取汁混合，每日 3 次。药渣加八角枫 2 两，共煎取汁，候温浸泡双足。

针刺太溪透昆仑、照海、女膝，平补平泻，得气后留针 30 分钟，中间行针 2 次，间日针刺 1 次。

9 月 19 日午后来针时，足跟痛大为缓解。

二诊（9 月 27 日）：已间日来针 5 次，足跟行走尚轻微疼痛，夜间腓冷转筋。舌淡苔薄白，脉沉缓。前方加减再进。

处方：当归 15g，白芍 15g，北细辛 6g，木通 15g，桂枝 15g，黄芪 30g，鹿角霜 15g，淫羊藿 15g，川牛膝 15g，威灵仙 20g，薏苡仁 20g，甘草 6g，木瓜 30g。2 剂，水煎温服，药渣亦如前处理。针刺同上，并加刺承山。

本病服药 4 剂，针刺 6 次，行走自如，不觉疼痛。

按：足跟痛多因肝肾不足，复受风冷寒湿，致使足跟经脉闭阻，不通则痛。治当温补肝肾，温经散寒。方中以当归、白芍、熟地黄，养肝补肾；桂枝、细辛温经散寒，温通血脉；淫羊藿补肾阳，强筋骨，祛风湿；木瓜祛湿止痛；川牛膝逐瘀通经，补益肝肾；威灵仙、独活，祛风除湿，通痹止痛；甘草缓急止痛，调和诸药。二诊时夜间腓冷转筋，是阳气不足，故加入鹿角霜、黄芪，以增温阳补气之力。全方共收补肝益肾、祛风散寒、除湿止痛之效。

例六：肝肾亏虚（足跟痛）

周妇家英，年逾五旬，住罗渡镇。1999 年 9 月 26 日初诊。

双足跟痛，不能触地，服药逾月，未获疗效。1999 年 9 月 18 日，经罗渡区医院行 X 线检查示：双跟骨底部，各一骨刺影。予西药 7 日量，痛仍未已，乃于 9 月 26 日来诊。

刻下足跟疼痛，踮足而行，步履艰难，谓：足跟触地，痛如锥刺。伴蹲后晕眩，腰酸膝软，小腹疼痛。舌淡苔薄白，切脉沉细。此肝肾亏虚，复感寒湿所致。治宜补肾壮骨，散寒除湿。

处方：熟地黄 20g，山茱萸 15g，杜仲 15g，淫羊藿 15g，骨碎补 20g，补骨脂 15g，白芍 20g，木瓜 30g，威灵仙 15g，独活 15g，松节 30g，路路通 15g，鸡血藤 30g，木香 15g，红花 10g，鹿衔草 15g，天台乌药 15g，甘草 8g。水煎温服。

月余后，带人来诊，告称：服上方 2 剂痛减；连进 3 剂，疼痛消除。

按：足跟为肾经所过，其痛多关肾虚，况年过半百，肾气已亏。其蹲后眩晕，腰酸膝软，则肾虚无疑矣。更兼农村妇女，涉水劳作，本属常事，难免感受寒湿。故当补肾壮骨，散寒除湿。方中熟地黄、山茱萸、杜仲、淫羊藿、骨碎补，温补肝肾，强筋壮骨，兼祛风湿；木瓜、威灵仙、独活、松节、鹿衔草，祛风除湿，并利关节；路路通、鸡血藤、红花，活血通络，除湿通经；白芍、甘草，调和肝脾，柔筋止痛。全方共收补益肝肾、祛风除湿、缓急止痛之效。

三十八、夜间小腿挛痛

向妇光群，年三十六，住渠河乡。1989 年 9 月 4 日来诊。

自述每至夜半，小腿冷痛，甚则拘急，或左或右，或双腓挛痛，需下床站立，或热袋温熨，挛痛始缓，已达月余。服药数剂，未得稍减。舌淡苔薄白，切脉沉细而缓。此阴血不足，阳气亏虚所致。治当养血扶阳，散寒止痛。用芍药甘草附子汤加味投之。

处方：白芍 20g，炙甘草 10g，附片 15g（先煎），桂枝 15g，川牛膝 12g，木瓜 20g。水煎温服。

1 剂腿温痛缓，2 剂遂愈。

按： 阴血不足，筋脉失养，故见腓肌挛痛；阳气亏虚，难温肢体，夜半为阴中之阴，更无天阳资助，是以膝下冷痛；寒主收引，故见小腿拘急。于此，故当养阴扶阳，散寒止痛。方中芍药养血敛阴，柔肝止痛；甘草健脾益气，缓急止痛。两药相伍，为芍药甘草汤，酸甘化阴，调和肝脾，有柔筋止痛之效。附片补火助阳；桂枝温通经络，驱逐寒湿；木瓜除湿解挛；牛膝补肝肾，除拘挛，并引药下行。全方共收益阴扶阳、散寒止痛之效，故能 2 剂病除。

三十九、痿证二例

例一：肝肾亏虚

刘应平，男，年二十三，伏龙人。

病经 2 年，初期下肢酸软，举步乏力。逐日加重，渐致周身困乏，艰于行动。诸医杂治，终未获效。欲求余治，路远不便。其邻有何某者，为中和氮肥厂车队司机。1987 年 6 月 27 日，送肥返程，顺道回家。刘父见之，寒暄后央带病人，来校求诊。氮肥厂与我校毗邻，何见应平病重，心生怜悯，遂与刘父搀扶应平上车来诊。

切脉弦细无力，稍见数象。观其舌红苔薄黄，面黄唇红，下肢肌肉萎缩，按之松弛不痛。询知周身困倦，懒于活动，双腿酸软，举步沉重，行走费力，行约十米，即需坐歇。伴夜卧多梦，心烦口渴，纳呆食少。据症分析，当属痿证。《黄帝内经》有"治痿独取阳明"之论。盖阳明属胃，受纳水谷，化生气血，营养宗筋，故拟益胃汤加滋养肝肾之品投之。

处方：沙参 15g，麦冬 15g，生地黄 15g，玉竹 15g，山药 15g，石斛

15g，菟丝子15g，枸杞子15g，白芍15g，怀牛膝15g，莲子15g，甘草6g。2剂，水煎温服。

二诊（6月30日）：应平父兄抬之来诊。上方服后，口渴除，纳谷稍增，下肢仍痿软沉重，身困疲乏，心烦，眠差多梦，蹲后头目眩晕，舌尖红，苔薄黄，脉弦缓无力。改用气阴双补，兼顾脾肾。

处方：黄芪30g，沙参15g，山药30g，麦冬15g，白扁豆15g，茯苓15g，砂仁10g，陈皮15g，白术15g，当归15g，白芍15g，龙骨30g，石斛15g，熟地黄15g，鹿角霜12g，甘草6g。2剂，水煎温服。

三诊（7月4日）：纳谷已馨，心烦亦除，夜卧较安，唯下肢仍痿软乏力，行动头晕。舌苔薄白，脉象沉细。改拟虎潜丸加减，肝、脾、肾同调。

处方：败龟甲15g，黄柏15g，知母15g，二地各10g，锁阳15g，陈皮15g，山药20g，淫羊藿15g，鹿角霜15g，黄芪30g，白术15g，茯苓15g，女贞子15g，菟丝子15g，补骨脂15g，怀牛膝15g，枸杞子15g。2剂，水煎温服。

四诊（7月8日）：服上方2剂，纳食大增，精神有振，夜梦已少，睡眠较佳，唯头目眩晕，右脚有力，左仍沉重，行约里许，腓膝酸痛，坐歇可缓。舌苔薄白，脉沉细缓。方药已知，加减续进。

处方：鹿角霜15g，败龟甲15g，黄柏15g，知母15g，熟地黄18g，怀牛膝15g，当归15g，白芍15g，枸杞子15g，豹骨15g，山药20g，锁阳15g，黄芪30g，红参15g（另炖兑服），补骨脂15g，淫羊藿15g。2剂，水煎温服。

五诊（7月14日）：每日附近行走，已觉腿膝有力，行二三里，仍需坐歇，精神较佳，脉息平和。药既获效，守方续进，嘱配8剂，研为细末，炼蜜为丸，大如李子，餐前服下一丸，以资巩固。

按：《临证指南医案·痿》邹滋九按语曰："夫痿症之旨，不外乎肝肾肺胃四经之病。盖肝主筋，肝伤则四肢不为人用，而筋骨拘挛。肾藏精，精血相生，精虚则不能灌溉诸末，血虚则不能营养筋骨。肺主气，为高清之脏，肺虚则高源化绝，化绝则水涸，水涸则不能濡润筋骨。阳明为宗筋之长，阳明虚则宗筋纵，宗筋纵则不能束筋骨以流利机关。此不能步履，痿弱筋缩之症作矣。"患者症见下肢肌肉萎缩松弛，周身困倦，纳呆食少，举步沉重，心烦口渴，舌红苔黄唇红，胃阴亏虚明显，乃拟益胃汤加山药、石斛、菟丝子、枸杞子、白芍、怀牛膝、莲子于服。意在养阴益胃，兼及肝肾，胃阴复则能纳食，肝肾滋则筋骨润。二诊除口渴止、纳谷稍增外，下肢仍痿软沉重，身困疲乏，夜卧多梦，蹲后眩晕。乃于前方加入黄芪、茯苓、白术，益气补脾；当归、白芍，养血滋肝；熟地黄、鹿角霜，补肾壮骨；龙骨不但能镇心安神，且疗"四肢痿枯"（《名医别录》），故入方中。三诊诸症缓解，下肢仍痿软乏力，乃改用虎潜丸加味投之。方中龟甲、黄柏、知母、女贞子、二地，壮肾水而滋真阴；鹿角霜、锁阳、补骨脂、菟丝子、淫羊藿，温肾阳以益精髓；当归、怀牛膝、枸杞子，补肝养血，牛膝兼能引诸药下行，以壮筋骨；山药、黄芪、红参，大补元气，培土健脾；陈皮理气，使方药补而不滞；豹骨代替虎骨，强筋健骨。全方服后，肝肾得补，气血得充，筋骨渐健。后配数剂，制为丸药，持久服用，终臻康复。

例二：湿热浸淫（格林－巴利综合征）

代君联文，年甫而立，华蓥市明月乡人。

正值秋收，突感下肢痿软无力，不能行走。延医调治，月余罔效。秋收结束，家人送至重庆，经某医院多项检查，诊为"格林－巴利综合征"。住院二十余日，病情稍有缓解，带药出院。药尽又去续药2次，难见显效。后经人介绍，于1997年11月11日，家人陪同，搭车来诊。

患者面黄肌瘦，膝下微肿。询得双腿乏力，举步沉重，迈步缓慢，行可数丈。下肢时热，热则转筋，足掌麻木。头额胀痛，脘痞纳差，肠鸣腹泻，日四五次，粪夹泡沫，小便色黄。舌苔厚腻而黄，脉濡数。此湿热浸淫，筋脉弛缓，故足痿掌麻；湿郁生热，故下肢时热而转筋；湿性重浊，故下肢沉重微肿；湿热熏蒸，则面黄；脾运不健，则脘痞纳差；湿邪下注，则大便溏薄，小便色黄。苔黄为热，厚腻为湿；脉濡为湿，数为热。故当清热利湿。方用四妙散加味。

处方：苍术15g，黄柏15g，薏苡仁30g，川牛膝15g，木瓜30g，防己15g，草薢20g，茯苓15g，鸡血藤30g，木通15g，黄连15g，木香15g，甘草6g，白芍15g。3剂，水煎温服。

二诊（11月17日）：服上方3剂，下肢胀痛、沉重减轻，肠鸣腹泻渐除，头痛、足麻亦轻。前日闻人传言：何首乌炖肉服食，可治此病。即令家人挖回鲜首乌数枚，炖肉服食。次日腹泻如注，纳差乏味，腿脚复沉，并增酸胀冷痛。舌苔转为白厚，脉沉细缓。

夫首乌生者，解毒消痈，润肠通便。《本草汇言》谓其："生用气寒，性敛，有毒。"《中药大辞典》亦云："大便溏泄及有湿痰者不宜。"患者病因湿致，今腹泻方止，脾虚未复，炖服性寒敛湿之品，固湿伤胃，脾失健运，阳气不伸，腿脚因而沉重冷痛。治当燥湿运脾，温通经脉。用平胃散合当归四逆汤加减。

处方：苍术 15g，厚朴 15g，陈皮 15g，薏苡仁 30g，川牛膝 15g，白芍 15g，当归 15g，桂枝 15g，北细辛 6g，木通 10g，草果仁 10g，木瓜 30g，防己 15g，甘草 6g。3 剂，水煎温服。

三诊（11 月 21 日）：服上方 3 剂，苔转薄白，下肢仍酸麻乏力，腓肌疼痛，头额隐痛，脉沉细缓。湿邪渐退，气血亏虚，改扶正气，兼除湿热。

处方：黄芪 30g，党参 15g，白术 15g，苍术 15g，黄柏 15g，薏苡仁 30g，怀牛膝 15g，木瓜 30g，当归 15g，熟地黄 15g，淫羊藿 15g，甘草 6g。水煎温服。

四诊（12 月 17 日）：上方连进 8 剂，可外出行走。然行走稍久，下肢乏力，足趾麻木，左脚为甚，腰膝酸痛，夜卧转筋。舌淡红，苔白根稍厚，脉沉细无力。此气血不足，肝肾俱虚。改用加减虎潜丸。

处方：黄芪 30g，党参 15g，白术 15g，茯苓 15g，龟甲 15g，熟地黄 15g，补骨脂 15g，知母 15g，盐杜仲 15g，怀山药 15g，怀牛膝 15g，宣木瓜 30g，千年健 15g，薏苡仁 30g，苍术 15g。3 剂，水煎温服。

五诊（12 月 24 日）：服上方 3 剂，腰痛、转筋、腓痛均除，行走稍久，下肢仍感沉重乏力，前日遗精 1 次。乃将前方黄芪增至 50g，，并加当归 15g，锁阳 15g，龙骨 30g，续进 3 剂。

1998 年 1 月 17 日，中和逢场，患者搭车赶场，顺道来校。见其行走，已如常人。询之，亦云："腿脚康健如昔。"旋谓余曰："鄙人顽疾，全赖老师着手成春，欲制锦旗，以致谢忱。然余每次来诊，但求处方，未叩大号，今祈老师亲书大名，以便绣制锦旗相赠。"余笑而止之。

按：患者初诊脉症，当属湿热浸淫致痿，故用苍术、黄柏、薏苡仁清热燥湿；并用川牛膝、木通、防己、茯苓、萆薢，利尿渗湿；白芍、鸡血藤、木瓜，养血柔筋，而止下肢挛急；黄连、木香，清热化湿，行气止泻；甘草调和诸药。二诊时因误服生首乌，致泻伤脾，阳气不伸。因用平胃散燥湿运脾，合当归四逆温经散寒。三诊湿邪渐退，正虚凸显，方中加入益气养血之品。8剂后，虽可行走，然行稍久，下肢乏力，足趾麻木，腰膝酸痛，夜卧转筋，脉沉细无力，虚象明显。故四诊以虎潜丸加参、芪、苓、术，扶脾胃以旺气血；协同龟甲、熟地黄、补骨脂、杜仲等品，共收益气滋阴、强筋壮骨之效。守方6剂，行走如初。

四十、脚气

罗妪克秀，年甫花甲，渠河乡人。

右膝酸痛，逾年不愈。1995年4月中旬，某医治以封闭疗法，消毒不严，感染溃烂。医治半月，伤口愈合，膝痛缓解，而膝下踝上，又见酸软胀痛，夜间尤甚，行走、久站酸痛益剧。周邻诸医，屡治乏效。乃于1995年8月1日，来就余诊。

舌苔白厚，切脉濡缓。自述右脚酸痛，麻木重着，行走乏力，屈膝绷急，小便短少。查其右脚，足胫肿大，按之胀硬，不觉疼痛。综合脉症，辨为脚气，系感受寒湿所致。治当理气除湿，舒筋通络。用鸡鸣散加味。

处方：苏叶12g，吴茱萸8g，桔梗12g，木瓜30g，槟榔片15g，蚕沙30g，防己12g，薏苡仁30g，独活15g，陈皮15g，甘草6g，川牛膝15g，生姜10g。水煎冷服，并留一次药汁，鸡鸣时服下。

二诊（8月3日）：服上方1剂，曾水泻1次，足胫肿消，痛麻大减，感觉轻松，已可行走，仍有酸胀。舌淡苔薄白，脉细缓。上方加减再进。

处方：苏叶12g，吴茱萸6g，桔梗15g，槟榔片15g，木瓜30g，陈皮15g，防己15g，秦艽15g，威灵仙15g，独活15g，薏苡仁30g，川牛膝15g，生姜10g。水煎冷服，并留一次药汁，鸡鸣时服下。

三诊（8月6日）：诸症悉除，行走已可，唯不持久，膝微酸胀。舌苔薄白，切脉沉缓。此气虚未复，湿邪未尽。宜健脾除湿，以善其后。

处方：黄芪 30g，党参 15g，白术 15g，茯苓 15g，当归 15g，白芍 15g，薏苡仁 30g，独活 15g，吴茱萸 6g，槟榔片 12g，甘草 6g。水煎温服。

按：张景岳《景岳全书·脚气》曰："脚气之因有二，一则自外而感，一则自内而致也。自外而感者，以阴寒水湿雨雾之气，或坐卧湿地，致令湿邪袭入皮内筋脉。而凡清湿袭虚，则病始于下致，为腿足之病，此外因也。自内而致者，以肥甘过度，酒醴无节，或多食乳酪湿热等物，致令热壅下焦，走注足胫，而日渐肿痛……此内因也。"

罗妪家境不宽，食淡衣粗，肥甘既少，酒酪不沾。自幼勤劳，难免沐风栉雨，坐卧湿地，感受寒湿，实属易事。盖寒湿入侵，卫气不行，经络受阻，气血壅遏，不得疏通，因见足胫肿大、酸痛麻木、重着乏力、屈膝绷急等症。肺气不行，脾为湿困，以致膀胱气化不行，小便不利。舌淡苔白厚，脉濡缓，均为湿象。故当理气除湿，舒筋通络。方用鸡鸣散加味治之。方中苏叶、桔梗，疏风散寒，而宣上焦；吴茱萸、生姜、槟榔片、蚕沙、陈皮，散寒逐浊，而畅中焦；薏苡仁、木瓜、防己、牛膝，舒筋化湿，而导湿下行；威灵仙走窜经络；独活祛风止痛；甘草调和诸药。各药协调，共收行气逐浊、化湿通络之效。

本方古为散煎剂型，即捣为粗末，再用水煎，药汁煎成，安放床头，待至五更，分二三服。古人认为，五更鸡鸣，乃阳气升发之时，取阳升阴降之意；再则五更之时，腹内已空，是时服药，药力更易发挥。后世多改为汤剂，服药亦多灵活，非专五更耳。

四十一、疟疾三例

例一：正疟疾

谭翁庭祥，年逾花甲，住临溪乡。

逢夏遘疟，连续 3 年。症见往来寒热，定时作止，服药病减，难获痊愈，延至秋凉，病方渐止。1990 年仲夏，疟病再发，较昔为重，连进汤药，半月不减。谭有亲翁傅某，专诣荐余，乃于 7 月 1 日，来校求诊。

切脉浮弦而缓，询知每届晡时，恶寒即作，寒战鼓栗，不能自已。傍晚寒罢，壮热又起，汗出面赤，却犹闭门塞牖，裹被蒙头，头痛欲裂，烦渴引饮，直至夜半，汗湿衣衾，身热方退，始得入眠。次日晡时，寒热如昨。伴口苦纳呆，脘闷胁胀，头额胀痛，舌淡红苔白腻。此正疟疾也，然邪居少阳，兼及太阳。法当祛邪截虐，和解太少。用柴胡桂枝汤加减。

处方：柴胡20g，半夏15g，黄芩15g，桂枝15g，白芍15g，草果（打碎）15g，常山（醋炒）15g，青皮15g，苍术15g，白芷15g，甘草6g，生姜10g。2剂，水煎温服。

二诊（7月5日）：上方服后，当晚疟发减轻，未及夜半，寒热即罢。此后3日，未再发作，唯觉纳呆口苦，头稍晕眩。脉象弦缓，舌苔薄白。上方去桂枝汤，加入苓术等品，再进2剂。

处方：党参15g，柴胡18g，半夏15g，黄芩15g，白豆蔻10g，白术15g，茯苓15g，陈皮15g，防风10g，川芎10g，甘草6g，生姜3片。水煎温服。

次年随访，夏季未再发病。

按：《类证治裁·疟症论治》云："疟疾四时皆有，而多发于夏秋。"夏季炎热，易感暑气，或汗出当风，或纳凉冒寒，风寒暑湿，侵入人体，伏于少阳。《医学从众录》云："疟疾不离少阳，少阳半表半里。邪居表里之界，入与阴争则寒，出与阳争则热；争则病作，息则病止。"而谭翁疟病，虽壮热汗出，却裹被畏风，此又兼太阳表虚证也；脘闷胁胀，纳呆难化，舌苔白腻，又系湿阻气滞。故以柴胡桂枝汤加味治之，既和少阳，又调营卫；加入草果、常山，温中运湿，祛痰截疟；苍术、青皮理气化湿，消食行滞；白芷祛风止痛。2剂服后，表解里和，祛邪外出，疟病遂止。然谭翁疟发3年，其正必虚，故疟止之后，再以小柴胡汤合六君子汤，扶助正气，以杜再发。

例二：类虐

代妇莲香，年二十六，中和人。1989年9月10日来诊。

定时恶寒，半月不愈。自述每届黎明，恶寒身颤，头额胀痛，需重被覆盖，始觉寒减。历一时许，恶寒渐罢，已而头痛亦止。伴口苦纳呆，舌苔白腻，脉弦细缓。此类疟也，乃风寒羁绊少阳，欲出不能所致。盖足少阳属乎甲木，通于春气。"以一日分四季，朝则为春"（《灵枢·顺气一日分为四时》)，故黎明为一日之春。是时少阳经气，得天时之助，而与病邪抗争，因而黎明发病。邪正相争，半月不愈者，正不胜邪也。《伤寒论》272条亦云："少阳病，欲解时，从寅至辰上。"黎明恰在寅卯辰时段。欲解时，病或退而减轻，病或进而加重，当以正邪强弱而定（如阳明病欲解时为"从申至戌上"，然在《伤寒论》212条便有："日晡所发潮热，不恶寒，独语如见鬼状。若剧者，发则不识人，循衣摸床，惕而不安，微喘直视。"此则欲解时病情反剧之实例。日晡，当是申时）此时发病，当以小柴胡汤，疏利少阳经气，俾经气畅通，鼓邪外出；兼头痛，加白芷、川芎，祛风止痛；苔白腻，加白豆蔻、薏苡仁，芳化利湿。药仅2剂，便获治愈。

例三：疟疾（湿伏膜原）

卿光胜，男，年五十五，渠河乡人。1991年2月12日来诊。

午后疟发，黎明病退，日日如此，两旬不愈，子女肩舆来诊。自述连日午后，恶寒身颤，继又壮热汗出。延至凌晨，热退身凉，诸症亦减。伴头痛身楚，四肢沉重，心烦目黄，口苦口渴，时时干哕，脘痞纳呆，便溏而滞，尿短而黄。舌苔白腻而厚，切脉弦缓。其子并示前医数方，或疏小柴胡汤，或疏三仁汤，亦有柴葛解肌汤者，疟发不止。此湿伏膜原，表里失和之故。法当利湿化浊，透达膜原。方用柴胡达原饮加减。

处方：柴胡15g，半夏15g，黄芩15g，草果（去壳）15g，枳壳15g，厚朴15g，槟榔片15g，知母10g，茵陈30g，薏苡仁30g，青蒿15g，建曲20g，滑石30g，白芷15g，防风15g，甘草6g。2剂，水煎温服。

二诊（2月17日）：服上方2剂，寒热头身疼痛悉除，他症亦减。发病两旬，服药已厌，花费亦多。今喜病减近愈，便歇方药。停药2日，未现寒热，食增神爽，家人咸喜。患病期间，悉禁荤食，今得初愈，日夜思肉。其妻宰鸡烹汤，卿饱啖之。夜又轻度寒热，腹泻如注，脘痞纳呆，因来再诊。舌苔薄黄而腻，切脉弦缓。上方去白芷、防风，加平胃散等品，运脾燥湿，消食止泻。

处方：青蒿15g，柴胡15g，黄芩15g，半夏15g，苍术15g，厚朴15g，陈皮15g，楂曲各20g，白豆蔻10g，槟榔片15g，大腹皮15g，薏苡仁30g，滑石30g，泽泻18g，甘草6g。水煎温服。

三诊（2月23日）：服上方1剂，寒热俱除，泻止纳复，遂又停药，尚觉安好。昨晨野外牧牛，感受风寒，又见寒战发热，咳嗽咳痰，睑浮脚肿，腹胀泄泻，纳谷乏味。舌苔白腻，切脉浮缓而弦。当表散风寒，利水化湿。一诊方去白芷、防风，合胃苓汤加减。

处方：柴胡 15g，黄芩 15g，半夏 15g，草果 12g，槟榔片 15g，厚朴 15g，陈皮 15g，苍术 15g，桂枝 15g，白术 15g，茯苓 15g，泽泻 18g，干姜 15g，杏仁 15g，楂曲各 20g，广藿香 15g，薏苡仁 30g，滑石 20g，甘草 6g。2 剂，水煎温服。

四诊（3月1日）：服上方 2 剂，寒热咳嗽均已，肿消泻止，纳谷亦增，舌淡苔白，脉弦缓。拟益气温中，健脾燥湿，以杜复发。

处方：黄芪 15g，党参 15g，茯苓 15g，白术 15g，苍术 15g，白豆蔻 10g，干姜 10g，桂枝 15g，陈皮 15g，薏苡仁 30g，楂曲各 20g，草果 10g，防风 15g，甘草 6g。2 剂，水煎温服。并嘱避风寒、慎饮食。

此后未再复发。

按：膜原者，三焦之门户也，为半表半里之地。湿伏膜原，表里失和，阳为湿遏，不能布达肌表，故恶寒身颤；阳遏时久，郁极而通，则寒罢热起、头身汗出；湿阻肌表，故头痛身楚、四肢沉重；湿郁化热，扰心则烦，伤津则渴；湿壅中焦，气机受阻，则干哕、脘痞、纳呆、便溏而滞；湿热熏蒸肝胆，胆汁横溢，故口苦、目黄、尿黄而短；舌苔白腻而厚，亦为湿邪内阻之象。故当利湿化浊，透达膜原。方中柴胡、青蒿，透膜原，疏少阳，除疟疾；半夏、草果，降逆止哕，化浊辟秽；知母、黄芩，生津清热，并防方药过燥；枳壳、厚朴，理气除湿，宽中消痞；槟榔片，降气行水，破痰消积；茵陈利胆退黄；薏苡仁健脾渗湿，伍滑石引湿下行；建曲消食和胃；白芷、防风，祛风止痛；甘草调和诸药。全方共奏利湿化浊，开达膜原之效。二诊食复，而致寒热腹泻，脘痞纳呆食减。故加入平胃散合白豆蔻、楂、曲，燥湿运脾，消导止泻。三诊感冒，又兼浮肿，用一诊方合胃苓汤加减，既解外邪，又运脾利水。诸症消退后，再加入四君、黄芪等品，益气健脾，以杜复发。

四十二、汗证三例

例一：阳虚盗汗

雷翁银山，年六十有七，住临溪乡。

有盗汗宿疾，寐而汗出，寤后汗止，多处求医，苦无良效。近半月，盗汗益多，更衣换褥，夜辄二三，以致感冒频仍。同村有老医者，与雷相交甚契，雷家凡病，辄迎诊治。而雷翁盗汗，某亦多次处方，悉无效验。一日感冒求诊，言及盗汗，心生烦恼，唏嘘不已。老医除自责外，又向雷翁荐余为治。雷翁遂于 1989 年 11 月 1 日，来校求诊。

询知入睡汗出，已有多年。往昔醒后，汗即自止，扪之肤热欲凉。近年醒后，良久汗止，肌肤不热，更衣恶风，涕流如注，喷嚏频仍，感冒不绝。再询他症，则平素畏寒肢冷，倦怠懒动，大便稀溏。舌淡苔薄白润，切脉浮缓无力。脉症合参，证属营卫失调，卫阳不固。当调和营卫，益气固表。用桂枝加龙牡汤合芪附汤治之。

处方：桂枝 15g，白芍 15g，龙牡各 30g，黄芪 30g，附片 15g（先煎），浮小麦 30g，霜桑叶 15g，炙甘草 6g，大枣 10g，生姜 10g。2 剂，水煎温服。

二诊（11 月 4 日）：雷翁复诊告谓："实不相瞒，向所服药，悉难获效。前日老师之方，余亦疑之，归求某医鉴之。某曰：'药与前所不同，似疗自汗药方。然前所乏效，无妨一试，以观效果。'遂服一剂，当晚汗减。次日某医专来询问，余以实告。某又索方，反复端详，曰：'既有效，续配服。'又服一剂，昨晚仅胸背微汗，隔帕即可，未再更衣，其余诸症亦减轻。"脉浮缓，苔薄白。上方去浮小麦、霜桑叶，加仙鹤草 30g。再进 2 剂，遂愈。

按：方以桂枝汤调和营卫，芪、附温阳固表，龙、牡、小麦收涩止汗。二诊时加入仙鹤草，既收敛止汗，又益气养血，故数剂而愈。

后数日，老医某君来晤，叩问用方之理。余曰："方书虽谓盗汗为阴虚，自汗为阳虚。然不可囿之，需据脉症而定。雷翁夜寐即汗，更衣恶风，涕注嚏频，感冒缠绵。素畏寒冷，倦怠懒动，脉浮缓无力。此非阴虚见证，实属阳虚气乏，卫表不固之候。故用桂枝加龙牡汤合芪附汤治之，俾营卫调和，阳复表固，则汗出可止。"某虽颔首，旋又问曰："既属阳虚，何不自汗，而反盗汗？"余曰："《灵枢·口问》云'卫气昼日行于阳，夜半行于阴'。雷翁虽属阳虚，然昼有天阳之助，尚可摄津固液；夜寐气行于里，且无天阳之助，则表失护卫，腠理益疏，津无固摄，外溢而为盗汗矣。"某喜曰："听老师剖析，老朽茅塞开矣。"

例二：阴汗

邓君吉献，年三十八。

居邻我校，其家有病，恒来求治。1994 年 1 月 16 日，正值周末。四川冬季，阴寒寡照。是日却艳阳丽空，天气暖和。午饭后，拙荆挽余，漫步郊外，沐浴日光。时过邓君家门，邓安椅院坝，享受阳光。见余招坐，泡茶递烟，情殷意浓。聊不多时，便述阴汗多年，甚为烦恼，求为疏方。

切其脉沉细缓，舌淡润，苔薄白。询之，则曰：四季阴囊湿冷，潮湿黏裤，甚则腹股沟、肛周亦多汗出，内裤日二三换，汗臭亦浓；腰酸冷痛，秋冬益甚；性欲低下，稍劳即疲，小便频多。此阳气偏虚，寒湿内盛所致。当温阳散寒，渗湿止汗。用黄芪建中汤合芪附汤加味。

处方：黄芪 30g，桂枝 15g，白芍 30g，龙牡各 30g，附片（先煎）15g，泽泻 20g，葫芦巴 15g，炙甘草 6g，生姜 15g，饴糖(缺)。水煎温服。

半月后，邓君来告："老师方药，3 剂汗止，唯阳事痿疲未复，烦老师再赐良方。"乃疏右归丸加减予服。

按： 张景岳《景岳全书·汗证》云："阴汗者，冷汗也。人但知热能致汗，而不知寒亦汗。所谓寒者，非曰外寒，正以阳气内虚，则寒生于中，而阴中无阳。阴中无阳，则阴无所主，而汗随气泄。"故阴汗多为肾阳不足，温煦失职，寒湿内盛而生；或肝经湿热，下注阴囊所致。然湿热下注者，必见口苦、小便短赤，或阴囊湿痒，搔之不已，后复疼痛，舌红苔黄而腻，脉见弦数或弦滑。而邓君脉沉细缓，舌淡苔白，阴囊湿冷，腰酸冷痛，性欲低下，稍劳即疲，小便频多，实属阳气亏虚，寒湿内盛之证。因用治"虚劳里急，诸不足"之黄芪建中汤，建中益气，调和阴阳。遵《黄帝内经》"劳者温之，损者益之"之旨，又与温阳固表之芪附汤合用，其温阳散寒、益气固表之力益彰；并加龙骨、牡蛎，收敛固涩，而止汗出；泽泻淡渗利湿，兼收阴汗；葫芦巴壮元阳，祛冷湿，协附子温肾散寒。方药服后，阳气复，寒湿祛，阴汗止矣。

例三：黄汗

祝君向前，年三十五，中和人。1991年8月29日来诊。

3年前夏秋间，忽见发热恶寒、倦怠嗜睡、食少厌油，并恶心呕吐、腹肋胀痛等症，医治数日，反致面目发黄。遂送枧子沟医院治疗，诊为"急性黄疸型肝炎"。住院半月，病情缓解，然费用难继，提前出院。此后3年，间断服药，虽无大碍，缠绵难愈。来诊时，谓动辄汗出，汗黏色黄，染衣难褪，尤以腋下、裤裆为最。伴右胁隐痛，纳呆厌油，脘痞不舒，口苦口腻，渴不多饮，小便短黄，苔黄腻，脉弦数。此湿热中阻，熏蒸肝胆，胆汁外泄所致。治当清热除湿，利胆退黄。用三仁汤合茵陈蒿汤加减。

处方：杏仁10g，薏苡仁30g，白豆蔻10g，半夏15g，厚朴15g，滑石30g，栀子15g，黄连15g，茵陈30g，木通15g，香附15g，郁金15g。水煎温服。

3剂后，汗出大减，黄色转淡，痞消纳增，小便清利，大便成形。又3剂，汗止，诸症均除。乃拟香砂六君子汤扶脾善后。

按：患者身患黄疸，未愈出院，后虽间断服药，湿热未除，蕴积中焦，郁而不达，脾胃运化失常，肝胆疏泄受阻。胆汁不循常道，上溢于胃，则口苦；浸渍肌肤，汗出色黄。而肝之经脉，绕前阴，行腋下，故腋下、裤裆之汗，其色最黄；肝郁气滞，则右胁隐痛；脾失健运，则纳呆厌油、脘痞不舒；湿注大肠，则大便稀溏；口腻，苔黄腻，脉弦数，亦为湿热内阻之象。故以清热除湿，利胆退黄之法治之。方用三仁汤宣三焦气机，利三焦湿热；合茵陈蒿汤，利胆退黄。缘其大便稀溏，故以黄连易大黄，清热燥湿，且可止泻；加入香附、郁金，疏肝解郁，而止胁痛。服后湿热消除，肝郁疏解，汗止尿清，大便成形，乃拟香砂六君子汤扶脾善后。

四十三、不寐六例

例一：遗精致不寐

不寐病因甚多，或思虑劳倦，内伤心脾；或阳不入阴，心肾不交；或阴虚火旺，肝阳扰动；或心胆气虚，心神不宁；或胃中不和，气机逆乱，均可导致不寐。曾治一中年男子，不寐三年，屡治不愈，细询，知为梦遗所困。经滋肾填精，而获治愈，录供参考。

段君孝辉，年近不惑，住华蓥市高兴镇。

患不寐3年，需服安眠西药，方能浅睡二三小时，以致白昼头目眩晕，倦怠乏力，心慌气短。求医3年，殊无良效，信心丧失，情绪悲观，常备艾司唑仑，夜辄服之。近日倍量，亦难交睫。其妻周某，胃痛多年，经余治疗，逾月未发，乃促段君，求余一试。遂于2003年7月4日，来就余诊。

切脉细数，重按无力；舌瘦红，苔薄白。细询之，除上症外，虽短暂入睡，梦交遗精，或数日一遗，或夜遗无缺，更有甚者，昼见美女，精液亦出。伴腰膝酸痛，阳痿不振。年余未行夫妻之事。《灵枢·邪客》曰："心者，五脏六腑之大主也，精神之所舍也。"见美而心动，心动则神摇，神摇则精泄。频频梦遗，精血匮乏，心无所养，神不守舍，因而夜不能寐。治当补肾止遗，养心安神。方用参芪地黄汤合封髓丹加减。

处方：熟地黄20g，怀山药15g，山茱萸15g，茯苓15g，枸杞子15g，巴戟天12g，杜仲15g，怀牛膝15g，黄芪24g，党参12g，当归12g，炒酸枣仁15g，柏子仁15g，黄精12g，远志10g，龙牡各30g，盐黄柏12g，砂仁10g，莲子15g，炙甘草6g。2剂，水煎温服。

二诊（7月11日）：服上方2剂，腰痛、心慌、短气均有缓解，每晚服艾司唑仑减为1片，亦能入睡4小时，心情舒畅。唯夜卧多梦，时有梦遗。守前法，加减续进。

处方：炒酸枣仁15g，柏子仁15g，熟地黄20g，怀山药15g，山茱萸15g，枸杞子15g，巴戟天12g，杜仲15g，芡实15g，莲子15g，黄芪24g，党参15g，茯苓15g，当归12g，黄精12g，远志10g，龙眼肉12g，生龙牡各30g，盐黄柏12g，砂仁10g，炙甘草6g。3剂，水煎温服。

三诊（7月18日）：已数晚未服艾司唑仑，亦能较快入眠。近几日，仍有两次梦遗，伴阳痿，腰膝酸软。舌红苔薄白，脉沉细无力。继续补肾，固精止遗。上方稍作调整再进。

处方：二地各15g，山茱萸15g，怀山药15g，枸杞子15g，黄柏12g，茯苓15g，杜仲15g，仙茅12g，淫羊藿15g，菟丝子15g，沙苑子12g，芡实15g，龙牡各30g，红参12g（另煎兑服）。3剂，水煎温服。并嘱清心寡欲，暂远房帷，方易治愈。

后守方，续服 18 剂，顽疾终愈。

按： 宁嵩生《医林选青·症治补遗·不寐》有"不寐一症，多由精血亏损，无以养心，心虚则神不守舍，故令人不寐"之论。本例患者，频频遗精，腰膝酸痛，阳事痿疲，此肾虚明矣。遗精频仍，精血大亏，心血虚乏，心神失养，入眠遂难；且阴精亏损，相火偏旺，水火不济，心肾不交，亦难入寐。故以填精止遗，养血安神之法治之。俾心血渐旺，肾水渐充，相火得制，自能入寐矣。方用熟地黄、山药、山茱萸、枸杞子、黄精，滋阴补肾，肾水充盈，上可济心火，以安心神，下可纳相火，以归肾窟；杜仲、巴戟天、怀牛膝，补肾强腰，而治腰膝酸痛；党参、黄芪、当归，益气补血，以养心神；炒酸枣仁、柏子仁、远志，交通心肾，养心安眠；龙骨、牡蛎，镇静安神，涩精止遗；黄柏、砂仁、炙甘草，为古方封髓丹，专治相火妄动，夜梦遗精；莲子不但益肾涩精，养心安神，且"为交媾水火之专药"（《徐大椿医书全集·药性切要》）；后又加入固精丸，以增固肾涩精之力。如此精血得补，遗漏得固，心神得养，诸症遂愈。

例二：遗精致不寐

唐敦福，年三十五，亦为梦遗而致不寐。病将半年，间断服药，多无效应，1993 年 1 月 12 日，来就余诊。

自述入眠困难，偶得短睡，即梦交合，精泄而寤，以致头昏目眩，腰酸背痛，倦怠乏力，夜辄发热，纳少难化，噫气频来，咽部作胀，痰黏难咳，小便清利，大便偶夹白色黏液。舌淡暗，苔白稍厚，脉细缓。此相火妄动，心肾不交。治遗为急，略兼安神。用二加龙牡汤合封髓丹加减。

处方：桂枝 15g，白芍 15g，生龙牡各 30g，附片 10g（先煎），白薇 15g，砂仁 10g，黄柏 15g，炙甘草 6g，茯神 15g，远志 10g，泽泻 15g，莲子 15g，首乌藤 30g，大枣 3 枚，生姜 10g。水煎温服。

二诊（1 月 13 日）：患者前服诸方，皆乏疗效，仍疑此方疗效，乃试服 1 剂，当晚未曾梦遗，且能入睡约 1 小时，晨起精神稍佳。唯黎明之前，背仍发热，纳食仍少，食亦难化，视物模糊，阴汗黏裤。苔转薄白，脉象弦缓。原方既效，加减再进。

处方：桂枝 15g，白芍 15g，龙牡各 30g，附片 10g（先煎），白薇

15g，黄柏15g，砂仁10g，莲子15g，茯神20g，炒酸枣仁15g，远志10g，楂曲各20g，炙甘草6g，大枣10g，生姜10g，首乌藤30g。2剂，水煎温服。

三诊（1月15日）：服上方2剂，昨晚入眠较快，睡逾3个小时，且喜梦少，未再遗精，精神转佳，阴汗亦少，纳谷有增，视物清晰。昨晚微见头晕，右手麻木，舌淡苔白腻，脉细缓。再宗前法。

处方：桂枝15g，白芍15g，龙牡各30g，附片10g（先煎），莲子15g，远志10g，茯神15g，炒酸枣仁15g，砂仁10g，黄柏15g，怀山药20g，大枣10g，生姜10g，炙甘草6g，首乌藤30g。2剂，水煎温服。

四诊（1月18日）：服上方后，入睡较快，夜半易醒，醒后入睡稍慢，夜梦已少，未再遗精，头稍昏胀，腰酸乏力。舌苔白厚，脉细缓。再除湿补肾安眠。

处方：桂枝15g，白芍15g，龙牡各30g，芡实15g，黄柏15g，砂仁10g，滑石20g，远志10g，茯神15g，肉桂6g，川连15g，炒酸枣仁15g，沙苑蒺藜15g，炙甘草6g，大枣10g，生姜。4剂，水煎温服。

此后睡眠甚佳，未再梦遗。

按：此亦因梦遗而致阴阳两虚，心肾不交，心神失养，神不守舍，夜辄失眠。养阴温阳，涩精止遗，俾心肾交通，方可眠安。二加龙牡汤，为治男子失精、女子梦交之效方。因无虚热汗出，故不去桂枝。方中桂枝汤调和营卫；龙、牡摄阴潜阳；附片温补肾阳；白薇养阴除热。封髓丹中，黄柏清泻肾火而保肾水；甘草味甘，能"调和上下，又能伏火，真火伏藏，则人身之根蒂永固，故曰封髓"（《医理真传·卷二》），二药合用，甘苦化阴。砂仁行下焦气滞，治"肾虚气不归元"（《本草分经·脾》）；加入莲子，益肾涩精，清心安神，心清方能寡欲，神安则能入寐；远志交通心肾；茯神、首乌藤，宁心安神。此后随症加减，服药9剂，而获治愈。

例三：郁热不寐

周君世妙，年三十五，赛龙人。1990年8月24日初诊。

感冒愈后，夜难入眠，曾服安定，效亦不佳。来诊时，病逾一周。询知，入眠困难，心烦懊恼，难以平静。时而直躺，时而横卧，时睡凉榻，时移院坝，辗转不停，黎明将至，浅睡片时，甚或夜不交睫，毫无睡意。白昼则头昏脑涨，倦怠乏力，伴口苦微渴，便结尿黄，手足心热，欲浸水中。舌红苔薄黄，切脉沉弦而数。此虚烦，治当清宣郁热，交通心肾。方用栀子豉汤合交泰丸加味。

处方：栀子 15g，淡豆豉 12g，川黄连 15g，肉桂 4g，茯神 15g，远志 10g，竹叶 12g，首乌藤 30g。

服 1 剂即能入睡 4～5 小时；续进 2 剂，睡眠复常。

按：《伤寒论》76 条曰："发汗、吐、下后，虚烦不得眠；若剧者，必反复颠倒，心中懊恼，栀子豉汤主之。"周君感冒，虽经发汗，余热未清，留扰胸中，以致心神不宁，懊恼不安。拟用栀豉汤合交泰丸治之，方中栀子、黄连，清心泻火；豆豉色黑像肾，引肾水上交于心；少量肉桂，导心火下交于肾，心肾相交，遂能成寐；再加茯神宁心安神；远志安神益志；首乌藤养心安神；竹叶助栀、连清热除烦，并能导热自小便而出。药仅 8 味，共收清热除烦、宁心安神之效。

例四：痰热扰心不寐

郑君守益，年甫四旬，罗渡人。1991 年 8 月 11 日来诊。

咳嗽愈后，又致失眠。时近黄昏，目不欲睁，洗漱上床，睡意顿无。辗转多时，似睡非睡，梦绕纷纭；或午夜醒来，再睡颇难。伴头重目眩，心烦口苦，泛恶呕涎，纳呆厌油，胸闷咳痰，精神不振。舌红苔淡黄厚腻，脉滑数。此咳嗽虽愈，痰热未清，上扰心神，以致不寐。治当清热化痰，和胃安神。用黄连温胆汤加减。

处方：半夏 15g，茯苓 15g，陈皮 15g，枳壳 15g，竹茹 12g，黄连 15g，肉桂 3g，龙牡各 30g，首乌藤 30g，甘草 6g。2 剂，水煎温服。

二诊（8 月 14 日）：服上方 2 剂，睡眠正常。昨日冒风，咳嗽又作，咽喉干痒，流涕痰稀，舌淡红，苔薄白，脉浮缓。上方合杏苏散加减再进。

处方：苏叶 15g，杏仁 15g，桔梗 15g，枳壳 15g，半夏 15g，茯苓 15g，前胡 15g，百部 15g，竹黄 15g，僵蚕 15g，甘草 6g。2 剂，水煎温服。

数日后，其妻咳嗽来诊，谓郑君咳止眠佳。

按：咳嗽虽止，痰湿未尽，郁而化热，上扰心神，则心烦不寐；痰湿中阻，气机不降，故胸闷纳呆、泛恶呕涎；清阳被蒙，故头重目眩；苔淡黄厚腻、脉滑数，均为痰热内阻之象。故当清热化痰，和胃安神。方中半夏、陈皮、枳壳、竹茹，理气化痰，和胃降逆；且半夏善治"目不得瞑"（《本草纲目》）；竹茹"除胃烦不眠"（《本草述》）；黄连清心降火，与肉桂合用，交通心肾；茯苓宁心安神；龙、牡镇心安神；首乌藤养心安神；甘草调和诸药。全方共收理气化痰、宁心安眠之效。

例五：惊恐不寐

雷妇清兰，年四十五，临溪人。1992 年 12 月 17 日来诊。

素禀不坚，体态羸弱。近又连发事端，先与邻人交恶，后遇车祸脱险。死里逃生，惊魂难定，终日心神不宁，精神不振。独处则恐惧万分，闻响则胆战心惊。彻夜不眠，掌灯待旦；或蒙眬入睡，则噩梦惊醒。胸中憋闷，频频欠伸。舌红苔薄白，脉弦缓。

经曰："怒则气上，喜则气缓，悲则气消，恐则气下，惊则气乱……"患者交恶邻人，是怒气上升。后遇车祸，突受惊恐，气乱而下，以致脏腑功能失调。盖心为君主之官，主宰神明，为五脏六腑之大主。若心主受伤，则十二官悉受影响。肾主藏精，在志为恐。肾精亏虚者，猝受惊恐，气陷于下，则心肾不交，岂能入睡？故当益气养血，安神定志。用补中益气汤合归脾汤加味。

处方：黄芪 30g，党参 15g，柴胡 10g，升麻 10g，当归 15g，白术 15g，陈皮 15g，远志 10g，酸枣仁 15g，茯神 15g，龙牡各 30g，甘草 6g，首乌藤 30g，琥珀 6g（研末兑服）。2 剂，水煎温服。

1993 年 1 月 13 日，雷妇带其老母来诊，告谓：老师药方，一服当晚入睡，胆气亦增，心情畅矣。

按：陷者举之，故用补中益气汤，升举下陷之气；又以归脾汤，健脾而资气血之源，养心而安受惊之魂；加龙骨、牡蛎、琥珀，重镇之品，安五脏，定魂魄；首乌藤，养心安神。服后气血渐旺，神安魄定，自然睡眠恢复，心情亦畅。

例六：不寐兼口疮

唐翁云祥，年甫花甲。1997 年 9 月 22 日来诊。

通宵不眠，已有八夜；或将入寐，噩梦惊扰，醒后心悸，烦闷懊侬，致白日头昏脑涨，周身疲乏。又口舌生疮，泛恶纳差，口渴饮多，溺黄便结。舌红苔黄，脉沉数。此胆胃不和，心火偏亢所致。当和胃利胆，清心导热。用黄连温胆汤合导赤散加减。

处方：黄连 12g，半夏 15g，茯苓 15g，陈皮 15g，竹茹 10g，枳壳 15g，生地黄 15g，淡竹叶 12g，木通 10g，麦冬 15g，栀子 15g，豆豉 15g，玄参 15g，甘草 6g。水煎温服。

二诊（9月24日）：服上方1剂，当晚即入梦乡，大便转软，小便微黄，心烦懊憹、泛恶口渴，均得消除。惟头额微昏，口疮疼痛，虽纳谷知味，仍影响进食。舌红苔薄黄，脉弦有力。心火未降，用导赤散加连、柏，清热养阴，导热下行。

处方：生地黄 15g，淡竹叶 12g，木通 15g，黄柏 15g，川连 15g，甘草 6g。水煎温服。

三诊（9月25日）：昨方服后，口疮未愈，且有加重之势，改用甘草泻心汤加减。

处方：党参 15g，半夏 15g，川连 15g，黄芩 15g，干姜 15g，蒲黄 15g，肉桂 3g，细辛 3g，生、炙甘草各 6g，大枣 10g。水煎温服。

1剂疼痛大减，再剂口疮痊愈。

按：患者入寐困难，噩梦惊醒，醒后心悸，烦闷懊憹。此胆为邪扰，失其宁静所致。连夜不眠，气血难复，故白日头昏脑涨、周身疲乏。胆胃不和，故泛恶纳差、口渴饮多。又因心火偏亢，故口舌生疮、溺黄便结。舌红苔黄，亦为热象。故当和胃利胆，清心导热。方中半夏，燥湿化痰，和胃降逆，而止泛恶；竹茹清热除烦，并协半夏和胃降逆；陈皮、茯苓，理气化痰；茯苓更健脾渗湿，以杜生痰之源；生地黄、麦冬、玄参，滋阴降火，润肠通便；木通利尿导热；栀子、豆豉、淡竹叶，清心除烦，宣胸中郁热；甘草调和诸药。服后胃和胆宁，热退神安，因入梦乡。后按脾胃虚弱，寒热交错，用甘草泻心汤加味，愈其口疮。

四十四、精神异常四例

例一：五志过极精神恍惚

邓妇绍玉，年五十二。1991年2月26日，夫伴来诊。

181

来诊时沉默寡言。其夫代述：数日前，与邻妇怒骂，半日不绝。邻妇恶语伤人，内子闻而晕眩，站立不稳。子女急扶归家，嗣后精神恍惚，时清时昧，或妄见鬼神，或胡言乱语，或呆无表情。目赤音嘶，夜不成寐，房中徘徊，通宵达旦。

余询他症。伊对曰：头目眩晕，胸中烦闷，不欲饮食。切脉弦长而硬，舌红苔粗白。此怒则气上，五志过极，痰火上升，心神被扰所致。宜疏肝理气，重镇安神。用柴胡加龙骨牡蛎汤加减。

处方：柴胡 20g，半夏 15g，黄芩 12g，桂枝 12g，龙骨 30g，牡蛎 30g，茯苓 12g，白芍 15g，枳壳 15g，香附 15g，郁金 15g，远志 10g，琥珀 8g（研末兑服），石菖蒲 10g。水煎温服。

二诊（3月1日）：上方服后，神志已清，心情已畅，声音亦出，夜寐已稳，且能滔滔述病：唯觉头昏，纳差乏味。观其精神转佳，目赤消退，舌红苔薄白，脉弦缓。唯纳谷未馨。是脾虚未复，拟柴芍六君子汤加减疏肝健脾，以善其后。并劝其亲仁善邻，和睦相处。

处方：柴胡 15g，白芍 15g，党参 15g，白术 15g，茯苓 15g，陈皮 15g，半夏 15g，香附 15g，楂曲各 20g，甘草 6g。水煎温服。

此方服后，神志复常。

按：与人对骂，怒则气上。五志过极，痰火上升，扰乱神明，以致精神恍惚，时清时昧。神魂被扰，故夜不成寐。肝火上升，则眩晕目赤。肝郁气滞，则胸闷纳呆。治当疏肝理气，重镇安神。方用小柴胡汤去甘草，以调和肝胆；合白芍、枳壳、香附、郁金，又疏肝解郁；桂枝善平上逆之气；龙骨、牡蛎、琥珀，平肝潜阳，重镇安神；茯苓健脾渗湿，宁心安神，与半夏合用，又能豁痰；远志、石菖蒲，宣通心气，通窍逐痰。诸药合用，郁解气畅，痰祛神清，情志自可复常。

例二：癫狂

段金祐，女，年十五。1998 年 12 月 15 日来诊。

1996 年 5 月，毁坏公物，被老师批评。回家之后，突然精神失常，狂躁不安，骂詈号叫，语言错乱，哭笑无常，毁物打人，夜歌不寐。家人急送医院治疗，病情有所好转，即带药回家，继续治疗。此后虽未打人毁物，却常痴呆傻笑，或无故啼哭。其母闻余医名，乃于 1998 年 12 月 15 日，带女来诊。

观段女呆坐不语，面白无华，表情淡漠，目光呆滞。询之，则谓：昼夜耳鸣，或如流水声响，或觉有人呼叫，或偶见奇景异物，口臭干哕，大便干结。舌淡胖，苔薄白，脉沉缓。其母又谓：小女或语无伦次，或喃喃自语，秽洁不分，饮食减少，眠少醒多，甚或噩梦惊起。月经尚未初潮。综合脉症，属痰气郁结，蒙蔽心窍。治当解郁散结，化痰醒神。用柴胡加龙牡汤合导痰汤加减。

处方：柴胡15g，半夏15g，黄芩15g，党参15g，桂枝15g，龙牡各30g，大黄10g（后下），茯苓20g，枳壳10g，竹黄10g，酸枣仁（炒）10g，柏子仁10g，胆南星15g，郁金15g，香附10g，石菖蒲10g，远志10g，甘草6g。2剂，水煎温服。

二诊（11月20日）：服上方2剂，睡眠转佳，耳鸣、幻听幻视减少，大便正常，舌苔薄白，脉象弦缓。上方加减续进。

处方：柴胡15g，半夏15g，黄芩12g，桂枝15g，茯苓15g，生龙牡各30g，丹参15g，酸枣仁（炒）15g，柏子仁15g，广郁金15g，石菖蒲15g，竹茹10g，党参15g，枳壳15g，大枣10g，生姜10g，甘草6g。2剂，水煎温服。

三诊（11月27日）：服上方2剂，上床即可入寐，午夜小解后，入睡亦快，偶见无故傻笑，纳谷增多。舌淡苔薄白，脉弦沉缓。上方加入礞石滚痰丸，暂去柴胡汤。

处方：姜半夏15g，茯苓15g，陈皮15g，枳壳15g，竹茹10g，柏子仁15g，生龙牡各30g，远志肉10g，党参15g，大黄10g（后下），黄芩15g，礞石（煅）15g，大枣10g，郁金15g，丹参15g，沉香3g，甘草6g。2剂，水煎温服。

四诊（1999年1月2日）：服上方2剂，神志基本正常。停药月余，睡眠又差，午夜前难于入寐，午夜后虽能入眠，仍多梦呓，时而无故悲啼，或呆坐走神，时觉腹胀。舌淡苔薄白，脉弦细。一诊方加减续进。

处方：柴胡15g，半夏15g，黄芩15g，党参15g，礞石（煅）15g，大黄10g（后下），酸枣仁（炒）15g，柏子仁15g，茯苓15g，陈皮15g，丹参15g，石菖蒲15g，郁金15g，竹茹10g，香附15g，龙牡各30g，当归15g，琥珀8g（研末兑服），沉香3g，甘草6g。水煎温服。

此后病情减轻，睡眠转佳，守方续进。盛夏六月，遇其母云：前药服至二月下旬，计服 13 剂，除言语较少，偶尔发呆外，其余均佳。

按： 此病初狂后癫，缘于情志郁结。个别学生，喜扬恶抑，一见批评，心情抵触。遂致肝郁不疏，气郁化火，灼津成痰，痰火上扰，神明不安，甚而狂躁，骂詈号叫，语言错乱，哭笑无常，毁物打人，夜歌不寐。医院治后，肝火虽降，肝郁未舒，痰气仍结，蒙塞心窍，因见表情淡漠、寡言少语、幻听幻视。历时日久，正虚痰固，气滞血瘀，故缠绵难愈。初以柴胡加龙牡汤合导痰汤，疏肝解郁，镇惊化痰，以冀窍开神醒。柴胡加龙牡汤治疗癫痫发狂，国内早有报道，因袭用之；加入导痰汤，以增燥湿化痰，行气开郁之力。方中小柴胡汤扶正祛邪，调畅肝胆；桂枝既"善抑肝木之盛，使不横恣……又善理肝木之郁，使之条达"（《医学衷中参西录·桂枝解》），用于方中，两相适宜；龙、牡摄纳浮阳，豁痰镇惊；大黄既活血化瘀，又导痰瘀下行；茯苓健脾化痰；胆南星、竹黄，豁痰定惊；酸枣仁、柏子仁，补肝养心，安神助眠；石菖蒲、远志，豁痰开窍，益智醒神；香附、郁金、枳壳，行气解郁。全方服后，痰除气畅，心神得安，睡眠转佳，耳鸣、幻觉亦减。三诊时无故傻笑，是痰火迷心，暂去小柴胡汤，加入礞石滚痰丸，以逐迷窍老痰。服后顽痰驱逐，心窍开启，而神志得清。停药月余，病有复发之兆，仍将一诊方加入礞石等品，守方续进，基本治愈。

例三：梦游症

莫君清和，年甫不惑，赛龙人。2001 年 3 月 30 日来诊。

2 年前，偶现夜间恍惚起床，屋内行走，未予治疗。迩来夜辄频频独起，或室内搬动什物，或扫地洗菜，或走出户外，后又归床入睡。次日问之，概不知晓。昨又夜半起床，生火做饭，惊醒其妻，大声呼之，莫君方醒。今由妻陪，来就余诊。

见其面黄目赤，准头色红，精神不振。询之，除上述症状外，尚觉头昏额胀，纳差脘闷，心烦口苦，腰膝酸软，咳痰量多，小便短黄，大便干结，张口秽臭。舌尖边红，苔薄黄而腻，脉弦稍数。其妻并告：莫君嗜酒多年，醉骂家人。乃知痰热内阻，蒙蔽灵窍，神魂迷乱，因致梦游。治宜清热化痰，养心开窍。方以黄连温胆汤、酸枣仁汤合法加减。

处方：茯苓 15g，半夏 15g，陈皮 15g，枳壳 12g，竹茹 10g，栀子 12g，豆豉 12g，酸枣仁（炒）15g，川芎 10g，柏子仁 15g，龙骨 30g，柴胡 15g，桃仁 15g，石菖蒲 15g，甘草 6g，琥珀 6g（研末兑服），茯神 15g，黄连 12g。水煎温服。

患者持方而回。春节回乡，途遇莫君。喜曰："老师药方，连进 10 剂，再未梦游矣。"

按：梦游症较为少见。是症也，夜梦而起，或室内、房外走动，或做家务，或搬家具，经十余分钟，多则半小时，返床复睡。次日醒来，昨晚之事，概无记忆。此症多因痰湿蒙蔽灵窍，神魂迷乱；或心血不足，心神失养，神不守舍，魂无依附所致。本例患者，见心烦口苦，小便短黄，张口秽臭，舌尖边红，苔薄黄而腻。乃按痰火扰心论治，用黄连温胆汤清热化痰；酸枣仁汤配栀、豉，养血安神，清热除烦；龙骨"养精神，定魂魄，安五脏，逐邪气，安心神"（《东医宝鉴·汤液篇·卷一》）；菖蒲"开心孔，通九窍"（《神农本草经》）；桃仁活血，祛痰润肠；柴胡升发阳气。诸药协同，共收祛痰开窍、养心安神之效。

例四：郁病（抑郁症）

吕珊珊，女，年十九，岳池县城人，南充某校学生。

吕女性格内向，呐口寡言，常闭户独处，畏见他人，虽父母亦避之。父母问话或多，泪水即出。常无故悲伤啼哭，失眠多梦，精神不振，时有恍惚，头晕脑涨，记忆减退，反应迟钝。今年暑假，父母带至南充、重庆医院检查，均诊为"抑郁症"。服药乏效，近辄密室独处，暗自悲哭。伴食欲不振，饮食日减，以致形体消瘦。校方惧担风险，联系家长，劝其休学治疗。吕家仅此一女，父母日忙生意，唯恐女儿回家，无人陪伴，独处家中，病或加重。央求老师，暂留住校，并请老师宽待其女，周末接回家中，再请中医治疗。老师只得允诺。2017 年 11 月 1 日，吕母接女回家，陪同来诊。

询之，除上述症外，尚有频频欠伸、太息，胸闷胁胀。切脉弦缓，舌淡红，苔薄白。此郁证也，乃肺虚肝郁，心神不宁所致。治当养心宁神，疏肝解郁。用甘麦大枣汤合四逆散加减。

处方：炙甘草 15g，大枣 15g，小麦 30g，当归 15g，白芍 15g，柴胡

12g，香附 15g，郁金 15g，五味子 10g，酸枣仁（炒）15g，首乌藤 30g，茯苓 15g。2 剂，水煎温服，2 日 1 剂。

在家服完 1 剂，第二剂煎取药汁，带回学校，再服 2 天。

二诊（11 月 11 日）：诸症如故，时有惊恐，入眠困难，课后仍然独处，背地无故啼哭，口苦纳差，小便短赤。舌淡红苔薄黄，脉象细数。仍当养心宁神，滋阴益肺，疏肝解郁。唯其口苦、尿短赤、脉细数，系因"郁则气滞，气滞久则必化热"（《临证指南医案·郁》华岫云语）。故于上方再入百合地黄汤，以增清热养阴之力；并入重镇安神之品，以除惊恐。

处方：小麦 30g，大枣 15g，百合 20g，生地黄 15g，龙骨 30g，牡蛎 30g，赭石 30g，郁金 15g，香附 15g，柴胡 12g，白芍 15g，当归 15g，茯苓 15g，甘草 10g。2 剂，水煎温服。

三诊（11 月 18 日）：上方服后，口苦去，尿转清，郁热除。然仍无故悲伤啼哭，头晕胁胀，善太息，睡眠少。舌淡红苔薄白，脉象弦缓。是肝郁未解，脏躁未除。用逍遥散合甘麦大枣汤，疏肝解郁，养心宁神；再入百合鸡子黄汤，养阴润肺，补虚安中。

处方：柴胡 15g，白芍 15g，赤芍 12g，当归 15g，白术 15g，茯苓 15g，薄荷 3g，香附 15g，郁金 15g，小麦 30g，大枣 15g，甘草 10g，龙骨 30g，牡蛎 30g，百合 20g，鸡子黄 1 个（兑服）。2 剂，水煎温服。

四诊（11 月 25 日）：悲伤啼哭有减，饮食亦增，睡眠稍好，太息已少。唯欠伸仍多，反应迟钝。舌淡红苔薄白，脉沉缓。三诊方加减再进。

处方：柴胡 12g，白芍 15g，当归 15g，白术 15g，茯苓 15g，郁金 15g，合欢皮 30g，半夏 12g，龙牡各 30g，百合 20g，鸡子黄 1 个（兑服），小麦 30g，大枣 12g，甘草 10g。2 剂，水煎温服。

五诊（12 月 2 日）：本周未再无故悲啼，心情较前开朗，能主动与同学接触交谈，未再欠伸。舌淡红苔薄白，脉象沉弦而缓。守上方，鸡子黄每服兑入 1 枚，续进 2 剂。

六诊（12 月 9 日）：本周曾出现短暂欲哭，瞬间自我控制，性情较前开朗，来诊语言增多。脉沉弦，舌红苔白。续进四诊方 2 剂。

其后于 12 月 16 日，又配此方 2 剂，送去学校老师代煎。此后停药。

2018 年 5 月 28 日，吕母专来相告：小女之病，先生愈后，一改旧习，精神振作，与人交往，喜笑颜开，成绩上升，判若两人。

按： 郁病多因情志不遂，肝气郁结，渐致五脏气机不和，发为本病。盖心气耗伤，营血暗亏，不能奉养心神，故见失眠多梦、精神不振、时有恍惚、记忆减退、反应迟钝等症。悲为肺之志，心肺气虚，则无故悲伤啼哭。肝气不舒，则胸闷胁胀、善太息；肝气犯胃，则食欲不振。初诊以养心宁神，疏肝解郁治之，用甘麦大枣汤合四逆散加减。方中炙甘草缓急生津；大枣补心健脾；小麦养心除烦，且疏肝郁；当归、白芍，养肝血而敛肝阴；柴胡、香附、郁金，疏肝气而解郁结；五味子味酸，入肝胆而助升发，肝气升而郁结可解；酸枣仁、首乌藤、茯苓，补肝养血，宁心安神。二诊口苦、尿短赤、脉细数，是郁久化热之征，故加百合地黄汤，以养阴清热；加龙牡、赭石，重镇安神以除惊恐。三诊肝郁未解，改用逍遥散疏肝解郁。郁热虽除，虚犹滋扰，故去生地黄而加鸡子黄，补虚安中，滋肾润肺。后按此方，少有加减，守方续进，服至年底，终获治愈。

四十五、脑鸣

苗青，女，年二十一。1994 年 1 月 21 日初诊。

秋收过劳，头脑轰鸣，耳亦鸣响，如有节拍，夜难入寐。服药数剂，脑鸣依旧，遂听之。苗有男友刘生，知其病情，即促来诊。

见伊亭亭玉立，面白少华。询之，除脑耳鸣响外，稍劳头昏，蹲后目眩，上坡心悸、短气，纳差乏味，四肢清冷，小腹坠胀。再询月经，谓："年十八，月汛始潮，尔后断续而至，量少色淡。"少停又谓："吾生而缺乳，长而缺食，自幼体弱。"舌淡红苔薄白，边有齿印，脉细缓。此心脾两虚，气血匮乏，不能上荣清窍，以致脑鸣。治当补益心脾，宁心安神。方用归脾汤合补中益气汤加减。

处方：黄芪 30g，党参 15g，当归 15g，白术 15g，茯苓 15g，炒酸枣仁 15g，远志 10g，龙眼肉 12g，柴胡 10g，升麻 10g，龙牡各 30g，炙甘草 6g，陈皮 15g，大枣 10g。水煎温服。

二诊（2 月 1 日）：上方连进 4 剂，脑鸣大减，夜能入睡，心悸、肢冷、腹坠均得缓解，纳食有增，睡眠转佳。舌苔薄白，脉浮缓。疗效既佳，续进 2 剂。

半月后经至，腹痛腰酸，来校求治。疏方后告："脑鸣已愈。"

按：《杂病源流犀烛·头痛》云："有头脑鸣响，状如虫蛀，名曰天蚁者，宜茶子末吹鼻。"脑鸣虚实皆有，虚证多因肾虚，或心脾两虚，致使脑髓失养；实证或因火郁，或因痰蒙，或因气滞血瘀，清窍被扰，而致脑鸣。本例患者自幼体虚，气血亏虚，上不能滋养清窍，故脑鸣昏眩；下不能灌输冲任，故初潮延迟，后间断而至，量少色淡。中气不足，故短气懒言、纳差乏味；气血不能奉养于心，而致心悸；小腹坠胀，则有中气下陷之兆；舌淡、脉细，亦为气血不足之征。故当补益心脾，升举阳气。拟用归脾汤合补中益气汤加减。方以四君子汤合黄芪，大补脾胃，而资气血生化之源；当归、龙眼肉、大枣，补血养心；酸枣仁、远志，宁心安神；龙、牡镇静安神；陈皮理气和胃，使方药补而不滞；柴胡、升麻，升阳举陷，引气血上达于脑。前后6剂，气血渐充，心宁神安，脑鸣遂除。

四十六、脾虚厌油

蒋妪良英，年甫五旬，渠河乡人。1999年4月6日来诊。

切脉沉缓，舌淡红，苔薄白。询其所苦，则曰：吾多年畏食油腻，食则脘胀，腹痛肠鸣，甚则痛引两胁，继而腹泻极臭，泻后胀消痛止。伴嗳腐纳呆，是以常年饭粝茹蔬，虽满桌鱼肉，从不伸筷。余再询之："平时消化可好？"答曰："纳食尚可，消化稍差。"此脾失健运所致。宜健中养脾。用六君子汤加味。

处方：党参15g，白术15g，茯苓15g，半夏15g，陈皮15g，山楂10g，怀山药20g，柴胡15g，白芍15g，厚朴15g，甘草6g。水煎温服。

4月20日来告：上方已服6剂，试服肥肉3片，脘腹虽不胀痛，然耐饿难饥。嘱再进4剂，脾胃遂健。

按：油腻之物，不易消化，入于肠胃，壅滞中焦，传化失常，故脘腹作胀，甚则痛引两胁，继而腹泻。泻后浊气排出，故胀消痛止。此皆脾虚胃弱，运化失健所致。方以六君子汤合山药，健脾益气；加山楂消食助运；厚朴温脾暖胃，下气除满；脾虚者，肝易乘之，故加柴胡、白芍，疏肝柔肝，防木克土。连进10剂，脾运恢复，肉食可消。

余高中时，每进肉食，夜卧寒战头痛，状如感冒。约一小时，转而发热。又约半小时，头身汗出，诸症即解，安然入睡。次日晨起，亦如常人。彼时正值灾荒年间，生活艰苦，一至二月，或可"牙祭"。当年食堂，采用陶罐蒸饭，每人一罐。牙祭之餐，将肉拌料，装入罐中，与米同蒸。油渍饭中，虽去肉食饭，夜亦寒战，如此 3 年。高中毕业，随父学医，因向家父谈及此事。父曰：此脾虚耳。拟异功散加山楂两许，二剂获愈。后食油腻，再未夜寒。

此亦脾虚，难消油腻所致。脾虚之人，肉食入胃，难以消化，壅滞伤胃。胃气既伤，正气随虚，卫外失固。时至夜半，阳虚阴盛，寒邪袭入，而致恶寒头痛。子时之后，阳气渐升，正气来复，故又身热汗出，诸症随解。正所谓"气实者，热也；气虚者，寒也"（《素问·刺志论》）。异功散加山楂，健脾益气，助运消食，故能获愈。

四十七、昏厥

刘翁朝正，年甫七旬，居邻我校。1995 年 5 月 27 日来诊。

迩来昏厥频发，或间月一现，或月发一二。病之将至，头晕目眩，不能站立，频频干哕，或吐涎沫，旋即昏仆。今日正午，病又突发，两子肩舆，飞驰来诊。

翁卧肩舆，面色苍白，四肢厥冷，头胸冷汗，喉中痰鸣，呼之不应，时有鼾声。切脉沉细欲绝，重按无力。乃刺人中、中冲（双）、足三里（双）；并温灸百会。数分钟后，翁启目而苏，低声谓曰："头晕脑涨，周身倦怠。"翁欲起坐，手撑头抬，晕不能起，且致干哕，又言"口苦"，言罢闭目。其子告谓："家父有喘咳宿疾，秋冬频发。"再切其脉，沉细应指，舌淡苔白。此昏厥也，年老气虚，痰浊素盛，痰逆蒙窍，乃致昏厥。先治其标，涤痰开窍，行气开郁。方用导痰汤合吴茱萸汤加减。

处方：半夏 15g，茯苓 15g，陈皮 15g，枳壳 15g，南星 15g，党参 15g，白术 15g，吴茱萸 6g，白豆蔻 10g，石菖蒲 12g，大枣 3 枚，生姜 10g。2 剂，水煎温服。

二诊（5 月 30 日）：连日头脑昏重，行走畏跌，面色萎黄，晨起睑浮，午后跗肿，四肢乏力，动辄心悸，畏寒肢冷，晨吐稀痰。舌淡苔白，脉沉细，重按无力。此脾肾阳虚，水饮上泛。当益气温阳，利水消肿。方用补中益气汤合真武汤。

处方：黄芪30g，党参15g，当归15g，白术15g，升麻10g，柴胡10g，附片10g（先煎），白芍15g，茯苓15g，陈皮15g，远志10g，炙甘草6g，生姜10g。水煎温服。

三诊（6月1日）：上方服后，头昏、心悸、心累，均得大减，咳痰亦少。唯四肢乏力，午后跗肿，纳谷乏味。舌淡苔白，脉沉缓细无力。上方加减续进。

处方：黄芪30g，党参15g，当归15g，白术15g，薏苡仁30g，附片10g（先煎），桂枝15g，泽泻15g，远志10g，砂仁10g，炙甘草6g，茯苓15g。水煎温服。

四诊（6月4日）：1周未见昏厥，纳谷知味，食量有增，面仍萎黄，下肢乏力，周身沉重，心悸，踝下微肿。舌淡苔薄白，脉沉细缓。此气血亏虚，湿阻下焦，予春泽汤加味。

处方：党参15g，黄芪20g，桂枝15g，白术15g，茯苓15g，猪苓15g，泽泻18g，大腹皮15g，薏苡仁30g，怀山药20g，当归15g，甘草6g。2剂，水煎温服。

此后浮肿消退，饮食增加，体渐康复。随访1年，未现昏厥。

按：喘咳日久，痰湿必盛。年届七旬，元气已亏，宗气消乏，痰浊乘虚上逆，蒙蔽清窍，以致昏迷；阳弱气虚，失于温煦，则四肢厥冷；阳不卫外，则汗出肤冷；痰浊壅滞，则喉中痰鸣，或吐涎沫；气虚痰阻，故醒后仍头晕脑涨，周身倦怠，不能站立，思睡干哕。治宜行气豁痰，益气温中。方中半夏、茯苓、陈皮、枳壳、南星，燥湿化痰，理气和中；党参、白术、茯苓、大枣，益气健脾；吴茱萸、生姜，温中散寒，并降痰湿；白豆蔻、菖蒲，化湿醒胃，开窍豁痰。二诊时痰浊虽减，水湿未除，阳气犹虚，故用补中益气汤合真武汤，益气补中，温阳利水。四诊面仍萎黄，身困乏力，心悸，踝下轻度浮肿，是气血未复，水湿未尽，乃用春泽汤加当归、黄芪、薏苡仁、山药，健脾利水，益气养血，而收全功。

四十八、血精

邓君全安，年四十五，临溪人。1998 年 7 月 3 日来诊。

脾肾素虚，纳运不健，劳则腰痛。前日上山挑煤，往返 60 余里，途中鼓劲，不觉身累，抵家释担，反觉精疲。其妻炒蛋置酒，慰劳夫君。几杯下肚，欲望顿生，微醺行房，入港瘘泄，竟为淡红精液。夫妻惊恐，久难入寐。次日求医，医不识证，未曾疏方，因来求诊。

观其面色萎黄，神疲不振。询知，昨晚交媾，泄精淡红，至今会阴、睾丸隐隐胀痛，头晕目眩，心悸气短，周身疲乏，腰膝酸软，阳痿不起，纳少难化，小便频多。舌淡苔薄白，脉细无力。此脾肾亏虚，气不摄血，血溢精室。治当补肾健脾，益气止血。用归脾汤合大补元煎加减。

处方：当归 15g，黄芪 30g，党参 15g，白术 15g，茯苓 15g，熟地黄 15g，山茱萸 15g，山药 20g，附片 10g（先煎），菟丝子 15g，阿胶 15g（烊化兑服），枸杞子 15g，盐杜仲 15g，仙鹤草 30g，甘草 6g。水煎温服。

二诊（7 月 28 日）：连进 5 剂，诸症消除，精神转佳，瘘起思欲，再次入房，已无血精，但房后仍全身酸软乏力，腰脊酸痛。舌淡苔白，脉沉细弱。此肾亏未复，气血未充，过早行房之故。用十全大补汤合大补元煎加减投之。

处方：黄芪 30g，红参 15g（另煎），白术 15g，茯苓 15g，川芎 15g，当归 15g，熟地黄 20g，肉桂 10g，鹿胶 15g（烊化兑服），怀山药 18g，枸杞子 15g，砂仁 10g，甘草 6g。水煎温服。并嘱守护精宫，少行房事。

患者后告，此方连进十余剂，不但气血健旺，阳痿亦愈。

按：脾肾素虚，又劳累耗气，以致气虚不能摄血，血遗精宫，交媾而出血精。脾虚食少，化源不足，故神疲不振，面色无华。肾虚失固，则阳痿早泄，小便频多。腰为肾之府，肾虚故腰脊酸痛。气虚下陷，故会阴、睾丸不适。舌淡，脉沉细无力，俱为脾肾亏虚之象。方中四君子汤合黄芪，益气健脾，以资气血生化之源；菟丝子、附片，补肾壮阳，封藏固精，温养宗筋；熟地黄、山茱萸、山药、枸杞子，滋阴益肾，养肝补脾，填精补髓；当归、阿胶、仙鹤草，止血养血；杜仲补肝肾，强腰脊。方药服后，血精遂止，精神转佳，然肾亏未复，气血未充，故二诊用十全大补汤合大补元煎，壮补气血阴阳。十余剂后，脾肾渐健，气血渐充，虚体复康。

四十九、消渴

雷君永乐，年五十三，华蓥市高兴人。

口渴频饮，饮不解渴，8磅水瓶，日饮3瓶。小便频多，饭后困倦，卧床即寐。视物模糊，已十余日。前医疏清热泻火、滋阴养液等剂乏效，遂忧之。后经友人指引，于1998年7月5日乘车来诊。

细询之，口渴饮多，饮不解渴，然喜热饮。切脉细缓，而无滑数之象；舌质亦淡，苔白根腻。此之口渴，非胃热津枯，阴虚火旺，实膀胱气化不利，津不上承所致。当温阳化气，引水上行。宜五苓散加味治之。

处方：桂枝10g，白术15g，茯苓10g，猪苓10g，泽泻20g，黄芪30g，山药15g，覆盆子15g，益智15g，桑螵蛸15g，蚕沙30g，黄连15g，干姜10g。2剂，水煎温服。

二诊（7月8日）：上方仅服1剂，口渴缓解，饮水减少。昨日感冒，头昏恶风，目胀眵多，舌淡苔白厚腻，脉浮缓。治宜疏风解表，化气利水。

处方：杭菊15g，防风15g，葛根30g，桑叶20g，桂枝10g，白术15g，茯苓10g，猪苓10g，泽泻15g，蚕沙30g，山药20g，益智15g。2剂，水煎温服。

三诊（7月12日）：感冒已愈，口渴大减，日饮减约七成，小便减少，但口臭，手指发胀。舌淡苔白润，脉沉缓。乃以一诊方加减续进。

处方：桂枝10g，白术15g，茯苓10g，猪苓10g，泽泻18g，蚕沙30g，葛根30g，黄芪30g，益智15g，桑螵蛸10g，覆盆子15g，黄连15g，干姜12g，山药20g。2剂，水煎温服。

四诊（7月16日）：口已不渴，尿趋正常。苔转薄白，脉沉而缓。疗效已显，嘱守上方，再服数剂，以资巩固。

按：《素问·经脉别论》曰："饮入于胃，游溢精气，上输于脾，脾气散精，上归于肺，通调水道，下输膀胱。水精四布，五经并行。"今脾虚湿困，无力"散精"于肺胃，所饮水液，直趋膀胱。膀胱因受水累，复因阳虚不能气化，唯成尿液，故饮不解渴、小便频多。治当温阳化气，引津上承。方中桂枝上温脾阳，助脾"散精"，下温膀胱，助其化气；猪苓、泽泻淡渗，"取其泻膀胱之邪气"（《本草纲目》）；茯苓、白术、黄芪、山药，健脾益气，复其"散精"之力；覆盆子、益智、桑螵蛸，暖肾缩尿；蚕沙善止消渴；黄连治消渴《外台》已有记载，虑其性寒伤胃，故配干姜制其寒性，并暖脾胃。服后脾复健运，膀胱气化，趋于正常，津气上承，口渴缓解。三诊时仍以一诊方为基础，稍作加减，守方数剂，而获治愈。

五十、老年痴呆

范翁家银，年六十有五，中和人氏。

3 年前，记忆速减，儿女名号，频频呼错，上街购物，付款辄多。迩来语言减少，孤僻离群，独自发呆。春节之后，竟不识路，独自出门，难寻归途。为防走失，或锁家中，或留守护。2001 年 7 月初，其子带至县城医院，多项检查，诊为"脑萎缩伴老年痴呆"。开药回家，药毕未效。乃于 9 月 25 日，子伴来诊。

观翁老态龙钟，神情呆滞，表情淡漠，坐凳诊脉，两目即闭，颇有睡意。询之，则睁目谓曰："眩晕耳鸣，倦怠乏力，坐则欲睡，脘闷纳呆，痰多而稀。"其子又谓："出门迷路，二便自遗，而不自知，或坐而打鼾，或喃喃自语，语无所指，词不达意，或无故骂人，或疑人加害。"舌淡胖，边有齿印，苔白薄腻，舌下青筋明显，脉数而促。此痰瘀闭窍，神明被阻所致。治当涤痰开窍，佐以活血祛瘀。用导痰汤合半夏白术天麻汤、四物汤加减。

处方：半夏 15g，茯苓 15g，陈皮 15g，南星 15g，远志 10g，石菖蒲 15g，天麻 15g，白术 15g，生龙牡各 30g，楂曲各 20g，当归 15g，白芍 15g，生地黄 15g，川芎 15g，丹参 15g，粉葛根 30g，广郁金 15g，甘草 6g。水煎温服。

二诊（9 月 29 日）：服前方 1 剂，纳谷有增，尿有知觉，痰涎减少，小便频多，不能稍忍，下肢仍觉乏力。舌淡胖，苔白有齿印，脉沉数。改用补肾填精、充髓养脑之法。

处方：熟地黄 20g，山茱萸 15g，怀山药 15g，茯苓 15g，菟丝子 15g，巴戟天 15g，桑螵蛸 15g，覆盆子 15g，益智 15g，金樱子 15g，肉桂 8g，当归 15g，白芍 15g，黄芪 30g，党参 15g，丹参 15g，补骨脂 15g，天麻 15g，桑寄生 15g，菟丝子 15g，半夏 15g，白术 15g，楂曲各 20g，甘草 6g。水煎温服。

三诊（10 月 8 日）：范翁子女，听信此病无药可愈，故每次诊后仅配 1 剂，无意深治。然服药数日，翁能如厕二便。子女见药生效，遂又来诊。

刻下欲便自知，二便如厕，小便亦能稍忍，唯下肢乏力，不愿久行。血压 146/100mmHg，舌淡胖，苔薄白，脉转沉缓。仍以补肾填精为主。

处方：熟地黄 20g，山茱萸 15g，怀山药 15g，茯苓 15g，丹参 15g，泽泻 15g，黄精 15g，肉桂 10g，当归 15g，白芍 15g，天麻 15g，桑寄生 15g，盐杜仲 15g，益智 15g，覆盆子 15g，桑螵蛸 12g，巴戟天 15g，双钩藤 15g，黄芪 30g，甘草 6g。水煎温服。

四诊（11 月 13 日）：昨日感冒，头昏痛，身酸楚，微恶寒，倦怠乏力，纳谷尚可。舌淡苔白，脉浮缓。上方暂停，先祛表邪。

处方：荆芥 15g，防风 15g，杭菊 15g，茯苓 15g，秦艽 15g，白芷 15g，羌活 15g，陈皮 15g，南沙参 15g，半夏 15g，甘草 6g。1 剂，水煎温服。取微汗，避风寒，禁油腻。表解后续服三诊方。

然儿女仅配 1 剂，遂又停药。

五诊（12 月 24 日）：停药月余，又见痴呆，但较前为轻，动辄心悸，倦怠乏力，胸中懊恼，小便偶有失禁，下肢浮肿，畏寒肢冷。舌淡胖，苔薄白润，脉沉细缓。此阳虚水泛，二便失司。当温阳利水，补肾缩尿。

处方：附片 15g（先煎），白芍 15g，白术 15g，茯苓 15g，生姜 20g，栀子 10g，豆豉 10g，桑螵蛸 15g，覆盆子 15g，党参 15g，石菖蒲 15g，山茱萸 15g，胆南星 15g，陈皮 15g，甘草 6g。2 剂，水煎温服。

六诊（2002 年 1 月 3 日）：服五诊方 2 剂，竟能独自来诊，并谓：能识往返路径。见翁精神较佳，下肢浮肿消退，询知小便增多，纳食尚可，欲便已有知觉，如厕而解，唯头昏不清。舌淡稍胖，苔薄白，脉沉细缓。诊毕，量翁血压 160/110mmHg。仍当益气健脾，涤痰补肾，酌加平肝祛风之品。

处方：附片 15g（先煎），白芍 15g，白术 15g，茯苓 15g，胆南星 15g，怀山药 15g，山茱萸 15g，党参 15g，桑寄生 15g，双钩藤 15g，明天麻 15g，泽泻 15g，菟丝子 15g，桑螵蛸 15g，枸杞子 15g，石菖蒲 15g，郁金 15g，甘草 6g，生姜 10。水煎温服。

此方共服 3 剂，病情好转，二便自知，间或上街购物。子女妥存处方，不时配服。

按： 老年痴呆，多与肾精亏虚，痰浊内盛，至为密切。盖脑为髓海，元神之府也。髓为肾精所化，肾精充足，则脑髓充盈；肾精亏虚，则髓海不满。人至老年，肾精已亏，脑失滋养，神明失用，渐致痴呆；加之脾失健运，痰湿内生，遏阻气机，清阳不升，浊阴不降；蒙蔽心窍，则神明模糊，神机失灵，意识障碍，智能异常，故痴呆患者常为老年人。

范翁痴呆，亦不外上述两端。肾司二便，肾亏失约，故二便失禁；倦怠、乏力、嗜睡、脘闷、纳呆、痰多等症，皆脾失健运，内生痰湿所致。故当补肾为主，然痰浊内盛，补难获效，又须先祛痰浊，开启心窍，再补肾精，方能见效。初诊用半夏、茯苓、陈皮、南星，燥湿祛痰，理气和中；菖蒲、远志、郁金，化痰开窍，益智醒神；天麻、龙骨、牡蛎，平肝息风，以治眩晕；当归、川芎、白芍、生地黄，养血荣肝。盖乙癸同源，肝血健旺，即能化精。丹参、葛根、川芎，活血祛瘀，"凡心有瘀血，亦令健忘"（《血症论·健忘》）。诸药合用，共收养血止眩、涤痰开窍之功。二诊时痰涎减少，乃改为补肾填精，缩尿止遗，兼补气血治之。至 10 月 8 日，虽仅服药 2 剂，二便已有知觉，且能如厕解便。除四诊感冒外，均守补肾为主，兼调心脾。补肾常用熟地黄、山茱萸、菟丝子、益智、桑螵蛸、枸杞子、巴戟天等；调理心脾用黄芪、党参、白术、茯苓、黄精、山药等，并随症酌加祛痰、化瘀之品。五诊时，下肢浮肿，畏寒肢冷，是阳虚水泛，改用温阳利水，兼补肾气。六诊肿消，复以补肾健脾收功。

五十一、乙型肝炎

刘某，男，年方及冠，渠河人。

查出乙肝大三阳，已逾3年，中西兼治，连续未断，年查2次，从未转阴。1998年7月1日，再经中和医院检查示：HBsAg（＋）、抗–HBs（－）、HBeAg（＋）、抗–HBe（－）、抗–HBc（＋），肝功正常。刘有女友，闻染"乙肝"，移情别恋。刘甚气馁，情绪消沉。父母见而心疼，虽气愤不已，仍苦口劝慰，并托人寻医。数日后，有人荐余为治。7月17日，来就余诊。

自述右胁隐痛，痞塞不舒，脘胀纳差，厌油泛恶，倦怠乏力，大便溏薄，小便短黄，白睛淡黄。舌淡稍胖，下有青筋，苔白腻，脉弦缓。此肝郁脾虚，湿浊内阻所致。治当疏肝健脾，燥湿化浊。用逍遥散加减。

处方：柴胡15g，赤芍15g，当归15g，白术15g，苍术15g，土茯苓30g，升麻15g，茵陈30g，郁金15g，香附15g，牡蛎30g，泽兰15g，佛手15g，山楂15g，甘草6g。2剂，水煎温服。

二诊（7月21日）：服上方2剂，右胁痞塞消除，然仍隐痛，动辄汗出，精神不振，小便短黄，便溏，日二三次，白睛淡黄。舌淡胖，苔白腻，脉弦缓。上方加入扶正之品再进。

处方：黄芪30g，黄精15g，肉桂10g，柴胡15g，白芍15g，茵陈30g，苍术15g，白术15g，山楂15g，茯苓15g，土茯苓30g，虎杖15g，泽兰15g，香附15g，当归15g，升麻15g，延胡索15g，甘草6g。2剂，水煎温服。

三诊（7月27日）：服上方2剂，胁痛缓解，精神稍振，纳谷有增，大便成形，小便转清。舌淡胖，苔薄白，脉缓。宗前法，稍作加减。

处方：黄芪30g，黄精15g，肉桂10g，虎杖15g，白术15g，淫羊藿15g，赤芍15g，广藿香15g，土茯苓20g，香附15g，茵陈20g，郁金15g，山楂15g，当归15g，白芍15g，升麻15g，甘草6g。2剂，水煎温服。

四诊（8月1日）：昨参球赛，身倦乏力，右胁又见胀痛，小便色黄，然纳谷未减，不厌油腻。舌淡苔白腻，脉弦滑。仍疏肝理气，益气健脾。

处方：柴胡15g，白芍15g，枳壳15g，香附15g，郁金15g，黄芩15g，丹参15g，砂仁15g，白术15g，茯苓15g，广藿香15g，牡蛎30g，青皮10g，佛手片15g，黄芪20g，薏苡仁30g，连翘15g，蒲公英30g。2剂，水煎温服。

为方便服药，且能坚持，又拟散剂一料。

处方：黄芪120g，党参60g，白术60g，山药60g，茯苓60g，白豆蔻 40g，楂曲各 80g，柴胡 60g，赤芍 60g，当归 60g，重楼 60g，土茯苓 120g，丹参 60g，香附 60g，郁金 60g，佛手片 60g，薏苡仁 120g，猪苓 60g，八月札 60g，共磨为细末，每日 3 次，每次 10g，开水调下。

五诊（10 月 1 日）：9 月下旬，服完散剂，自觉精神转佳，胁痛已除，饭量大增，然处方丢失，今来再抄原方，续配一料。

此料服至年底。1999 年 1 月 4 日，去中和医院检查，阳性三项，全部转阴。患者喜出望外，旋又生疑。又于 1 月 8 日，专去岳池县防疫站复查，亦均转阴。大喜过望，次日专来报喜，并求右胁微胀之方。切脉弦缓，舌苔薄白。乃拟推气散加香附予之。

处方：枳壳 15g，姜黄 15g，桂枝 15g，甘草 6g，香附 15g。2 剂，水煎温服。

五一假期，再次复查，三项指标，仍为阴性。

按： 乙型肝炎，属中医胁痛等病范畴，患者常见胁痛、脘腹作胀、倦怠乏力等症。刘生右胁隐痛，痞塞不舒，属肝郁气滞，血行不畅；倦怠乏力，脘胀纳差，兼厌油泛恶，大便溏薄，为脾气虚弱，失于健运所致；小便短黄，白睛淡黄，苔白腻，又为湿浊内盛之象。遂辨为肝郁脾虚，湿浊内阻之证。以疏肝健脾，燥湿化浊之法治之。初以逍遥散加减，方中柴胡、郁金、香附、佛手、牡蛎，疏肝解郁，行气止痛；白术、苍术、山楂，健脾燥湿，消食强胃；湿郁气滞日久，必有湿毒瘀血，故加土茯苓、升麻，除湿解毒，且土茯苓"能入络，搜剔湿热之蕴毒"（《本草正义》），升麻"主解百毒……辟瘟疫瘴气邪气"（《增广和剂局方药性总论》）。此病易于传染，虽非疫病，可加治疫之品，以解其毒。赤芍、当归、泽兰，活血散瘀；茵陈退湿郁之黄。后随症加减，至 8 月 1 日前，仅服药 6 剂，因感煎药、服药不便，难以长期坚持，求拟大方，研为细末，开水冲服。遂用四君子汤加黄芪、山药、薏苡仁，健脾益气，俾气血生化有源，并防木病犯土；山楂、神曲、白豆蔻，化湿行气，开胃消食；柴胡、香附、郁金、佛手、八月札，疏肝解郁，理气利胆；赤芍、当归、丹参，养血活血。重楼又名蚤休、七叶一枝花，善解疮痈蛇毒，用解乙肝病毒，亦颇有功。猪苓功擅利水渗湿，现代药理研究显示其有"保肝，抗乙肝作用"和"促进免疫"功能，因入方中试用。全方有益气扶脾，理气活血，化湿解毒之功。药研细末，效易发挥，少量续服，缓以图功，正气渐旺，病邪渐退，终致阳性转阴。

五十二、四例癌症的命运

例一：肺癌守方获愈

唐妪远秀，年八十六，住岳池东门外。

咳嗽胸痛，痰中带血，久治不愈，渐致颈、腋核起如李，硬而疼痛。遂于 2015 年 5 月中旬，入某院诊治。经 CT 检查，诊为肺癌（右肺中叶）并淋巴转移。收入住院，除输液服药外，再行放疗。1 疗程后，妪体不支，遂断续放疗。至 9 月 21 日，CT 复查，肺部病灶无明显变化。后仍间断放疗，并兼用靶向药物治疗。12 月 28 日再次 CT 复查，影像所见：①肺恶性肿瘤复查，对比 2015 年 9 月 21 日 CT 片，右肺中上叶斑片、结节影变化不明显，右侧胸腔少量积液同前；②慢性支气管炎，肺气肿；③心脏增大，左冠脉及主动脉弓钙化；④肝脏多发囊肿；⑤双肾囊肿。子女见放疗、靶向治疗亦难获愈，转求中医治疗。经人介绍，乃于 2015 年 12 月 29 日，子女陪护，车送来诊。

下车后，子女搀扶，进入诊所。见其色悴形枯，精神不支，周身无力，稍坐身倾，斜倚女怀。询知头昏，咳嗽胸痛，痰少而黏，咳吐费力，动辄气喘，心悸心累，胃脘痞闷，时欲泛恶，纳少乏味，口干而苦。查其右侧颈部，多个肿块，大者如李，小者如豆，状如串珠，按之硬痛。自谓右侧腋下，亦有肿块数枚。察之果然，大如鸡子，小如蚕豆，按之坚硬，痛引胸胁。右臂胀痛，不能抬举。切脉浮细而数，重按无力，舌红苔少欠润。此气血阴津俱亏，痰热内阻，邪毒外窜之故。治当益气养血、滋阴养液以固本，清热化痰以治标。

处方：太子参 15g，茯苓 15g，浙白术 12g，生黄芪 30g，灵芝 15g，当归 12g，白芍 15g，麦冬 12g，柴胡 15g，前胡 15g，法半夏 12g，黄芩 15g，瓜蒌皮 15g，甘草 6g。2 剂，水煎取汁，于饭后 1 小时温服，间日 1 剂。

二诊（2016 年 1 月 11 日）：上方服后，精神稍振，胸痛缓解。其子听一友人说："癌症唯放疗、化疗、手术有效，服药枉费钱财。"遂停药数日，又送放疗。回家后，妪谓子女曰："中药服后，已感轻松，今日放疗，周身乏力，困倦不支，再勿送我放疗，但服中药，死不怨汝。"子女素孝，慈母吩咐，敬遵照办，遂又送来。

刻下头昏微痛，右胸隐痛，紧闷不舒，右颈包块如昔，顾盼不利，右侧肩背、腋下及腰部胀痛，身倦乏力，动辄心悸、心累、气喘，口苦口干，纳少难化，胃脘嘈杂，时有寒热，频频感冒。舌红少苔，脉浮缓而弦。改拟扶正气，疏三焦，化痰结之法。用小柴胡汤合四君子汤加化痰散结之品。

处方：柴胡15g，半夏15g，黄芩15g，党参15g，生黄芪30g，当归12g，浙白术15g，茯苓15g，桂枝12g，瓜蒌皮15g，薤白12g，白芥子15g，浙贝母15g，夏枯草30g，牡蛎30g，桔梗15g，砂仁10g，葛根30g，炙甘草6g。2剂，水煎饭后1小时温服，间日1剂。

此后但服中药，未再放疗。因年老久病，身体已虚，行动困难，二诊后子女来述病续方，陆续告谓：病情好转，精神转佳。遂守上方，偶有加减，每次配药二三剂，至3月20日，已服方药18剂。

三诊（3月23日）：今由子女陪护，行约二里来诊。查其颈部肿块消散，腋下微痛，右上肢已可活动，纳谷已馨，精神较佳。唯昨日感冒，咳嗽胸紧，痰少而稀，头痛项强，身痛恶寒，胸闷胁胀，偶有心悸。舌红苔薄白，脉弦滑。仍以小柴胡汤加疏风解表、宣肺止咳之品。

处方：柴胡15g，前胡15g，半夏15g，黄芩15g，瓜蒌皮15g，党参15g，葛根30g，蔓荆子12g，川芎12g，杏仁15g，羌活15g，百部15g，紫菀15g，香附15g，桔梗15g，浙贝母15g，薤白12g，炙甘草6g。水煎温服。

感冒愈后去葛根、羌活、蔓荆子，守方续进。

四诊（4月26日）：其子来述：昨因不慎，跌伤左侧髋部，致大腿肿痛，卧床不起，口苦胸闷，偶咳。改用小柴胡汤合桃红四物汤加减治疗。

处方：柴胡15g，前胡15g，半夏15g，黄芩15g，瓜蒌皮15g，党参15g，浙贝母15g，白芥子12g，当归15g，川芎12g，赤芍15g，生地黄15g，红花10g，桃仁12g，乳香10g，没药10g，独活15g，香附15g，枳壳12g，续断15g，桔梗15g，炙甘草6g，川牛膝12g，三七粉10g（兑服）。水煎温服。

此方服后，病情逐日好转。守方10剂，肿痛全除。

五诊（5月25日）：由子女陪同，步行来诊，告谓：右颈强痛，又可扪及豆大结节，胸部微紧，行走稍快，心累悸动，眠食均可。舌红苔薄白，脉象浮缓。又改用二诊方加减予服。

处方：柴胡15g，半夏15g，黄芩15g，党参15g，茯苓15g，生黄芪30g，当归12g，瓜蒌皮15g，薤白12g，白芥子15g，浙贝母15g，夏枯草30g，牡蛎30g，桔梗15g，枳壳15g，葛根30g，炙甘草6g。水煎温服。

缓慢进药，每周二三剂，并饮食调补。服至年底，计66剂，诸症悉除，康健如昔。

2017年5月5日医院通知复查，影像所见：双肺透光度增强，双肺纹理增强、紊乱，右肺上叶尖后段、中叶及左肺下叶基底部可见条索状影；纵隔居中，心脏不大，纵隔内未见确切肿块及淋巴结；双侧胸膜无增厚，双侧胸腔未见积液。印象：①慢性支气管炎，伴右肺上叶尖后段、中叶及左肺下叶基底部纤维灶；②肺气肿。

时至2021年，唐妪年近93岁，精神尚佳，眠食均可，偶有小恙，子女陪同来诊。

按：患者来诊时，肺癌淋巴转移。其年老患癌，又经放疗，正气大伤，邪毒益炽。西医但知放疗杀癌，不知扶正抑癌，故难获愈。患者气血大耗，故色悴形枯，精神不支，周身倦怠，无力久坐，动辄气喘，心悸心累；阴津受损，则口干，纳少难化，胃脘嘈杂，脉细数无力，舌红苔少欠润；邪毒阻肺，肺失宣肃，故咳嗽胸痛，痰少而黏。缘其正虚邪炽，故癌窜淋巴，致使右侧颈、腋，肿块窜生，痛引胸胁，右臂胀痛，不能抬举。癌窜淋巴，实邪侵少阳。故当益气养血，滋阴养液以固本；清热化痰，软坚散结以治标。方中太子参、茯苓、浙白术、生黄芪、灵芝，益气健脾，培土生金；太子参伍麦冬，养阴生津润肺；当归、白芍，养血和血；配入小柴胡汤，疏通三焦，逐邪外出；且半夏、瓜蒌，开结痰，豁浊气，而消颈腋癌瘤。二诊加白芥子、浙贝母、夏枯草，化痰散结，解毒消肿；牡蛎软坚散结；桔梗为胸中之舟楫，"去积气，消积聚痰涎"（《药性本草》）；薤白辛温，宣通肺气，消壅散结；砂仁开胃进食；葛根生津液，润筋脉，舒项强。后以二诊方为基础，随症加减，正气渐复，邪毒渐退，终获治愈。

或问：尔治肺癌何主小柴胡？答曰：盖肺癌淋巴转移，毒结颈侧腋下，是癌毒扩散，流窜少阳地界，因而用之。盖癌症之致，良由脏腑功能失调，正气亏虚，毒邪侵入，凝聚而成。小柴胡具疏利三焦，调达升降，宣通内外，运行气血，启动枢机之能。柯韵伯亦云小柴胡"为少阳枢机之剂"。转枢机即理三焦，三焦气机通畅，则脏腑功能正常，病邪安能久留？况方兼益气健脾，化痰散结诸品；且守方数月，正气来复，癌毒焉能不溃？

例二：鼻癌复发弃治

何某文，男，年三十六，住临溪乡。

患者于1991年10月初，左侧鼻翼出现疼痛，未曾介意，或涂风油精，或捣草药外敷，痛可暂缓。月余疼痛加剧，且起硬核，初如粟米，缓慢增大。当地就医，未得控制，且逐日加重，鼻翼硬核，渐大如李，色转暗红，灼热疼痛，鼻流脓血。1992年9月4日，赴重庆医科大学第一附属医院治疗，经检验，诊断为"左鼻腔小细胞恶性肿瘤，中线恶网可能性大"。经治半月，病情未得明显改善，且费用难续，遂于1992年9月21日出院。经人介绍，于9月22日，来校求治。

来诊时，左侧鼻翼，凸一肿瘤，头大蒂小，如嵌一李，表面暗红，凹凸不平，类若草莓，按之硬而痛剧。自云：偶尔擦破，出血难止。左侧鼻孔，全被阻塞，不能呼吸，时有稠脓溢出，腥臭难闻，鼻孔外周，结有黄痂，左面肤色暗红，微肿而硬，按之痛甚，左眼含泪多眵，舌红苔黄，脉细数。此翻花疮也，乃上焦热毒，壅结所致。治当清热解毒，软坚散结。

内服方：白芷15g，炮山甲12g，连翘15g，重楼15g，半枝莲30g，当归15g，川芎15g，牡蛎30g，玄参15g，土茯苓30g，浙贝母15g，白芥子15g，生薏苡仁30g，赤芍15g，夏枯草30g，蒲公英20g，苍耳子15g，甘草6g。水煎温服，间日1剂。

后以此方为基础，疮瘤灼热加黄柏、金银花、天葵子；咽痛加山豆根、射干；后又加入蜈蚣、全蝎、海藻、昆布，软坚散结。

外用方：金龟莲以麸醋于粗糙碗中，磨成稠浆，外擦患处，每日数次。

1992年9月22日初诊至1993年3月4日，共诊25次，服药47剂，肿瘤全消，面部恢复正常，唯左侧鼻翼、鼻沟、上唇，按之微痛、微硬。曾告之：此仅临床治愈，毒根未拔，需继续服药，不可中断。唯吾地病家，见病初愈，即停方药，此为通弊，且自圆其说：饮食调养，正气渐旺，即有余毒，亦可消散。1993年国庆之后，旧病复发。周邻本不富裕，借贷尤难，又见何家穷病交加，孰愿借贷？其妻亦不肯再求娘家，犹怨声不迭，恶语相加。患者既受病痛折磨，又遭妻子嫌弃，又气又恼，病情日重，延至次年初春，因贫而逝，令人唏嘘。此其邻人，后所述也。

按： 翻花疮发无定处，《医宗金鉴·外科心法要诀》云："此证因生疮溃后，胬肉自疮口突出，其状如菌，头大蒂小，愈胬愈翻，虽不大痛、大痒，误有触损，流血不住，往久亏虚。总由肝虚，怒气血燥而成。"何君之翻花疮，实由肺热上灼，毒结鼻侧所致。故以重楼、半枝莲、土茯苓、蒲公英、金银花、连翘等味，清热解毒；又以炮山甲、牡蛎、玄参、夏枯草、浙贝母、白芥子、蜈蚣、全蝎、海昆等，软坚散结；白芷、苍耳子、薏苡仁，通窍排脓；当归、川芎、赤芍，活血散瘀。外用之金龟莲，亦称金盆，《中药大辞典》名"罗锅底"，"性味苦寒，有毒……清热解毒，消肿止痛。治咽喉肿痛，牙痛目赤肿痛，菌痢，肠炎，胃痛，肝炎，尿路感染，疔肿"。余童龄时，便见先父在中公用金龟莲或加"地胆"，以麸醋磨浆，外涂疮痈，消散肿毒，其效甚著。余因铭心，后行医乡间，亦常用之，消肿定痛，诚有良效。地胆，《中药大辞典》名"地不容"，性苦寒有毒，亦为清热解毒之品。此二物味甚苦，入于煎剂，颇难下咽，余多外用。

早年曾治一七旬老妪，翻花疮生于左面。患者家贫，仅服药2剂，全凭外治，肿消疮平。惜当年的病案，留存家中，已为虫鼠所毁。

例三：乳癌求巫愚昧

王某碧，年四十九，华蓥市明月镇人。1992年11月22日，伊夫李君陪同来诊。

观其形销骨立，面色无华，精神萎靡，低声呻吟。稍坐解衣示余，则左乳全溃，腥臭异常。量其溃口，左右长12cm，上下宽7cm，深1～2cm。疮口呈椭圆形，边沿硬而暗红，疮面凹凸不平，胬肉绵筋，与肉紧连，以镊子稍试捻动，则鲜血立出，经久不止。左侧锁骨及腋下臂内多个淡紫色肿块凸出，或如覆杯，或如嵌李，按之顽硬疼痛。李君告谓：其妻癌肿，历时年余，溃逾半年，痛无休止。余询他症，则纳谷稍减，二便正常，因癌痛而眠差。切脉沉细而弦，重按无力；舌淡无华，苔薄白。此乳癌之溃烂期，气血大亏；并痰浊互结，阻于乳房。治当益气养血，排脓生肌。

内服方：香贝养营汤加减。

黄芪 30g，党参 15g，白术 15g，茯苓 15g，当归 15g，熟地黄 15g，赤芍 15g，白芍 15g，香附 15g，浙贝母 15g，乳没各 15g，重楼 15g，连翘 15g，白芷 15g，半夏 15g，桔梗 15g，瓜蒌皮 15g，肉桂 6g，甘草 6g，蒲公英 30g。2 剂，水煎温服。

外用方：化腐生肌丹。

制乳没各 6g，生石膏 18g，红升丹 9g，明雄黄 6g，朱砂 3g，硼砂 6g，冰片 1g。共擂极细，瓶储备用。敷于疮面，并贴以红油膏（凡士林 90g，九一丹 10g，黄丹 3g，调匀）。

以其居住较远，临行时予外用药 3 次量，自行家中换药。换药前用温茶水清洗血污，然后将丹药敷上，再盖以膏药包扎。

二诊（11 月 26 日）：服上方 2 剂，并外用药 4 次，溃面未再扩大，胬肉仍多，绵筋与肌肉紧密结合很难分离，疼痛依旧，但换药出血基本控制，精神稍振。舌淡苔薄白，脉沉细缓。换药时见其胬肉覆盖溃面，难以去除。时值中午，叫来数名学生，去周边岩穴，屋后檐下，干燥沙中，寻觅地牯牛。须臾学生寻得此虫近百只，洗净置瓦上文火焙干，研为细末，敷胬肉绵筋之上，再以红油膏贴之，胶布固定。为剔除腐肉绵筋，嘱其明日再来换药。内服方药，仍按上方，加减再进。

处方：黄芪 30g，党参 15g，白术 15g，茯苓 15g，熟地黄 15g，赤芍 15g，白芍 15g，怀山药 20g，肉桂 10g，远志 10g，陈皮 15g，金银花 15g，连翘 15g，牡蛎 15g，浙贝母 15g，香附 15g，白芷 15g，瓜蒌皮 15g，乳没各 15g，重楼 15g，炮山甲 10g，皂角刺 6g，甘草 6g。水煎温服。

次日，李君陪伊来校换药，见胬肉绵筋大都与肉体分离，用镊子轻易剔除。对未分离之胬肉绵筋，再以地牯牛粉敷之，继敷化腐生肌丹，贴以红油膏，然后包扎。仍予 3 次外用药。

三诊（11 月 30 日）：胬肉绵筋悉除，出血已少，疼痛缓解，疮面红和，周边肌肉淡暗，按之仍坚。外用药停用地牯牛粉，仅以化腐生肌丹，红油膏敷贴；内服仍以香贝养营汤为主，随症加减。

至 12 月 4 日来诊时，溃口内收，疼痛大减，溃口四周肌肤转软，锁骨及右臂腋下包块消散。1993年元旦后，频频感冒，在当地治疗。伊夫李君，来取外用药品。

四诊（1993年1月13日）：感冒缓解，咳嗽未减，见左乳溃口，缩小近半，疼痛轻微，咳嗽痰稀，夹有泡沫。外治如前，内服拟宣肺止咳之剂。

此后未再来治。夏秋间，其夫胃痛来诊，方知其妻已于春夏之交作古矣。缘遭歹人暗算，骗尽钱财，贫病交加而逝。乃述受骗经过。末次来诊次日，有邻人来告：外来一巫，为某家癫女，做了法事，病竟黟然。李君闻说，便问："若内子乳癌，巫能愈否？"邻人曰："汝试问之。"李君便去某家，请巫至家。巫睹王妇，讶然大喝："胆大小鬼。"举手向王妇身后挥去，又谓王妇曰："汝身后有一女鬼，正拔簪欲刺。见我挥手，惊吓遁去。"转谓李君曰："令内鬼魅缠身，须做三天法事，方能驱除鬼魅。"李夫妇将信将疑，遂问："三天果能治愈？"巫曰："三天之内，吾将拜请师傅、师祖及诸神助我法力，定能镇住鬼魅。法事之后，再为令内请神水一壶，每日用水洗疮三次，并小饮三口，疮口便逐日缩小，不日即愈。"二人听之，竟信不疑。当日巫在李家堂屋，挂上神像，头戴法帽，身穿法衣，并招来帮手二人，便在病人家中，吹吹打打，念经做法。一连三天，李君酒肉相待。巫见李家养有两头肥猪，便索钱每日150元，连续三天，总计450元。李君即找屠商，将猪变卖，得钱420元，又在邻家借得30元，凑足450元交与巫师。巫师满载而归，李家祸不单行。数日后病情加重，方知上当。即去邻人家，查询巫师住址，讨回钱财。邻说：巫系贵州人氏，住址不详。李家自认倒霉，王妇亦知上当，又气又恼，茶饭不思，病情遂重，卧床不起，延未及月，含恨而逝。

此病自1992年11月22日来诊至1993年1月13日，计诊13次，虽未治愈，却见疗效。此因愚昧致命。

按：1968年夏，余侍诊先师文琢之先生，有简阳老妪，右乳患癌，溃可容掌，每日门诊换药，7日开一处方，经治2个月，结痂而愈。乃知乳癌溃烂，中医亦有愈期。其内服方为香贝养营汤加减，外用药初来时脓液、绵筋甚多，用"渴龙奔江丹"（主要成分红升丹、银珠等），继用"皮粘消炎散"（组成：炉甘石60g，朱砂6g，琥珀3g，硼砂4.5g，黄连15g，熊胆1.2g，冰片0.6g，麝香0.9g。制法：炉甘石火上烧红，用黄连15g，煎水淬7次，阴干后碾细水飞。余药共研极细末，与炉甘石细末研匀，装瓷瓶备用。功用：消炎止痛，生肌敛口）。

地牯牛，别名蚁蛉、倒退虫，《中医大辞典》载其"性味辛咸，温，有毒……治砂淋、疟疾、疔疮、瘰疬"。未曾提及外用有拔毒去腐之功。余幼年，见先父在中公治溃疡、脓头绵筋粘连肌肉者，或将地牯牛捣绒，敷于脓头、绵筋之上；或开水烫死，晒干研末，瓶储，用时敷于绵筋、脓头之上，盖以药膏。次日，脓头、绵筋便与肌肉分离。脓净筋除，再敷生肌丹，疮痈方能迅速生肌。因记于心中。

例四：后腹膜淋巴肿瘤复发致命

唐贵全，年二十六，余之族孙，屠猪为业，住大佛乡17村。1997年5月26日初诊。

1996年冬，现下肢酸软，疼痛乏力，腹部不适，纳谷呆滞。当地医治，数月无效。1997年2月22日，广安医院CT检查提示：中腹部腹腔后软组织肿块累及主动脉及下腔动脉，后腹腔淋巴瘤压迫右侧输尿管致右肾积水，收入住院，经治数日，病未遏制，且有加重之势。于1997年2月28日，转入重庆医科大学附属第一医院，进一步检查治疗。经CT、MRI等检查提示：中上腹组织肿块，（约11.3cm×9.4cm×5.9cm）累及主动脉及下腔静脉，压迫右侧输尿管，致肾重度积水。临床见双下肢及阴囊、阴茎水肿明显，考虑"恶性淋巴瘤"，予CEOP方案化疗1周期，尿量恢复正常，下肢、阴囊、阴茎水肿消退，继又放疗。腹部肿块未曾扪及，于5月15日出院，带药回家继续治疗。数日后病情反复，逐日加重，本欲再去重庆，资金难筹。5月26日，由家人陪护，车送来诊。

下车后，二人搀扶，艰难迈步，行不数武，身累不支，站息片时，方至诊室。观族孙形销骨立，面色萎黄，精神萎靡。待其平息，切脉沉缓无力，舌淡红，苔淡黄中根稍厚。询知终日卧床，无力起坐，虽床上翻身，轻微活动，即觉心悸心累，胃脘隐痛，时时干哕。自放、化疗后，纳谷大减，每餐仅能进食稀粥小半碗，腹泻日十余次，解出量少，完谷不化，无里急后重。令其平躺，按其上腹，即呼疼痛，扪一硬块，大若拳头。

综合脉症，病属泄泻、积聚。乃正气大亏，脾运不健，水谷不化，并走肠间，而致泄泻；正气既亏，脏腑失和，气滞血瘀，兼脾虚而内生湿痰，痰瘀交阻又成积聚。治宜先培土扶脾，除湿止泻，待脾土健旺，再图积聚。方用香砂六君子汤合参苓白术散加减。

处方：党参15g，炒白术15g，姜半夏15g，广藿香12g，砂仁10g，白豆蔻10g，怀山药20g，芡实15g，薏苡仁30g，白扁豆15g，楂曲各20g，葛根30g，泽泻15g，车前子15g，郁金15g，陈皮15g，柴胡15g，甘草6g。5剂，水煎温服。

二诊（6月13日）：5剂服完，腹泻减为日四五次，纳谷知味，每餐食粥一碗，已无干哕，精神有振，床上翻动，不觉心悸心累，胃脘仍隐隐作痛，按之痛增。舌苔水黄，中根厚腻，脉象弦细。胃气稍振，尚未大复，仍需益气健脾为主，酌加软坚消结之品。

处方：党参15g，炒白术15g，法半夏15g，木香12g，砂仁10g，怀山药20g，芡实15g，薏苡仁30g，炒扁豆15g，楂曲各20g，当归尾15g，白芍15g，鸡内金30g，瓦楞子30g，香附15g，枳壳15g，木香12g，郁金15g，陈皮15g，柴胡15g，甘草6g。水煎温服。初服4剂，后又续服4剂。

三诊（7月24日）：纳谷续增，大便仍溏，日二三次，精神转佳，唇舌淡红，可下床进餐如厕，短暂活动，脘痛虽止，胀满依旧。脉沉细缓，舌苔白润。此脾虚作胀，仍守前法，略增理气之品。

处方：厚朴15g，莱菔子15g，党参15g，白术15g，半夏15g，木香12g，砂仁10g，怀山药20g，芡实15g，薏苡仁30g，白扁豆15g，楂曲各20g，鸡内金30g，瓦楞子30g，香附15g，枳壳15g，木香12g，郁金15g，陈皮15g，柴胡15g，甘草6g。4剂，水煎温服。

四诊（8月11日）：卧病数月，久禁油腻，饮食初开，胃嘈思肉。前日炖汤，进食稍多，腹泻大作，日十余次，且兼肠鸣，纳谷又减，口渴欲饮，脘腹胀痛，按之益甚，牵引两胁。舌红苔白，脉象浮弦。仍益气健脾，理气消食。上方加减续进。

处方：柴胡12g，白芍15g，党参15g，白术15g，茯苓15g，半夏12g，陈皮12g，砂仁10g，白豆蔻10g，葛根20g，鸡内金20g，厚朴12g，莱菔子（炒）15g，厚朴15g，木香10g，白扁豆15g，枳壳10g，楂曲各20g，薏苡仁30g，槟榔片12g，郁金15g，炙甘草6g，生姜3片。4剂，水煎温服。

上方服后，泻缓纳增。仍按二诊方加减予服。至 10 月中旬，腹胀泄泻，大为缓解，纳谷又增，精神较佳，可外出活动。10 月 7 日，专去岳池县医院 B 超复查示：左中、上腹，见多个大小不等、边缘不整的减弱回声块影，最大为 8.4cm×5.0cm×3.6cm，内回声均质，与脾胰无明显关系，提示：左中上腹实质性包块。腹内包块已见缩小，一家高兴，次日来诊。

五诊（10 月 8 日）：自述脘腹左侧微觉作胀，倦怠乏力，下肢酸软，大便稀溏，日二三次，纳谷乏味，切脉细缓。仍当益气健脾，扶正消积。

处方：黄芪 30g，黄精 15g，党参 15g，白术 15g，怀山药 30g，茯苓 15g，薏苡仁 30g，陈皮 15g，枳壳 15g，厚朴 15g，木香 12g，白芍 15g，半夏 15g，白芥 12g，南星 15g，白豆蔻 10g，郁金 15g，丹参 15g，川芎 15g，生鸡内金 30g，夏枯草 20g，甘草 6g。5 剂，水煎温服。

此后随症加减，天冷入理中汤；出现足肿合五苓散；渐加桃仁、红花、丹参，活血祛瘀；牡蛎、浙贝母，软坚散结。至 1998 年 5 月 7 日，共 19 诊，服药 71 剂。饮食复常，身体渐复，可做家务及轻巧农活。服药已久，已生厌恶，乃求改为散剂服用。

处方：黄芪 100g，党参 60g，白术 60g，山药 100g，茯苓 60g，薏苡仁 100g，莲子 60g，芡实 60g，当归 30g，白芍 30g，楂曲各 60g，炒谷麦芽各 30g，砂仁 20g，白豆蔻 20g，生鸡内金 60g，牡蛎 60g，白芥子 30g，莪术 30g。共为细末，每日餐前半小时，开水调服 15g。

至 1998 年国庆，重操旧业，黎明杀猪，上午卖肉，下午行走乡间，收购生猪，终日不闲，不觉困乏。1998 年春节期间，余回乡下，求再疏散剂药方。

处方：制黄精 100g，菌灵芝 60g，黄芪 100g，党参 60g，白术 60g，山药 100g，茯苓 60g，法半夏 60g，陈皮 50g，白扁豆 60g，鸡内金 60g，砂仁 20g，白豆蔻 20g，当归 30g，赤芍 30g，文术 30g，牡蛎 60g，白芥子 30g，厚朴 30g，郁金 30g，枳壳 30g，木香 30g，白英 60g，夏枯草 60g。

此料散剂服完，自觉康复，便停服药，亦犯初愈停药之弊。至 2002 年秋收后，出现腹胀，国庆来诊，余疑其旧病复发，嘱去医院 B 超检查，再来处方。次日，去广安某医院检查，医生谓其病情严重，须住院治疗，遂听之。孰料住院数日，病情日重，转入重庆某医院，仍不离放疗、化疗，经治月余，终致不起。

按：癌症为正虚邪实之证，虽辨证准确，用药恰当，亦需长久服药。族孙若能坚持服药数年，俾正气逐日恢复，病邪逐日消退，并注意饮食调理，心情舒畅，劳逸结合，虽病邪尚未全除，也可带病延年。西医治疗癌症，首倡化疗、放疗，虽可迅速"制服"癌变细胞，但却付出元气大伤的代价。元气既伤，未净之癌毒（病邪），更易"死灰复燃"，迅速蔓延，而成燎原之势。此时正气已亏，无力与邪抗争，邪气更为肆虐，形成邪盛正虚之势。欲扶其正，又恐碍邪，欲攻其邪，正气更伤，用药两难，故而癌症复发，多难治愈。

五十三、药物中毒九例

例一：西药致手颤

刘君应明，年甫四旬。

半月前感冒，见寒热往来、头身疼痛等症，求治某医，予西药（用药不详），服2天后未效，反致周身乏力、双手颤抖、手指挛急、不饥不食。转求中医，寒热罢，疼痛已，手仍颤，纳未复；又服祛风等药数剂，亦未获效。1991年11月4日，来求余诊。

见其双手颤抖，不能自控。询其他症，则头昏脑涨，倦怠乏力，坐卧不安，心烦不宁，白昼昏昏欲睡，入夜目不交睫，口苦乏味，食少不饥。舌边尖红，苔白根厚，脉弦而缓。此阴阳失调，风动四末，痰火扰心所致。治当协调阴阳，重镇息风，豁痰安神。用柴胡加龙牡汤合黄连温胆汤加减。

处方：柴胡15g，半夏15g，黄芩15g，南沙参15g，桂枝15g，茯苓15g，龙牡各30g，琥珀6g（研末兑服），陈皮12g，枳壳12g，竹茹10g，黄连12g，楂曲各20g，甘草6g，生姜10g。水煎温服。

二诊（11月6日）：服上方1剂，手颤指挛即除，行走较前有力，纳食知味，食量稍增，头胀如裹，面肌紧绷，苔仍白腻根厚，脉弦缓。是湿邪未尽，仍需疏通三焦，化湿健脾。

处方：柴胡15g，半夏15g，黄芩12g，南沙参15g，白术15g，茯苓15g，白豆蔻10g，薏苡仁30g，建曲10g，甘草6g，大枣10g，生姜10g。

水煎温服。

按：何药致手颤抖，不得而知。然据手颤指挛，知风邪为患；心烦不宁，口苦舌红，知为火扰。经曰："诸热瞀瘛，皆属于火。"瘛者，筋脉痉挛也。诸凡手颤指挛，心烦不宁，连日不寐，皆肝胆火升使然，非内虚生风。盖火扰心烦，神不归舍，故通宵不寐；火升风动，故见手颤指挛。若夫食少不饥，舌苔白厚，又系脾失健运，生湿化痰所致。故从肝胆痰火入手，方用小柴胡汤调和阴阳，清胆降火；黄连清心除烦，龙、牡重镇安神，琥珀"安五脏，定魂魄"（《名医别录》），四药合用，还可助眠；二陈汤燥湿化痰；竹茹清热化痰；枳壳合陈皮，理气化痰；楂、曲消食健胃。全方并无息风止痉之品，然服后手颤指挛自止，何也？盖病因痰火，降其火，豁其痰，风自息矣。

例二：炖服巴豆中毒

韩姓妇人，年逾四旬，临溪乡人。1995 年 3 月 24 日来诊。

患瘰疬 3 年不愈，1 个月前闻一偏方，可愈其病。方用巴豆一两，雄猪颈肉半斤，共炖服食，并谓："神效无比。"伊求愈心切，遂照方配服。孰知服下顷刻，腹痛难忍，吐泻交作。其夫见状，即送医院，治疗及时，腹痛吐泻均止。然遗下二阴周边，奇痒难忍，内服外洗，多剂乏效，乃来求治。

切脉弦数，舌红苔黄。自述二阴外周，起疹如粟，密密匝匝，搔之肤红疹破，脂水横溢，痛痒兼备，了无休止。小便短赤，大便干结，解便下蹲，肛周绷急，闭气努责，其痛尤剧。口苦乏味，渴欲饮冷，下肢轻度浮肿。叙罢病情，长叹不已，并祈费心医治。此毒邪夹湿，下注肝经所致。当清泄下焦湿热。

内服方：龙胆泻肝汤加减。

龙胆 15g，蝉衣 10g，生地黄 15g，当归 12g，栀子 15g，泽泻 15g，土茯苓 30g，黄柏 15g，地肤子 30g，车前子 15g，牡丹皮 15g，白鲜皮 30g，蒲公英 30g，大黄 8g（后下），甘草 6g，绿豆 100g。水煎温服。

外用方：苦参 30g，土茯苓 30g，苍术 30g，黄柏 30g，威灵仙 30g，地肤子 30g，蛇床子 30g，冰片 5g（分次兑入洗液），鱼腥草、蒲公英各 1 把。水煎取药汁，倒入盆中，坐熏患处，候温坐浴或洗患处。

服内服方1剂并熏浴，肛周阴门痒痛均减，大便软而畅解，脚肿消退。内服方去大黄，又进2剂，诸症悉除。

例三：巴豆塞耳中毒

唐明川，华蓥市双河人。

1993年夏，突发右耳如塞，经治未愈。人授一方：以巴豆一枚，葱头一个，共捣如泥，绸包塞耳，待出黄水，耳闭即愈。彼如法炮制，塞耳片刻，耳中灼痛难忍，即去塞药，反复冲洗，次日痛减，而耳下突起硬核，状如覆杯。内服外敷，月余不消。其兄明乾，与余熟识，遂于6月24日，带来求治。

见渠右侧耳下，突起一核，其大如杏，皮色不变，推之不移，顽硬微痛。切脉弦缓，苔薄白。此痰核也。治当疏利三焦，软坚散结。用小柴胡汤加味予服。

处方：柴胡15g，半夏15g，黄芩15g，南沙参12g，浙贝母15g（打碎），生牡蛎30g，重楼15g，紫花地丁30g，连翘15g，夏枯草20g，白芥子12g，甘草6g。2剂，水煎温服。

另取甘草、绿豆各30g，共捣细末。取适量，麸醋调膏，外敷患处。

4日后复诊，硬核已平，唯患处敷药后，皮肤微痒。嘱停敷药，上方续进2剂。

按：巴豆辛热有剧毒，入于耳中，毒伤经脉，而以手少阳三焦经脉，中毒最深。盖三焦经，系"耳后，直上出耳上角，以屈下颊至颐；其支者，从耳后入耳中，出走耳前"。毒中经络，经脉郁阻，气血壅滞，决渎失职，水聚成痰，结成硬核。故用小柴胡汤加重楼、紫花地丁，和少阳，解热毒；入浙贝母、生牡蛎、连翘、夏枯草、白芥子，清火消肿，软坚散结；并以绿豆、生甘草，研末调醋外敷，药效直达病所，更能速收清热解毒、消肿散结之效。

例四：巴豆根中毒

蒋妇伦英，年逾三旬。

1989年春，患右手麻木，酸胀疼痛，并腰痛年余，服药甚多，麻痛未减。伊夫闻一偏方，谓治麻木，灵验无比。其方用巴豆树根，与猪瘦肉共炖食之，可祛风湿麻木，且止疼痛。伊夫闻之窃喜，遍托亲朋，寻觅巴豆树根。亲友尽心竭力，数日后送来巴豆树根一包。蒋某知其有毒，甚为谨慎，初取鲜根两许，炖肉半斤，分次服下。手麻、腰痛虽未减轻，亦无毒弊，遂将余下树根，与斤许猪肉共炖罐中，日分三服。非但麻木依旧，疼痛如昔，反致口咽灼热、舌燥口苦，需频频饮水，以润咽舌。又购西瓜霜片，常含口中，历十余日，无济于事。经人介绍，乃于 5 月 8 日，来校求治。

症如上述，切脉细数，舌红苔薄黄欠润，咽周微红。此巴豆热毒，伤及胃阴所致。治当养阴润燥，清热解毒。

处方：沙参 15g，玄参 15g，麦冬 15g，桔梗 12g，黄连 15g，绿豆 100g，甘草 10g。煎汤代茶频饮。

1 剂后，口咽燥灼大减；连进 3 剂而愈。后又拟当归四逆汤合黄芪五物汤加减，连服数剂，愈其手麻腰痛。

按：巴豆味辛，性热，有大毒，其根亦毒。前人治巴豆中毒，常用豆浆或绿豆甘草汤解之。本例据其咽干口燥，辨属津液受伤。故用玄麦甘桔汤加沙参养阴润燥利咽；配黄连、绿豆，清热解毒。服后胃阴渐生，热毒渐解，故能一剂知，三剂愈。

例五：过服人参中毒

段君，年近花甲。其婿周某，随省输变电公司，野外架线，足迹遍及全国。1995 年务工东北，十月天寒，工程南移，顺道回家，看望亲人。东北素产人参，药真价廉，遂购数包，作为馈亲礼品。回家次日，看望岳丈，送上抚松人参一袋。段君喜而受之，每日切片嚼服，数日后，觉神清气爽。段君素嗜壶觞，沾酒数斤，泡人参半袋。既解酒馋，又补身体，且免咀嚼，费时费牙，日酌一杯，颇觉怡然。未几新春，正月初六，远客来访，阔别重逢，相叙甚欢，晚餐捧出参酒，欲与客人，开怀畅饮，而后抵足而眠。然客人不胜杯杓，酒未三巡，即面红耳赤。段君见状，嘱客人以汤代酒。段君酒兴正浓，连饮数杯，犹未尽兴，见客人未饮，只好停杯。二人叙话夜半，方欲就寝。段君觉腹中胀满，以为伤食，嘱客人先睡，独自房中行走。谁知腹胀益剧，气窒攻冲，喘急欲绝，辗转难受，熬至黎明。客人小解，见段君仍屋内徘徊，知其病重，叫醒段子。子起见状，询其所苦，急来迎余往诊。至其家，见段君端坐桌前，捶胸摸腹，呵呵喘息。询知头晕胀痛，腹胀气涌，胸满喘息，心烦不宁。切脉弦数而促，舌红苔白。途中段君之子，已告其父昨晚饮参酒事，乃知服参过量，壅塞气机所致。嘱段子菜园拔萝卜数枚，洗净捣汁，炖温与服。又疏平胃散加莱菔子、香附、楂曲、枳壳、半夏煎服。下午其子来告：服萝卜汁须臾，腹胀便缓，后服中药2次，诸症除矣。

按： 夫人参大补元气，于体虚者固宜。若外感六淫，或内蕴痰湿者，均不宜服。故徐灵胎云"人参用之而当，能补养元气，拯救危险"，若用之不当，"不论风寒暑湿、痰火郁结，皆能补塞"（《医学源流论·人参论》）。段君嗜酒成性，酒本性热，助火生湿，矧长期饮酒，体蕴湿热固矣。今饮酒已多，服参过量，致使中焦壅塞，气滞不通，且人参能引气上行，故见气逆胸满而喘也。

幼时，见先父在中公，曾用生萝卜汁，救治一服高丽参中毒者，因记心中。后读《冷庐医话》，亦有"服参不投者，服生莱菔"的记载。莱菔即萝卜，功能下气消滞、宽中解毒，《本草衍义》称其"草木中，惟此下气最速"，取汁者，易于快速服下耳。

例六：儿童误服参茸至性早熟

周孩世刚，年方十岁，住合川码头乡。

周家四世同堂，曾孙五六，世刚独男，举家溺爱。然周孩自幼体弱，三岁时祖母曾觅得人胞两具，与猪肉炖之予服。七岁时，其叔外出务工，春节回家，购得人参鹿茸丸数盒，孝敬周孩曾祖。曾祖念孩体弱，每次进补，辄以半量予服。数月后，周孩体态陡变，肚圆腰粗，喉结凸现，唇生髭须，下长阴毛，语音变调，毫无童稚习性，远离昔日童友。年方八岁，体重却达九十余斤，此外别无他症。其祖忧之，带孩四处求医，诸医均未开方。1998年12月20日，其祖周某，带孩来诊。症如上述，见孩矮胖腰圆，短髭密黑，再验前阴，果然阴毛浓密，阴茎增粗增长，阴囊增大下坠。切脉沉缓，舌苔薄白而腻。乃拟血府逐瘀汤加味予服，以其舌苔白腻，又加薏苡仁、冬瓜子、莱菔子，以化湿消滞。

处方： 当归12g，川芎12g，赤芍12g，生地黄12g，柴胡10g，枳壳10g，桔梗10g，桃仁10g，红花6g，薏苡仁20g，冬瓜子15g，莱菔子

10g，甘草 5g。嘱守方慢进，先服 10 剂，以观进止。

周某得方喜曰："终有医生开方矣！"带孩离去，此后并未再诊，未知其效若何。

按：或问何用血府逐瘀汤治疗性早熟？此因 1964 夏，一日去友人家，路遇收废老翁，见其担中有破旧书报一摞，乃问老者："老伯，可曾收得医书？"答曰："吾不识字，尔可翻看。"遂释担路侧，让余翻看。见一残缺医药杂志，封面已无，书页不全，页眉刊有"王清任学术讨论专辑"字样，本欲购回，惜身无分文，乃站阅其书。书中有"血府逐瘀汤治愈小儿性早熟 1 例"一文，不同常病，因记胸中。今遇此儿，忆起往事，颇觉类似，因书此方试服。惜未复诊，且无具体住址，无法信访，故不知其服药情况及药后效否。将此案略记于此，一者望后有遇此类病者，试用此方，验其疗效，是否确实；再者告诫世人，欲壮孩童体魄，但健脾胃即可，切勿误服参茸。

儿童何忌参茸？盖小儿"五脏六腑，成而未全，全而未健"（《小儿药证直诀》），阴气不足，阳气未充，乃稚阴稚阳之体。若峻补阳气，必致阴阳失调。而"人参补五脏之阳"（《汤液本草》），鹿茸"禀纯阳之质，含生发之气"（《本草经疏》），二者均属益气壮阳之品。儿童服之，易致阴阳失衡。近代药理研究表明：人参有促性腺激素样作用，可促性早熟；鹿茸富含雄性激素，亦致儿童性早熟。张赞臣《科学注解本草概要》亦记载鹿茸"为强壮及激性药"。故儿童不宜服参茸及含参茸类成药。

例七：误服胡椒致便血

杨姓孩，年仅岁余。

3 个月前，夜间啼哭，百般逗哄，哭声不息。其母误为受凉腹痛，乃捣胡椒十余粒，调水灌服，啼哭渐止。次晨便血甚多，即求医治，便血得止。未几复发，或三五日，或十余日，又连日便血，血色鲜红，并无粪便。屡经服药打针，未能根治。1990 年 5 月 6 日，便血再现，转求余诊。

诊断中便血一次，血色鲜红，后有脓样黏液，小便短黄，肛周红赤，伴纳少难化。指纹淡紫，舌苔薄白。此热伤肠络，又脾虚失统所致。当清热止血，益气摄血。投赤小豆当归散加味治之。

处方：赤小豆 15g，当归 10g，地榆炭 10g，金银花炭 10g，马齿苋

20g，黄芪 12g，白术 10g，砂仁 6g，甘草 3g。水煎温服。

二诊（5月8日）：便血已少，新增咳嗽。上方加杏仁、桔梗、前胡。诸症愈后，拟归芍六君子汤善后。

按：胡椒味辛性热，能温中散寒、下气消痰，适于脾胃寒证，且宜适量，不可多食。陈修园《陈修园先生医书四十八种·食物秘书》谓："多食伤肺，火病尤忌"。汪昂《本草备要》则曰："多食发痔疮、脏毒。"王孟英亦以"多食动火燥液，耗气伤阴，破血堕胎，发疮损目"（《随息居饮食谱》）之弊，告诫世人。成人尚且如此，矧小儿乎！岁余婴童，稚阴稚阳，形气未充，而投以大辛大热之品，安不动火灼津，伤及肠道络脉？故便血难止，肛周红赤。辛热过量，亦伤脾气，而致纳少难化；且脾气受损，摄血无权。故当清热解毒，益气摄血。方中赤小豆解毒排脓；当归养血活血，祛瘀生新；地榆炭、金银花炭，清热解毒，凉血止血；马齿苋清热解毒，凉血止血；黄芪、白术、甘草，益气补中，统摄血液；砂仁开胃醒脾，消化水谷。血止后当养血扶脾，故以归芍六君子汤调理。

例八：农药中毒

傅君仲纯，业农，年近六旬。

2000年7月11日上午，橘园喷洒农药。中午全身不适，且见皮肤斑疹、瘙痒等症，即去当地医院治疗。因非口服农药中毒，并未洗胃，仅开药（用药不详）服用2天，斑疹、身痒未减，乃来求服中药。

见其双睑微浮，周身斑疹，而以面部、四肢为多，斑色深红，痒而搔之，手不能歇。伴身热口渴，心烦不宁，全身绷紧，右胁胀痛，下唇麻木，白睛微红。舌红苔薄白，脉沉稍数。

农药中毒，发病急，症状重，传变快。此虽接触中毒，亦不例外。毒邪自表而入，迅速内传，致使气血失和，阴阳失调，故见唇麻睛红。气滞则身紧胁胀；湿滞则眼睑微浮；血热生风，则斑疹色红瘙痒；风淫四末，则四肢疹多而痒甚；热毒内扰，则身热口渴、心烦不宁。故宜清热解毒，凉血消疹，祛风止痒。

处方：土茯苓 30g，蒲公英 30g，夏枯草 30g，牡丹皮 15g，赤芍 15g，紫草 15g，生地黄 15g，制首乌 30g，刺蒺藜 15g，金银花 30g，连翘 20g，野菊藤 30g，当归 15g，石膏 50g，地肤子 30g，白鲜皮 30g，僵蚕 15g，重楼 15g，生甘草 12g，绿豆 100g。水煎温服。

1 剂服尽，诸症消除。

按： 方中以大剂金银花、连翘、蒲公英、夏枯草、野菊藤、重楼、石膏、绿豆、甘草，清解热毒，生津止渴；用土茯苓除湿解毒，并引毒邪自小便而出；再以牡丹皮、赤芍、紫草、制首乌、生地黄，清热生津，凉血消疹；地肤子、白鲜皮、僵蚕，清热利湿，祛风止痒。诸药协同，热毒得解，风邪可祛，湿邪亦除，诸症解矣。

例九：慢性苯中毒

黄妇成素，年四十五，重庆某厂喷漆工人，住重庆江北区。

工厂喷漆，时有 5 年，渐现头晕头痛、周身乏力、夜卧难寐、齿衄肌衄等症，坚持工作，病情加重。曾在本厂医院，两次检查，均诊为"慢性苯中毒"。后又经重庆西南医院、四川大学华西医院复检，结论相同。屡经本厂及市内医院住院治疗，诸症未瘥，已不能坚持上班。35 岁，提前病退。10 年间，多地辗转求医，病情仍未控制。后得友人介绍，于 2000 年 6 月 22 日，与厂友数人，专车来校求诊。

观伊面色无华，形体消瘦。自云感冒不绝，长期头痛，蹲后晕眩，站立不稳；四肢酸软，倦怠乏力，畏寒肢冷，秋冬尤甚；视力下降，看书模糊；耳鸣脑响，夜尤明显，入眠困难，甚则通宵不寐，偶得交睫，梦扰纷纭；记忆减退，说东忘西；动辄汗出，心悸心累；牙龈出血，刷牙尤多，皮肤紫癜，此消彼长；纳少难化，大便稀溏，下肢浮肿，踝下益甚；经水或数月不至，或至而半月不止。舌淡而胖，苔薄白润，脉象沉细无力。此气血阴阳大亏，病及多脏。治当大补气血，壮肾健脾，养心安神。方用补中益气汤合归脾汤、保元汤加减。

处方：黄芪 30g，党参 15g，白术 15g，升麻 12g，柴胡 15g，陈皮 15g，熟地黄 15g，当归 12g，白芍 15g，茯苓 15g，酸枣仁 15g，柏子仁（炒）15g，远志 10g，怀山药 15g，鹿角胶 15g（烊化兑服），淫羊藿 15g，附片 12g（先煎），肉桂 12g，枸杞子 15g，生龙牡各 30g，炙甘草 6g，首乌藤 30g。10 剂，水煎温服。

二诊（7 月 2 日）：上方仅服 5 剂，因厂友开车来校求诊，遂随车前来复诊。刻下睡眠稍佳，每晚可入睡三四小时，夜梦减少，谷食知味，饭量增多，活动后心悸、心累、汗出亦减，皮肤紫斑减少，刷牙仍有出血，踝下仍见浮肿。舌淡胖边有齿印，苔薄白，脉象沉细而缓。上方以党参易红参，并加龟甲胶，俾方中含滋阴填精、益气壮阳之龟鹿二仙胶意，则补益之力更胜于前。

处方：黄芪30g，红参15g（另炖兑服），白术15g，茯苓15g，熟地黄15g，当归12g，白芍15g，陈皮15g，鹿角胶15g（烊化兑服），龟甲胶15g（烊化兑服），淫羊藿15g，附片12g（先煎），肉桂12g，枸杞子15g，生地黄15g，防己12g，车前子15g，藕节（炒）15g，制黄精15g，炙甘草6g。5剂，水煎温服。

三诊（7月22日）：诸症续减，精神有振，手足已温，眠食均可，二便正常。唯刷牙仍有出血，活动仍觉心悸、汗多，踝下浮肿稍减。舌淡胖有齿印，苔薄白，脉沉而缓，时有结象。上方再加阿胶、仙鹤草，以增养血止血之力；加仙茅，协桂、附补火助阳。

处方：黄芪30g，红参15g（另炖兑服），党参15g，白术15g，怀山药15g，当归15g，熟地黄15g，白芍15g，陈皮15g，鹿角胶15g（烊化兑服），龟甲胶15g（烊化兑服），阿胶15g（烊化兑服），远志10g，淫羊藿15g，肉桂12g，枸杞子15g，防己12g，藕节（炒）15g，制黄精15g，仙鹤草30g，仙茅15g，炙甘草6g。10剂，水煎温服。

四诊（8月10日）：此次来诊，精神较佳。并告：上楼已觉有力，微感心累气粗，饮食已如常人，刷牙仍出淡血，午后踝下轻度浮肿，偶有额痛，短暂即止，间或夜半醒来，难以入睡。舌苔薄白，切脉沉缓无力。守上方，稍作加减续进。

处方：黄芪30g，红参15g（另炖兑服），党参15g，白术15g，泽泻15g，茯苓15g，怀山药15g，升麻12g，柴胡15g，当归15g，熟地黄15g，白芍15g，陈皮15g，鹿角胶15g（烊化兑服），龟甲胶15g（烊化兑服），阿胶15g（烊化兑服），远志10g，淫羊藿15g，桂枝15g，枸杞子15g，防己12g，藕节（炒）15g，制黄精15g，仙鹤草30g，酸枣仁（炒）12g，大枣12g，炙甘草6g。20剂，水煎温服。

五诊（9月21日）：上方服后，踝下肿消，精神较佳，面有血色，刷牙偶出淡血，眠食均可，额头时见微痛。舌淡苔薄白，脉沉细缓。气血渐复，尚未充足，仍当大补气血阴阳，上方加减续进。

处方：黄芪 30g，红参 15g（另煎兑服），党参 15g，肉桂 12g，白术 15g，茯苓 15g，熟地黄 15g，白芍 15g，当归 15g，川芎 10g，升麻 10g，柴胡 10g，龙眼肉 15g，怀山药 18g，酸枣仁 12g，远志 10g，陈皮 15g，鹿角胶 15g（烊化兑服），龟甲胶 15g（烊化兑服），阿胶 15g（烊化兑服），附片 12g（先煎），淫羊藿 15g，枸杞子 15g，制黄精 15g，巴戟天 15g，仙鹤草 30g，白芷 12g，大枣 12g，炙甘草 6g。10 剂，水煎温服。

2000 年冬天，该厂另有工人来诊，随带感谢信一封，其云：身体较佳，可任家务云。

按：本例患者，苯毒慢中，正气渐耗，身体日衰，虽经十年医治，却无起色，何也？盖医者但务解毒，不知扶正耳。初诊见其面色无华，形体消瘦，动辄汗出，频频感冒，头痛眩晕，四肢酸软乏力，畏寒肢冷，视力下降，耳鸣脑响，不寐梦扰，健忘心悸，齿衄紫癜，食少难化，大便稀溏，下肢浮肿，月经或数月不至，或经来半月不止等症，一派气血阴阳俱虚之象。《素问通评虚实论》曰："邪气盛则实，精气夺则虚。"故当峻补气血阴阳，匡正祛邪。遂以大剂补中益气汤合归脾汤、保元汤加减，以益气补血，滋阴扶阳；后又加入龟鹿二仙胶，滋补之力益雄。服后诸症日减，守方续进，计五诊，服药 55 剂，临床症状消除，且能胜任家务。可见随气血阴阳，日渐恢复，体内毒邪，亦日渐消除。正所谓正胜邪退，洵不诬也。

五十四、桂枝汤治验选录

桂枝汤为仲景《伤寒论》第一方，古人称其"为群方之冠"。方由桂枝三两、白芍三两、炙甘草二两、生姜三两、大枣十二枚组成。本方具调和营卫、解肌发汗、滋阴和阳之功用，常用于头痛、发热、汗出、恶风、鼻鸣，或兼见干呕、脉象浮缓之表虚证。后世医家则将此方运用扩大到内、外、妇、儿等科疾病。郑钦安《医法圆通》指出："桂枝汤一方，乃调和阴阳，澈上澈下，能内能外之方。非仅治仲景原文所论病条而已……凡是太阳经地面之病，皆可用得。"余用此方，或脉见浮缓、浮弱，或症见自汗、恶风，或病涉太阳地界，常考虑运用此方。

例一：脓窠疮

杨孩，甫二岁，邻人之女也。1989 年 7 月 30 日，余回乡休假。孩母见之，带儿来诊。

儿母告称：染疮月余，初以头面胸背，遍生痱子，继成豆大脓疱小疮。搔后脓血黄水横溢，蔓延全身，终日哭闹不休。迭经中西医内外治疗，此愈彼发，缠绵不已。

观患儿周身脓窠疮，头面胸背手足等处，几无完肤。其疮大部搔破，脓水淡血混杂，淋漓不止，腥臭异常，疮面色红，肌肤灼手。舌尖红苔薄白，脉浮略数，指纹微呈青紫。

此营卫不和，热毒郁于肌腠所致。法当调和营卫，佐以清热解毒。方用桂枝汤加味。

处方：桂枝 8g，白芍 8g，生甘草 4g，大枣 3 枚（擘），重楼 8g，蒲公英 10g，生姜 2 片。水煎温服。

药服 1 剂脓水渐少，2 剂后结痂而愈，未用任何外搽药物。

按：脓窠疮好发于小儿，尤以夏秋季为多见。患儿因年幼肌腠不密，风邪得以侵袭，热邪亦随风而入，致使营卫失调，风热之邪，蕴结于腠理之间，郁而成疮。此疮脓水淋漓不断，颇与营卫不和之自汗相似，因投以桂枝汤调和营卫，佐清热解毒之蒲公英、重楼，而获效机。

例二：头痛

何妇，年四十八。1987 年 8 月 11 日来诊。

头痛数月，服药未愈，闻余暑假回乡，因来求治。切脉浮缓，舌淡苔白。询伊所苦，告谓：4 个月前曾罹"重感"，住院数日，病得治愈。出院不久，出现头痛，日渐加重。刻下头痛晕胀，以前额正中为甚，以手按之，或以巾裹，痛可稍减，遇风及强烈日光，痛胀加剧。稍事活动，头身汗出，痛随汗减，坐歇汗止，头痛如初。伴见周身酸楚，易于疲倦。析其脉症，属风邪踞于太阳经脉，经气不通，营卫不和所致。治当调和营卫，行血祛风。方用桂枝汤加味。

处方：桂枝 15g，白芍 15g，川芎 12g，炙甘草 6g，大枣 10g，生姜 10g。水煎于饭后温服，每日 1 剂。

1 剂头痛减轻，3 剂而痊。

按： 前额疼痛多以阳明论治，而本例何从太阳论治？乃因"膀胱足太阳之脉，起于目内眦，上额交巅"，故额痛亦有风寒之邪，客于太阳经脉者。其痛以前额正中为甚，况其喜暖畏风，动辄汗出，脉象浮缓，因知其痛，为风袭太阳经脉，营卫不和所致。故投桂枝汤调和营卫，加入川芎旨在活血祛风，实本"治风先治血，血行风自灭"之意也。

例三：背寒冷

刘祝文，男，年四十五，仪陇人。1966 年 4 月 29 日来诊。

2 年前患腰痛数月，在仪陇治疗获愈。1965 年 4 月初，渐觉背部寒冷，且有酸胀微痛之感，后背冷逐日加重，虽夏日亦棉褛护背，冬季更需裘皮固护，先后在仪陇、南充等地医治罔效。1965 年秋，随"社教"工作团来到岳池，派往罗渡分团，遂在罗渡区医院诊治月余，医投苓桂术甘汤、肾着汤、独活桑寄生汤等方十余剂，背寒如故。1966 年 4 月，刘被派往罗渡下辖之香山公社，任某大队"社教"工作组组长。农村条件甚差，工作繁重，以致背冷益甚，精神益差。4 月 29 日，求先父在中公诊治，余侍诊在侧。

观其面色少华，形体消瘦。询得背部寒冷，冷面初仅杯口大小，以后渐次增大，虽盛夏烈日，头面热汗，背部仍瑟瑟畏冷，似痛非痛，夜喜仰卧，以使背暖。伴周身酸软，疲乏无力，频繁感冒，感冒后背冷加重，口淡纳差。查其背冷部位，当大椎至陶道间，大可容掌，扪之欠温。切脉细缓，舌淡苔薄白。先父诊为下元火衰，寒滞太阳经脉所致。方用桂枝汤调和营卫，加附片、狗脊，温肾散寒。

处方：桂枝三钱（9g），白芍三钱（9g），附片三钱（9g）（先煎），狗脊三钱（9g），炙甘草二钱（6g），生姜 4 片，大枣 4 枚。仿仲景法，水煎温服，须臾啜热粥一小碗，温覆令周身汗出。

次日来诊，精神有振，胃纳有加，周身酸痛消除，背冷稍减。前方附片增至四钱（12g）。连进 3 剂，背寒遂除。

按： 此病愈后，余询先父："《金匮要略》有'夫心下有留饮，其人背寒冷如手大'之论。本例患者背冷如斯，何未诊为'留饮'？"先父答曰："留饮在胸者，必见'其人短气而渴，四肢历节痛，脉沉'，而刘某并无此等脉症，却有上述肾阳不足脉症，故不可诊为'痰饮留于胸中'，而应诊为下元火衰，寒滞太阳经脉所致也。"余遂得辨证要点。

夫太阳为寒水之经，须赖少阴真火温煦，方能化为太阳经气，外达肌表，布护周身，而有固表御邪之用。一旦少阴肾火不足，不能温化太阳寒水，则阴寒之邪，亦可自内而生，阻滞太阳经气，故见背部寒冷酸痛。太阳为一身之大表，气化无力，卫表失于温养固护，故常易感冒。桂枝汤调和营卫，加附片补火助阳，"走中宫而温脾，入下焦而暖肾"（《长沙药解·卷四》）；狗脊治"肾气虚弱，补益男子"（《药性本草》）。二诊时，加重附子用量，其效益彰。如此组方，切中病机，经年顽疾，故能4剂而瘥。

例四：汗多便结

傅孩，女，2岁，住中和镇。1999年7月8日来校求诊。

孩母代述：半岁之后，大便渐燥，恒二三日一解，燥屎堵肛，努挣难出。多处医治，或予果导片，或予番泻叶，均得暂通，旋又燥结。后肛涂香油，润滑燥屎，亦可缓慢解出，未再求医。近半年来，大便常四五日一行，粪燥色黑，状如羊屎，油润亦难解出，遂来求治。乃询他症，则口渴喜饮，饮罢汗出，进食头面汗滴，胸背湿衣，夜卧亦汗，衣衾辄湿，虽汗出淋漓，扪之肌肤不温。频繁感冒，咳嗽气喘，几无宁日，纳谷呆滞，食喜粥羹，小便清利。来诊时，大便4日未解。

小儿指纹淡红，面色㿠白，形体羸瘦，发枯不荣；唇舌淡白，苔薄白润，扁桃体肿大淡红；咳嗽阵作，气息微喘，喉中痰鸣，未吐痰出；按儿腹部，并不胀满。此营卫不和，卫外不固。宜调和营卫，益气固表，降气通便。方用桂枝汤合玉屏风散加味。

处方：桂枝6g，白芍6g，黄芪6g，白术6g，防风4g，炙甘草3g，大枣8g，杏仁6g，紫菀6g，陈皮6g，生姜3片。水煎于饭后温服。

服药1剂，汗少咳缓，纳食有增，精神转佳，解便费时缩短。连进3剂，大便每日1解，且不燥结。拟玉屏风散合六君子汤，益气健脾善后。随访半年，感冒已少，大便亦畅。

按：患儿因营卫失和，卫表不固，致汗液常泄。汗出过多，津伤肠燥，则大便艰涩难行；且汗出过多，肺卫益虚，又致感冒频发、咳喘咽肿等症。方用桂枝汤调和营卫，玉屏风散益气固表，则汗止津固、肠得滋润；加陈皮和胃理气；杏仁、紫菀不但止咳平喘，且能肃降肺气，温润大肠。诸药合用，汗止便通，诸症刈除。

例五：头汗

张姓妇人，年五十三，住县城。

患头汗多年，历治无效。2019 年 10 日，令孙感冒，带来求治。述其头汗宿恙，问可治否？询其证候，则曰：三餐进食，或稍活动，则头热如蒸，汗滴如雨，汗后畏风，春夏尚可，秋冬电风吹干，否则感冒，夜卧头汗湿枕。询其胸背，并无汗出，食眠二便，均属正常，唯秋冬易于感冒。切脉浮缓，舌淡红苔薄白。此营卫不和，而兼气虚。治当调和营卫。用桂枝汤加黄芪、桑叶。

处方：桂枝 15g，白芍 15g，黄芪 20g，冬桑叶 20g，炙甘草 6g，生姜6 片，大枣 6 枚。水煎温服。

连进 2 剂，汗出大减。效不更方，续进 2 剂，遂愈。

按：《伤寒论》中论"但头汗出"，原因甚多，有太阳病误以火劫迫汗，津液虚少，不能敷布全身，而见"但头汗出，齐颈而还"者，如 111 条。有阳明下早，热留胸膈所致者，如 228 条。此外还有 134 条误下发黄证、136 条大陷胸汤证、147 条柴胡桂枝干姜汤证、216 条热入血室证，均有"但头汗出"见症。揆诸本病，均不相合，故不可按上述各条辨治。据其脉浮而缓，汗后畏风，易于感冒，当属营卫不和，气阴不足。正如仲景所云："阳浮者，热自发，阴弱者，汗自出。"故应按营卫不和而兼气虚论治。方中桂枝汤调和营卫，滋阴和阳；加黄芪益气摄津；桑叶善于止汗，合而用之，愈其多年头汗。

本方加黄芪、牡蛎，治脚汗亦验。

例六：项部疮疖

代君，赤医也。早年学医，读书有疑，辄问难先父在中公。先父仙逝后，又常与余切磋。1968 年夏，其三岁幼子，头生疮疖，服药打针，此消彼发，月余不愈。昼日玩耍忘记疮痛，夜卧头触篾席，啼哭不休，代君一筹莫展。一日，负儿来舍，商治于余。

查患儿头部，大小疖子，生于头后连项，大若指头，小若豆粒，先出者已破溃结痂，后生者正红肿突起，起疮周皮色微红，扪之微热。指纹淡紫，脉象浮而不数，查舌淡红苔薄白。询所服方药，则曰：凡银翘散、五味消毒、仙方活命皆进多剂，又曾注射青霉素4次，仍难遏制疮疖。

时余正读郑钦安《医法圆通》，乃谓代君曰："此风寒踞于脑后，郁而成疮，可按郑氏经验，用桂枝汤治之。"彼闻而大吓，曰："古人有'桂枝下咽，阳盛则毙'之训，况'诸痛疮疡，皆属于火'。炎夏疮疖，桂枝岂敢乱投？"余曰："君已数投清热解毒之剂，又注射青霉素4次，概无效果，足见此疮非热邪所致也。"彼将信将疑，余又展书以观，遂同意投桂枝汤一试。乃按郑氏经验疏方加栀子、夏枯草投之。

处方：桂枝6g，赤白芍各6g，栀子6g，夏枯草9g，生甘草3g，大枣2枚，生姜2片。水煎温服。

一剂疮疖消散，再剂而痊。

按： 昔日农村，住房狭窄，为避炎暑，夜常露宿，夜半或为风冷所袭，阻于脑后太阳地界，郁结疮疖。桂枝汤宣太阳经脉之邪，加入赤芍、栀子、夏枯草，清解标热之用。诸药合之，共收散风寒、清热邪、消疖肿之效，故能2剂获愈。